実験医学別冊

もっとよくわかる！

免疫学

河本 宏 著
Hiroshi Kawamoto

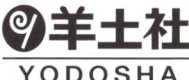

【注意事項】本書の情報について ─────────────────────────────

　本書に記載されている内容は，発行時点における最新の情報に基づき，正確を期するよう，執筆者，監修・編者ならびに出版社はそれぞれ最善の努力を払っております．しかし科学・医学・医療の進歩により，定義や概念，技術の操作方法や診療の方針が変更となり，本書をご使用になる時点においては記載された内容が正確かつ完全ではなくなる場合がございます．また，本書に記載されている企業名や商品名，URL等の情報が予告なく変更される場合もございますのでご了承ください．

はじめに

「免疫学は難しい」と思われがちである．確かに，免疫学には，免疫学でしか使わない概念が沢山ある．それと，やたらと分子の名前が出てくる．免疫学の標準的な教科書をみわたしても，難しいものが多い．一方，入門書レベルの本をながめてみると，今度は間違いが多かったり，免疫学の本質が書かれていなかったりする．情報量を減らすことによってわかりやすくすることは可能かもしれない．しかし，わかりやすくするからといって，本質的な部分を避けては免疫「学」ではなくなってしまう．

本書は，免疫学の入門書として，わかりやすさを心がけたが，平易でありながらも免疫学の本質をもらすことなく伝えることを意図して書いた．「わかりやすいが，中身はしっかり」ということを目指したつもりである．

免疫学とは，「抗原特異性」を主題として扱う学問である．「抗原特異性」とは何だろうか．例えば，ある人が悪人かどうかを見定めるのに，あやしい風体をしているというレベルの見分け方もあれば，写真入り指名手配書で見分けるという方法もある．抗原特異性というのは指名手配で犯人を探すようなものである．

この抗原特異性を発揮するために，免疫系はとても複雑な仕組みを用いている．しかし，複雑だからこそ，免疫学は「学問」として生命科学をリードしてきたのである．

複雑ではあるが，実は，免疫学の基本原理自体は順序よく学べばそう難解なものではない．ところが，昨今の免疫学では，あまりに多くの種類の細胞，分子が登場していて，テキストを読んでも本質的な枠組みがわかりづらくなっている．

本書は，既存の教科書や入門書と比べると，かなり異なる構成にした．目指したことは「基本原理をまず理解する」ということである．そのために本書で心がけた一番の特徴は，細かい周辺情報（ディーテイル）を極力抑えたことである．何事にも本質的な仕組みとそれを修飾する仕組み，さらに仕組みを動かす部品に関するディーテイルがある．修飾的な仕組みやディーテイルはときに雑音になって，肝腎の本質の理解を妨げることがある．ともすると，ディーテイルの情報だけをざっと眺めて，いろいろなことを学んだ気になってしまうという危険性すらある．本書では，むしろそういう雑音を極力抑えることにより，初学者でも免疫学の中核的な概念をきちんと理解できるように書いたつもりである．

基本編では抗原特異的な反応の仕組みの解説を中心に，細かい情報は最小限に抑えて解説している．

基本編でひととおり免疫の仕組みを理解したうえで，展開編・応用編では，トピックごとに，ややつっこんだ解説をする．このような話の進め方をすると，例えば胸腺の中

でT細胞がつくられる過程については，前半の基本的な話と，後半のテーマ別の掘り下げた話と，2回でてきてしまう．それでも，基本原理の理解のために，あえてそういう構成にしてあるので，ご了承願いたい．

また，本書は，読み進めると出て来る疑問やつっこみにも，その都度対応するように心がけた．例えば，それぞれの項目の中で，「もっと詳しく」というコーナーを設け，やや詳しい解説を加えた．この「もっと詳しく」コーナーは，読み飛ばして先に進んでも問題ないようになっている．また，Columnという形の記事は，考察を中心に書いており，これもスキップしていただいてよい．

筆者はもともとは血液内科医であったが，基礎医学の研究者になってからは造血初期の系列決定過程やT細胞の分化過程を主な研究対象としている．T細胞や他の免疫細胞がつくられる過程を理解するためには，それらの細胞の働きを理解しておく必要があり，そのために免疫学全体を学ばなければならなかった．学ぶ際に感じたことは，本質的な仕組みをわかりやすく書いてくれている本が少ないということだった．そのとき苦労したことが，本書を書く動機になっている．

本書は生命科学を学ぶ学生や他分野の研究者および臨床医向けの入門書を想定しているが，免疫学分野の研究者でも，専門の領域以外の分野の理解や，新しい情報のupdateに役立つのではないかと考えている．

末尾ながら，全編にわたって多くのアドバイスをいただいた桂義元先生，本書を企画され，脱線しがちな拙稿を鋭くかつ根気よく編集いただいた山下志乃舞氏に，心より感謝いたします．

2010年12月

河本　宏

Immunology

実験医学別冊

もっとよくわかる！免疫学

Contents

- はじめに ……………………………………………………………………………………… 3

◆ 基本編 ◆

1章　免疫学のおもしろさ　　　10

1. 免疫学の本質とは ── 獲得免疫系のもつ複雑な仕組み ……………………… 10
2. 学問としての位置づけ ── 免疫学は生命科学をリードしてきた ……………… 11
3. 医学としての免疫学 ── 原因不明の病気の多くは免疫系が関与している …… 12
4. 日本の免疫学 ── 他の分野と比べて，日本の競争力が強い ………………… 14
5. 免疫学の未来 ── 免疫学はまだまだ発展し続ける ……………………………… 15

2章　獲得免疫とは？　　　18

1. 免疫反応の基本型 ── 免疫学は抗原特異性を扱う学問である ……………… 18
2. 脊椎動物の持つ獲得免疫システム①
   ── ひとつの細胞に1種類の分子という大原則 ………………………………… 20
3. 脊椎動物の持つ獲得免疫系② ── 自己寛容と免疫記憶 ……………………… 22
4. 食細胞，T細胞，B細胞の分業
   ── 病原体を食べる，感染細胞を殺す，抗体をつくる ………………………… 25

3章　抗原情報の伝わり方　　　30

1. 抗原レセプターは何をみているか ── こんなすごい分子は他にない ………… 30
2. 獲得免疫系による免疫応答の概要 ── 樹状細胞とヘルパーT細胞が登場！ … 32
3. MHCクラスⅠとクラスⅡ ── 抗原提示法には2通りある ……………………… 34
4. クラスⅡ分子を用いた抗原特異的な免疫反応
   ── ヘルパーT細胞はクラスⅡ分子上のペプチド抗原をみる ………………… 38
5. MHCクラスⅠ分子を介した抗原特異的な細胞傷害
   ── キラーT細胞は感染細胞を殺傷する ………………………………………… 42

4章　多様性の創成と自己反応細胞の除去　　46

1. T細胞がつくられるところ ― 胸腺はT細胞をつくるための臓器 ……… 46
2. 多様性の創出 ― 遺伝子再構成という驚くべき仕組み ……… 48
3. T細胞の正の選択と負の選択
   ― 役立つ細胞を選び，危険な細胞を取り除く ……… 50
4. B細胞の分化と選択 ― B細胞の負の選択と受容体再編成 ……… 53

5章　自己反応性を抑制するさまざまな調節系　　56

1. 自己反応性細胞の除去には漏れが多い ― 負の選択は完全ではない ……… 56
2. T細胞が活性化されるとき ― 感染時だけ反応する仕組み ……… 58
3. T細胞アナジーの成立 ― 定常状態で自己反応性細胞を排除する ……… 60
4. 抑制性細胞による抑制
   ― 制御性T細胞による自己反応性細胞の抑制のメカニズム ……… 62
5. 活性化したT細胞を死なせるシステム ― 免疫反応の終息点の制御 ……… 65

◆展開編◆

1章　血液細胞の発生と分化　　70

1. 造血細胞はどこから来るのか ― 造血細胞は流浪の民 ……… 70
2. 造血幹細胞 ― 全ての免疫細胞のみなもと ……… 72
3. 造血幹細胞のニッチ ― 隠れ家でほっこり ……… 74
4. 系列決定の進行過程 ― 細胞分化の最もドラマチックな出来事 ……… 76
5. 新しい造血モデル ― ようやく骨組みがみえてきた ……… 78

2章　免疫組織の発生とT細胞・B細胞の分化　　84

1. 胸腺の発生 ― 極性を失った上皮細胞の塊 ……… 84
2. 胸腺に移住する前駆細胞 ― 胎生期の移住細胞は解明された ……… 87
3. 胸腺環境と骨髄環境の決定的な違い ― 実はNotchだった ……… 88
4. 胸腺内初期T細胞分化① ― 胸腺でT細胞系列への完全な決定が起こる ……… 90
5. 胸腺内初期T細胞分化② ― TCRβ鎖再構成のチェックポイント ……… 93
6. 正の選択の基本原理は？ ― いまとてもhotな話題 ……… 96
7. 組織固有の抗原に対して胸腺で起こる負の選択
   ― 胸腺髄質に末梢組織が映し出されている ……… 100
8. ヘルパーになるかキラーになるかの運命を選ぶとき
   ― 動的シグナルモデルとは？ ……… 102

9. 胸腺でつくられる他のT細胞 ─ T細胞はヘルパーとキラーだけじゃない ……… 105
10. B細胞のつくられ方 ─ 抗原レセプターのつくられ方はT細胞と似ている ……… 109

3章 さまざまな免疫応答の機序
─ 抗原特異的反応を修飾するさまざまな要素　112

1. リンパ節/脾臓の構造と機能 ─ 免疫細胞の出会いの場 ……………………………… 112
2. 免疫細胞の移動 ─ リンパ球による巡回パトロール ………………………………… 117
3. リンパ節で起こること ─ 免疫細胞の出会いの場 …………………………………… 119
4. 親和性成熟 ─ リンパ節/脾臓で起こる抗体の「進化」 …………………………… 122
5. いろいろな抗体分子 ─ 体中でうまく使うための工夫 ……………………………… 123
6. クラススイッチ ─ 抗体分子の抗原結合部位の使い回し …………………………… 127
7. 免疫記憶 ─ 二度目は速やかに ………………………………………………………… 129
8. MHCの多型性 ─ 病原体とのせめぎあい ……………………………………………… 132
9. 粘膜免疫 ─ 他の組織とひと味ちがう ………………………………………………… 135
10. ヘルパーT細胞のサブセット
　　── Th1，Th2，Th17……どこまで増える？ ……………………………………… 138
11. サイトカイン ─ 至近距離で働くホルモンのようなもの …………………………… 142

4章 自然免疫系の生体防御機構
─ あらっぽいけど，すばやい反応　146

1. 自然免疫系の基本型 ─ 獲得免疫系との関わりを抜きにしてみてみよう ………… 146
2. 自然免疫系と獲得免疫系の関わり方 ─ もちつもたれつ …………………………… 149
3. 病原体センサー ─ 獲得免疫系の始動役 ……………………………………………… 152
4. 補体はすごい ─ 強力な防衛線 ………………………………………………………… 156
5. NK細胞は自己と非自己を見分ける
　　── キラーT細胞とは別の殺しのプロ集団 ………………………………………… 158
6. 自然免疫から獲得免疫への橋渡しをする種々の細胞
　　── 役者は増えて来た ………………………………………………………………… 161
7. 自然免疫と獲得免疫との中間的な細胞 ─ どっちやねん！ ………………………… 164

5章 いろいろな生物の免疫 ─ 免疫系の進化を考える　168

1. 無脊椎動物の免疫 ─ 獲得免疫がなくてもどうということはない ………………… 168
2. ヤツメウナギの獲得免疫系の驚異 ─ 独自の獲得免疫系 …………………………… 170
3. 獲得免疫の出現のシナリオ ─ サメでも哺乳類とほぼ同じ ………………………… 172
4. B細胞のつくられ方は動物種によってこんなに違う
　　── T細胞はほとんど同じなのに ……………………………………………………… 173

◆ 応用編 ◆

1章 自己免疫疾患・アレルギー
― 免疫反応が体に害を及ぼすとき　178

1. アレルギーのメカニズム ― 抗体をまとった細胞達が大暴れ ……………… 178
2. 自己免疫疾患とは ― 免疫が自分を標的にする ……………………………… 184
3. 自己寛容が破綻する仕組み
   ― 一定の割合で起こりうるシステム上のエラー ……………………………… 186

2章 医療と免疫学
― 免疫学をどのように医療に活かすか　195

1. 移植免疫のツボ ― 免疫の仕組みについて教えてくれる ……………………… 195
2. 腫瘍免疫の問題点 ― 免疫監視機構は本当にあるか ………………………… 204
3. 再生医療と免疫 ― iPS細胞の光と影 …………………………………………… 209

- 文献一覧 …………………………………………………………………………… 216
- おわりに …………………………………………………………………………… 217
- 索引 ………………………………………………………………………………… 218

Column

- 免疫学の将来像 ……………………………… 17
- 細胞ではなく分子の話から入った理由 ……… 22
- 「自己反応細胞の除去」と「免疫記憶」は獲得免疫系の必要条件か ……………………… 24
- なんで「クローン」選択説なのか ………… 25
- マクロファージやB細胞は免疫反応を始動できるか … 43
- 胸腺こぼれ話 ………………………………… 46
- 胸腺でT細胞は「教育」を受けるのか ……… 53
- 自然免疫によるセンサーが獲得免疫系を始動させる：獲得免疫系の泣き所？ …………… 59
- サプレッサーT細胞と制御性T細胞 ………… 64
- 一次造血と胎仔肝造血 ……………………… 72
- 造血幹細胞の中の性質の不均一性：本当に自己複製しているか …………………………… 74
- 造血幹細胞を in vitro で増やす技術は未確立 … 76
- 皮質細胞と髄質細胞は共通の前駆細胞から生成する？ ……………………………………… 86
- 成体胸腺へ移住するT前駆細胞 …………… 88
- Notchシグナルだけが胸腺と骨髄の違いか？ … 90
- 分化のチェックポイントとは？ …………… 92
- 対立遺伝子排除とは ………………………… 94
- ヘルパーT細胞についても正の選択モデルは未解決 … 99
- AIREは何をしているのか？ ……………… 102
- 指令モデルと確率モデル …………………… 105
- 胸腺外分化T細胞はあるか？ ……………… 108
- ホーミングという言葉 ……………………… 119
- 二次リンパ器官はB細胞のためにある？ … 122
- T細胞の場合,「記憶細胞」であることを証明するのは難しい ……………………………… 131
- 多重性が好ましいなら，なぜもっと遺伝子数を増やさないのか …………………………… 134
- Th1とTh2のバランス ……………………… 142
- 炎症とは ……………………………………… 144
- サイトカインストームとは ………………… 145
- 自然免疫系は脊椎動物では退化しているか？ … 148
- TLRはヒトでは不要になりつつある？ …… 155
- T細胞は自己/非自己を見分けているか … 162
- この項目で紹介した細胞は獲得免疫系か自然免疫系か考えてみよう ……………………… 167
- なんで自然免疫だけで生きて行けるの？ … 169
- 獲得免疫系であるための要件 ……………… 171
- T細胞とB細胞の起源に関する考察 ……… 174
- FcRを使って抗体を利用する細胞達 ……… 182
- 衛生仮説の虚々実々 ………………………… 183
- マウスの実験で得られた成果が臨床につながりにくい理由 …………………………………… 208

Immunology

基本編

基本編
1章 免疫学のおもしろさ

　この本は免疫学の本質を理解してもらうことを目的に書いているが，同時に，免疫学だからこその「おもしろさ」を感じ取ってもらいたいと思っている．本文を読んでもらう前から「免疫学はおもしろいですよ」としつこく言うと，興ざめというものかもしれない．本文を読んで感じ取っていただくというのがまっとうな話の進め方であろう．

　とはいうものの，ここではあえて「何がおもしろいのか」をまず書いてみようと思う．「何でおもしろいのか」「他の分野と比べてどうか」「将来性はどうか」ということについて読んでいただく．すでに免疫学はおもしろいと思っている人は，この章はとばして2章から読み始めていただいてよい．

Key word 自然免疫／獲得免疫／抗原特異性

1 免疫学の本質とは─獲得免疫系のもつ複雑な仕組み

1）複雑だからこその学問体系

　免疫とは，感染から体を守る仕組みである．免疫の仕組みがないと，生物は生きて行けない．例えば，リンパ球を全く持たないマウス（図1）は，病原菌がいないように管理された環境の中でしか生きられない．しかし，だからといって免疫が体にとって何よりも大事とはいえない．そういうマウスでも，病原体のいない環境では生きていける．例えば，呼吸器系，循環器系，神経系がなければ，マウスはいかなる環境でもそれこそ瞬時に死んでしまう．

　しかしながら，免疫の仕組みを研究する「免疫学」は，生命科学の中でも，とりわけ大きな領域を形成している．どうして一大学問領域をつくり出せているのか．それは，その仕組みが「とても複雑」だからである．

　とても複雑とはどういうことか．もしも病原体に対する生体防御反応が「感染があったら，それに反応して，いろいろな病原体に幅広く効く抗菌物質をつくり出して，やっつける」というだけの単純なものだったら，「免疫学」というフィールドはできていないであろう．無脊椎動物はそういう単純な免疫系を有しており，そのような仕組みを**自然免疫**という．一方，ヒトを含む脊椎動物に備わっている**獲得免疫**という仕組みは，そのような単純なものではなく，極めて複雑である．

2）「抗原特異性」が免疫学の神髄

　獲得免疫系の特徴をあえて一言で表せば，それは「**抗原特異性**」である．この抗原特異性を発揮するために，免疫系は驚異的に複雑な仕組みを使っているのである．

　さて，「抗原特異性」とは何だろうか．それは，多種多様な病原体に対して「個別に」対応できる能力のことである．はしかのウイルスに反応する免疫細胞は，他のウイルスには反応できない．数百万種類という病原体分子に対してあらかじめ数百万種類もの個別の特殊部隊を揃えているのだ（**図2**）．そういう特殊化した部隊を働かせるためには，単純なしかけでは駄目なのだ．抗原特異性を発揮するための獲得免疫系の仕組みは，素晴らしく精巧で複雑である．だからこそ，その仕組みの解明は難解なパズルを解くようなおもしろさがある．それがほんの一部でも解けたときには，「よくぞこんなよくできた仕組みがあるものだ」と，感動できるのである．

2 学問としての位置づけ
—免疫学は生命科学をリードしてきた

1）動きまわる細胞という特殊性

　科学のどの分野でも，それぞれに特有のおもしろさがある．前述のように「抗原特異性」を発揮する仕組みの複雑さが免疫学の醍醐味である．その仕組みは，「動きまわることのできる」細胞がつくり出す「生態系」とでもいうべきシステムが支えている．

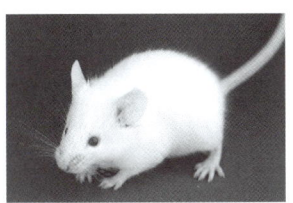

図1　重症複合免疫不全マウス

NOGマウスという，免疫系細胞の機能がほとんど欠落したマウス．
（写真提供：実験動物中央研究所）

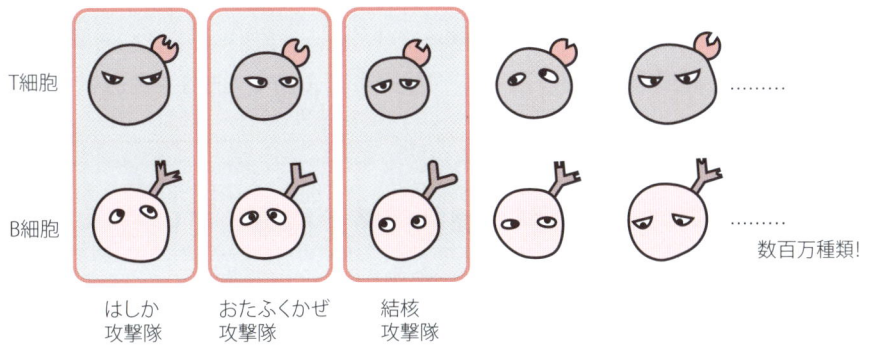

図2　多様な特殊部隊からなる大集団

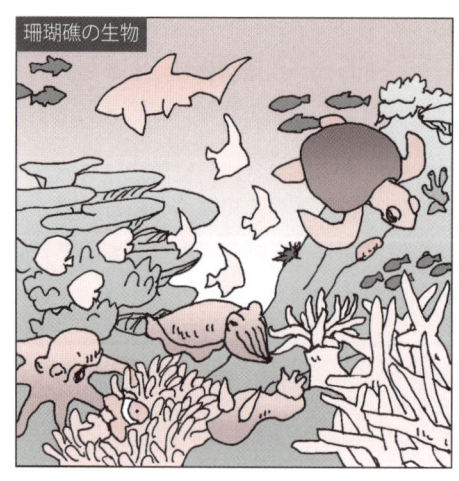
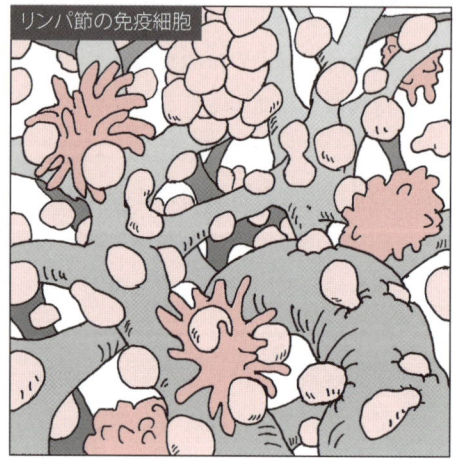

図3 珊瑚礁の生物とリンパ節の免疫細胞

多種多様な免疫細胞が血液の中やリンパ節を行き来して動きまわる様子は，珊瑚礁の海に棲むさまざまな生物の営みに似ていなくもない（図3）．

言い方を変えれば，血液細胞のような動きまわる細胞を利用することができたからこそ，抗原特異的な反応性を存分に発揮できるようになったともいえる．神経系や内分泌系のような固定された位置関係のネットワークとは，本質的に異次元である．例えば，分化，増殖，細胞死，サイトカインシグナルなどのような生体の中では一般的な現象も，抗原特異性に加えて「細胞の移住」という要素が加わることによって，免疫学の世界では難解なパズルのように複雑にからみあっている．

2）ライフサイエンスの花形

このように，学問としての免疫学は，医学におさまりきるものではないのである．実際，歴史的にみても，純粋な細胞分化研究，シグナル研究，転写制御研究などの恰好の素材であったのだ．免疫学はライフサイエンスの花形の学問であったし，今後もそうあり続けるであろう．実際ライフサイエンスの中でノーベル賞を受賞した仕事の中には，免疫学がとても多い（数えてみたところ2009年までの医学／生理学賞受賞者194人中27人）ということも，学問領域としての先進性を象徴している．

3 医学としての免疫学
―原因不明の病気の多くは免疫系が関与している

1）免疫学の医学としての側面

前項では免疫学の醍醐味は医学におさまりきらないと書いたが，免疫といえば「感染から体を守る仕組み」であり，当然ながら医学としての側面が強い．実際，他のラ

イフサイエンスに比べて研究者の中の医者の比率が多く，また医学部には必ず免疫学講座がある．免疫という現象は純粋な生物学としての研究対象としても極めて重要ではあるが，ここでは，医学としての側面をみていこう．

2）感染症と免疫学

　医学としてみると，過去において感染症が最大の関心事であった頃は，細菌学と免疫学は表裏一体の学問であり，まさに医学の中心であった．ただし，ワクチンと抗生剤によって感染症がおおむね克服された現代においては，死に至るようなことがあまりないという意味において，癌や循環器系の病気に比べると「生か死か」という猛々しさはなくなってきているといえよう．

　しかし，エイズやSARSのような新興感染症や，結核やマラリアなどの再興感染症の脅威がじわじわと迫りつつあること，あるいは2009年の新型インフルエンザのワクチン騒動などをみていると，免疫学は細菌学，ウイルス学と表裏一体であることが，今更ながらよく理解できるというものである．鳥インフルエンザ（図4）の致死率の高さ（30〜70％）をみると，もしこの致死率のウイルスが2009年の新型インフルエンザのように広がったら，本当に大変なことになるであろう．ワクチンによる予防の大事さはいわずもがなであるが，この致死的な病態に対する免疫学的な治療法が開発されれば，文字どおり免疫学が人類を滅亡の危機から救うことがあるかもしれない．

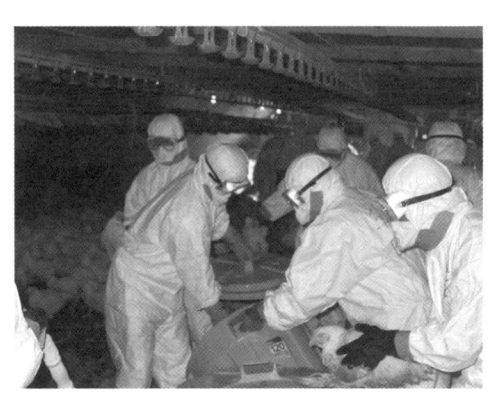

図4　**鳥インフルエンザ**
提供：宮崎県

3）原因不明の病気の多くが免疫がらみ

　感染症のことは別にするとして，免疫学は医学の中でどんな位置づけだろうか．病気の原因を解明するのが基礎医学の中心課題であるとするならば，免疫学は医学の中でも花形であるといえる．例えば，特定疾患という，公費の補助を受けられる疾患がある．この制度では，原因不明の重大な慢性疾患が対象になっている．いくら不治の病でも，がんや感染症，遺伝子変異に起因する病気などは，「原因」がわかっているので，特定疾患にならない．「がん」の原因はわかっていないのでは？と思う人もいるかもしれないが，がん患者が死ぬ原因は「がん」ということなのだ．現在，特定疾患としては130の疾患が指定されているが，その約半数は自己免疫疾患（184頁）など，免疫の関与した疾患である．残りの多くは原因不明の変性疾患で，これらの中にも免

疫の関与したものが含まれている可能性もある．これだけ免疫学が進歩してきたのに，自己免疫疾患の原因は，未だ解明されていないのである．

免疫学の基礎的な学問としての発展度からみると，一方で病気の原因の解明あるいは治療に十分活かされていないように思われる．この点は免疫学の弱みでもある．しかし，だからこそまだまだ免疫学を「医学」として発展させていく必要があり，やりがいのある分野であるといえる．

4）アレルギーは何とかならないか

全国民の20％がスギ花粉症に罹患しているとされている．ちなみに筆者も花粉症持ちである．花粉症，食物アレルギー，アトピー性皮膚炎に代表されるアレルギー疾患（178頁）は，もちろん，免疫学がカバーする領域である．この数十年の間に，アレルギーの患者数は増加の一途をたどり，何らかのアレルギーを患っている人は20歳代では80％に達するといわれている．原因の解明と根本的な治療法の開発が急務である．

5）転移したがんを根こそぎ殲滅するには免疫系を使うしかない

体中にがん細胞が転移したら，外科的に切り取ることも，放射線で焼くこともできない．化学療法でも，がん細胞だけ殺すというのは原理的に困難である．体中にちらばったがん細胞をひとつ残らず探し出してやっつけてくれる方法があるとしたら，免疫療法しかない．すでにがん細胞を標的とした抗体療法は一部のがんに対して絶大な効果をあげている．残念ながら現時点でのがんの免疫「細胞」療法はまだ効果が疑わしいものが多いが，未来の究極のがん治療法は，免疫療法だと筆者は信じている．

6）再生医療も免疫学の理解があってこそ

生体肝移植，腎移植などの臓器移植や，白血病に対する骨髄移植などの際に起こることがある移植片の拒絶は，免疫反応によるものである．したがって，臓器移植は，まさに免疫学的な理解なしには進められない．また，再生医療でも免疫学は極めて重要である．自分の体細胞からiPS細胞をつくって，そこから臓器を再生させて移植するのであれば，移植片の拒絶は防げよう．しかし，火傷の皮膚移植や，早期の治療が必要な脊髄損傷などのように緊急性が要求されるときは，他人の組織に頼らざるをえない．そのような事情から，iPS細胞バンクの整備が進められている．再生医療は，免疫学と切り離しては考えられないのである．

4　日本の免疫学—他の分野と比べて，日本の競争力が強い

1）日本の免疫学者は歴史的にも貢献が大きい

本書は，免疫研究のおもしろさを伝えることを目的としているが，読者を免疫学研

究に誘うという目的も持っている．日本で何かの研究を開始するなら，その分野が，国際的に強力である分野を選ぶ方がいい．

そういう意味では，免疫学分野は折り紙付きである．抗体を発見した北里柴三郎（図5）に始まり，IgEを発見した石坂公成，遺伝子再構成を証明した利根川進，クラススイッチの仕組みを解明した本庶佑など，免疫現象の基本原理の解明に貢献してきた．また，サイトカインやサイトカインレセプターの発見には日本人が多大な貢献をしており，中でも岸本忠三と平野俊夫によるIL-6の発見とその後の研究の発展は特筆すべきものである．さらに昨今の自然免疫系の分子メカニズムの研究への日本人研究者の貢献度もそれに匹敵するくらい大きい．その筆頭の審良静男は論文の被引用回数で近年何度か世界一になっている．また，坂口志文の制御性T細胞の研究は世界に冠たるものである．

病名でみても，橋本病，高安病，Volgt-小柳-原田病，Chediak-東病，川崎病などのように，日本人の名の冠せられた免疫疾患は多い．

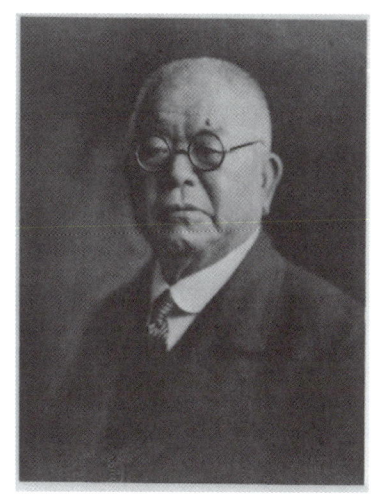

図5　北里柴三郎
提供：学校法人北里研究所

2）日本の免疫学は今も国際競争力が高い

ある分野の論文の中で日本からの論文が引用された回数が世界平均と比べて多いと，その分野の国際競争力が高いといえる．この指標でみると，日本の免疫学は日本の科学全体の中でもトップクラスである（図6）．かつては偉くなりたければ留学するというのが必須のステップであったが，今の日本の免疫学領域では，単に研究を進めるということが目的なら，わざわざ海外に留学する必要がないという状況である．

5　免疫学の未来—免疫学はまだまだ発展し続ける

1）成熟しているからこそ次のステージに切り込める

免疫学は学問として成熟しているとよくいわれる．では，免疫学が次に成すべきことは何だろうか．臨床応用を重点的に進めるべきという意見はあろう．もともと免疫学は基礎と臨床の距離が近い．すなわち，基礎医学で得られた知見の臨床応用という意味では，免疫学はこれまでもトップランナーであったし，今後もそうでありつづけるであろう．そういう方向の発展は，当然あってしかるべきである．

では，学問としての発展性はどうか．成熟しているという表現は，ともすれば，す

でに学問として最盛期はすぎたというようにもとれる．例えば脳研究が，最大の関心事である自我や意識といったレベルの事象の記述はほとんどできていないのに対して，免疫学の基本原理，つまり抗原特異的な反応の細胞レベルでのメカニズムも，分子レベルのメカニズムも，これから本書でみていくように，すでにほぼ明らかになっている．

　こう書くと，未解明の大命題に取り組みたいと考える若い研究者は「基本原理が解決済みの学問領域には興味がない」と思ってしまうかもしれない．しかし，本書を読めば，むしろそうは思えなくなるであろう．今，免疫学は，次のステージに進もうとしている．どんな研究分野でもそうであるが，ある課題への答えが出せたら，その後にすることがなくなるということは，決してない．必ずや，それを出発点にした次の課題がみえてくるものである．

　免疫学は，生命科学をリードしてきたおかげで，研究のツールが他分野に比べて圧

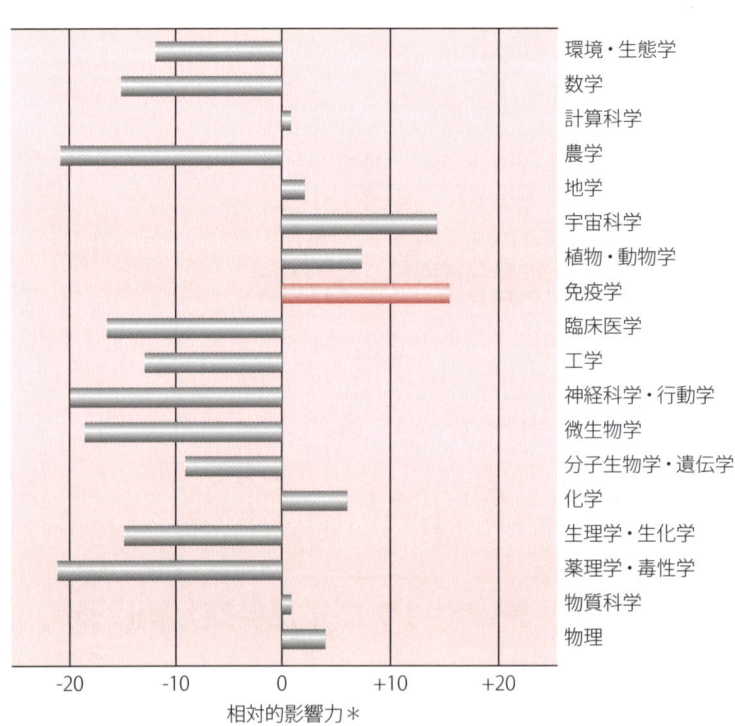

図6　日本発の研究の世界への影響力（分野別）
Science in Japan, 2004-08, Science Watch, Thompson Reuters, Jul, 2009 より引用

倒的に充実している．とりわけ，細胞培養，細胞単離の技術が確立されていることが大きい．加えて，生体内イメージングの技術は，免疫学分野で最も先行していると考えられる．先進国が通常は先進国でありつづけるように，免疫学は生命を理解するための先進分野であり続けることは，揺らぎがないといえよう．

> ## Column　免疫学の将来像
>
> 　絶好の立ち位置にいるのはいいとして，では次の課題は何だろうか．これは，研究者によって思い描くことは千差万別であろう．私見を述べると，免疫学は，「抗原特異的反応という戦略を多細胞生物がどのように発展させたか」という進化の壮大なドラマを通して「生命の可能性」をみせてくれているのだと思う．その過程で，驚異的といえるくらい多くの細胞種がつくられ，生体の中に壮大なネットワークで結ばれた細胞社会がつくられた．細胞種がつくられてきた過程は，生物の種がつくられるのに匹敵する一大事業であるし，形成された細胞間のネットワークは，多様な生物種がつくり出す生態系に匹敵する．獲得免疫系が進化の末に「生体内に形成したもうひとつの生態系」は，このように，多細胞生物のもつ生命現象の極みである．具体的な課題としては，例えば細胞「種」はどうやってできてくるか．すなわち，新規の分化プログラムはどのように形成されるか．また，細胞社会構造はどのように構築されるのか．免疫学という学問領域は，このような生命現象の極みといえる事象に対峙できる，絶好の位置にあるのだと思う．

2章 基本編

獲得免疫とは？

　この章では，免疫学の中で最も重要な概念である「抗原特異性」を学んでいく．その後，食細胞，T細胞，B細胞といった免疫細胞がどのように分業して病原体に対応しているかという，獲得免疫系の基本型を解説する．この章を深く理解しないと，先に進めないので，じっくり考えながら読んでほしい．

Key word　自然免疫／獲得免疫／抗原／抗原レセプター／多様性／自己寛容／免疫記憶

1　免疫反応の基本型―免疫学は抗原特異性を扱う学問である

1）自然免疫系の原理

　いきなり概念的な話になるが，くじけないで読み進めてほしい．免疫のシステムとは自分でないものを撃退する仕組みだから，最初に行うことは，それが異物かどうかの判定である．異物の分子に対して免疫系の分子がくっつくという形で，反応は始まる．異物の分子というのは，ウイルス，細菌，毒素など，無数にあるといえる．

　ひとつの対処法は，免疫系の分子が，細菌が共通して持つ分子とか，あるいはウイルスが共通して持つ分子といった，ある程度大きく分けたグループ内の共通した特徴を認識するようなシステムをつくることである（図1 A）．

　この方法であれば，生体側の分子として，ある程度の種類，例えば数十種類くらいを用意しておけば，何とかなるかもしれない．それくらいの種類ならそれぞれの異物についてあらかじめ十分な量の分子を用意しておくことが可能で，感染症が起こったときにすぐに発動できる．この「すぐに発動できるシステム」は生体防御の基本型であって，全ての動物が有している．これを**自然免疫**（innate immunity）とか**先天性免疫**（congenital immunity）という．

2）獲得免疫系の原理

　もうひとつの方法は，無数にある異物の分子の全てに対してそれぞれについて特異的に反応できる分子を持つことである（図1 B）．この方法では，免疫システムは，極めて多数の分子を用意することが必要になる．また，それだけの数を用意するとなると，普段から全種類について十分な量をつくる訳にいかなくなる．したがって，それ

A) 自然免疫

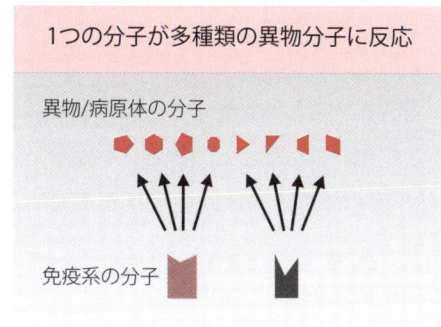

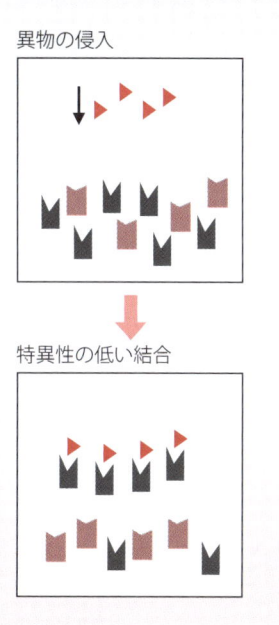

B) 獲得免疫

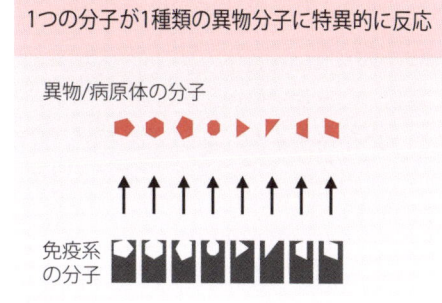

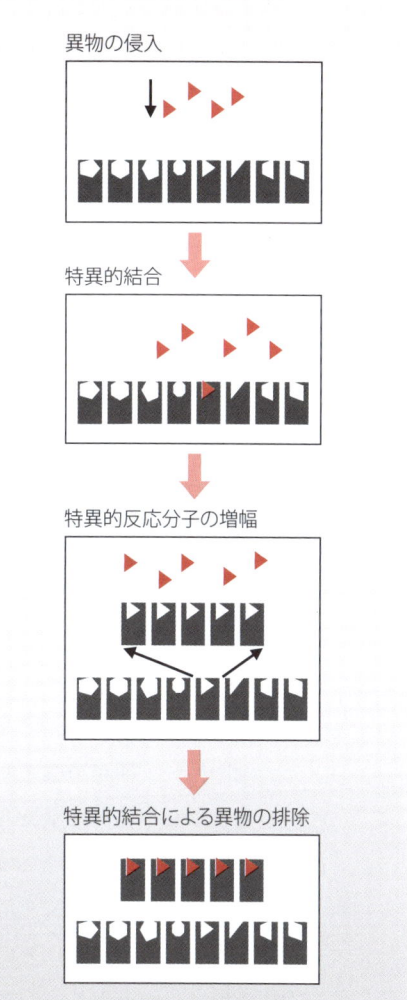

図1 自然免疫と獲得免疫の基本原理

ぞれの分子を少量ずつつくっておいて，異物が入って来たときに，それに「反応できる特定の分子だけが増える」仕組みをつくる必要がある．

このように反応できる特定の分子だけが増えるというステップを踏む必要上，反応は遅れるが，あらゆる未知の異物にも反応できるという点で，システムとしてはより

強力である．異物に出会ってからしばらく時間がたった後成立するので，**獲得免疫**とか**後天性免疫**（acquired immunity），あるいは**適応免疫**（adaptive immunity）と呼ばれる．

この2つめの方法が，「免疫学」が主に対象とするものである．こんな仕組みは，現に存在するから話ができるが，普通に考えると，そんなことできるはずがないという代物であろう．これを驚くべき仕組みだと感心できる人は，免疫学が楽しめるであろう．

このような特異的な反応の攻撃対象になる異物を**抗原**（antigen）という．そして，反応できる生体側の分子を**抗原レセプター**という．抗原レセプターが抗原に対して有する特異性を**抗原特異性**（antigen specificity）という．「抗原」「抗原特異性」は本書の全編を通して出てくるので，ここでその意味をよく把握しておいていただきたい．

そのような分子が膨大な数で用意されていることにより反応性が多種類あることを**多様性**（diversity）という．抗原特異性と多様性を持つことが獲得免疫の基本骨格である．

まとめると，獲得免疫系の本質は次の2点に集約される．
① 異物に対して特異的に反応できる分子が極めて多く用意されている．
② 異物と特異的に反応することでその分子が多数つくられるようになり，これにより異物を排除する．

2 脊椎動物の持つ獲得免疫システム① ─ひとつの細胞に1種類の分子という大原則

1）数百万個の細胞がそれぞれ異なるレセプターを出す

沢山の種類の抗原レセプターの中から，反応性のあるものだけを選び出して増幅する．どうやってそんなことができるのだろうか．実際に脊椎動物の獲得免疫系では，ひとつの細胞には1種類の分子を出させるという方法が使われている（図2A）．

抗原レセプターを持つ細胞は多数用意されている（図2B-①）．その数は，図では8個しか書いてないが，実際には数百万あるいはそれ以上というオーダーである．それぞれの細胞は，異なる性質を持っている．このような多様な反応性の総体をまとめて**レパートア**（repertoire）という．レパートアという言葉は，例えば歌手が沢山の曲を唄えるときレパートリーが豊かといったりするが，それと同じ言葉である．免疫学では英語の発音に近づけてレパートアとかレパトアということが多い．

2）反応した細胞は増殖する

レパートアの中のひとつの細胞が，ぴたっと結合できる抗原に出会うと，その細胞は増殖して増大する（図2B-②，③）．1個の細胞が増殖してできた細胞は，どれも

A) 1個の細胞は1種類の抗原レセプターを出している

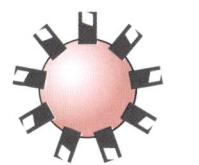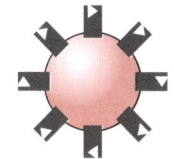

B) 脊椎動物の獲得免疫系の基本型

① 多様な免疫細胞が待ち受ける

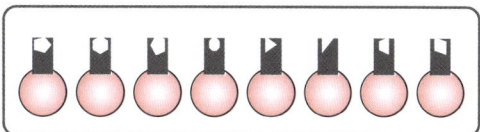

② 異物が侵入し，特異的な抗原レセプター分子と結合する

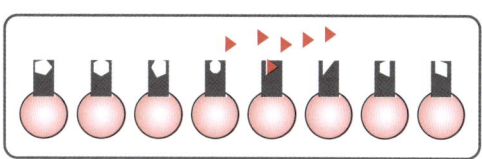

③ 抗原特異的な細胞の増大（クローンの形成）

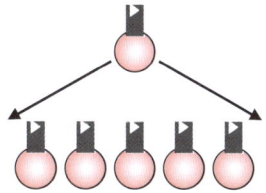

④ 増大したクローンによる異物の処理

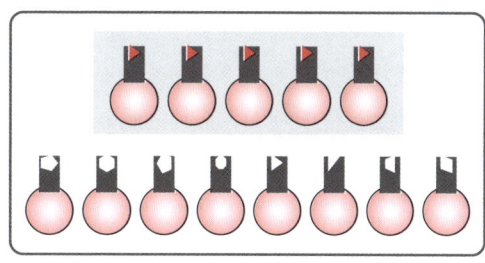

図2 脊椎動物の獲得免疫反応の基本原理

同じ形の抗原レセプターを持っている．ここで**クローン**という概念に登場してもらおう．このような「1個の細胞に由来する細胞集団」をクローンという．抗原と出会うことにより「クローンが増大した」などと表現する．

こうして増大したクローンが異物の処理にあたる（**図2 B-④**）．レパートア，クローンという言葉は，適当な日本語がないので，英語をそのまま用いる．やや難解な概念かもしれないが，ここでよく理解しておく必要がある．

👉 もっと詳しく

クローンという概念

クローンという言葉は，クローン動物とか，遺伝子のクローニング，モノクローナル抗体とかの表現で，よく耳にする言葉である．例えば，性質が異なる雑多な集団の中から，1個の細胞あるいは1個の遺伝子を取り出して，増幅してそれに由来する均質な集団をつくったときに，そういう集団をクローンと呼ぶ．免疫学だけの用語ではないが，とても便利な言葉である．免疫学では同じ抗原レセプターをもつ細胞の集団をクローンと呼ぶ．

3 脊椎動物の持つ獲得免疫系②—自己寛容と免疫記憶

1）自己寛容とは

この項ではいよいよ免疫学の基本骨格の残りの部分をみていただく．

獲得免疫系を表す概念のひとつに**自己寛容**という言葉がある．自分の成分を攻撃しないということである．しかし，生物の免疫系が自己寛容であること自体は自明である．そうでなければ生きていられない．どうしてわざわざいうかというと，多様な抗原レセプターを用意するときに，自分の成分に反応する抗原レセプターもできてしまうと予想されるからである．したがって，そのような抗原レセプターを発現する細胞を除去する仕組みが必要ということになる．このように，「**自己反応性細胞の除去**」が，獲得免疫系の特徴のひとつと考えられるのである．

自己反応性細胞の除去は，免疫細胞の形成過程で起こることなので，図2Bの①の前に描くことになる．図3の①～③は，免疫細胞の形成過程を示している．まず，形成過程でいろいろな反応性を持つ細胞がつくられる．その中には自己反応性細胞もで

◆ Column　細胞ではなく分子の話から入った理由

前項では，抗原レセプター分子が多数用意されていて，そのうち反応するものが増えると解説した．本項でみたように，脊椎動物の獲得免疫系では，細胞は1種類だけ抗原レセプターを出していて，そういう細胞を多数用意し，異物に対して細胞が増幅するという方法を用いている．そうであるなら，最初から脊椎動物の獲得免疫系の解説から始めてもよさそうなものである．ほとんどの教科書はそうしている．

わざわざ原理，すなわち細胞ではなく分子の話から入ったのは，獲得免疫といえる免疫系は，脊椎動物でみられる仕組み以外の方法もあるかもしれないからである．前項で述べたことは，獲得免疫と呼ぶことのできる現象の本質的な原理であって，この原理を用いるのであれば，他の仕組みであっても，「獲得免疫」とみなすことができよう．例えば，エールリッヒは1897年に「ひとつの細胞が無数の分子を出していて，反応性のある分子だけが選択的に作られるようになる」というモデルを「側鎖説」として提唱した．脊椎動物の免疫システムは側鎖説では説明できなかったが，他の生物種には側鎖説が唱えるようなシステムも存在するかもしれない．

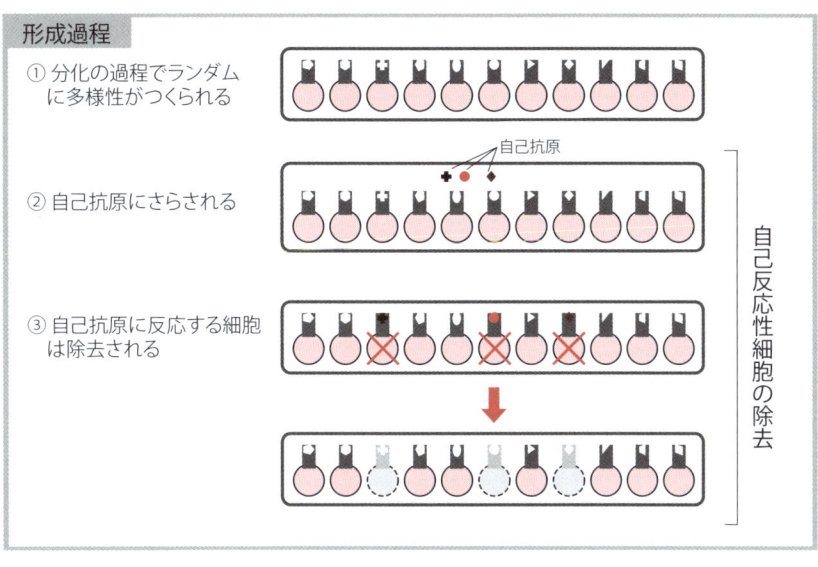
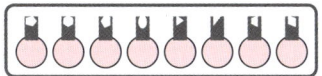
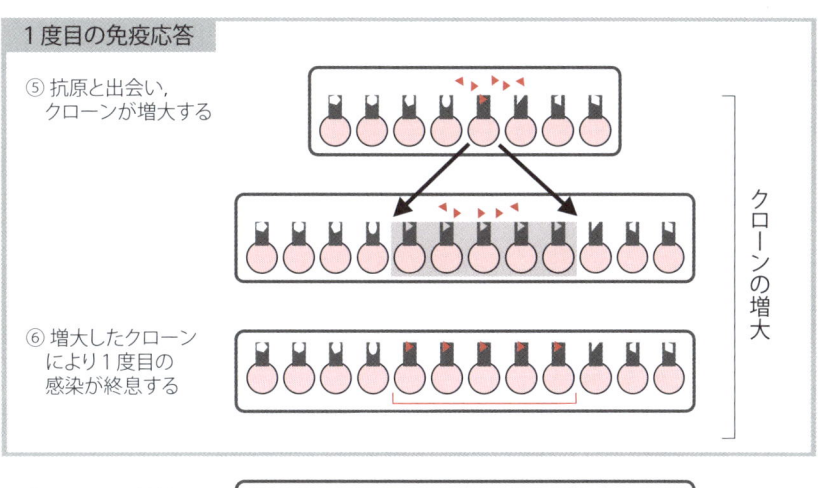
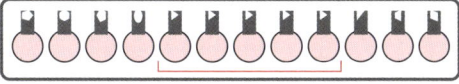
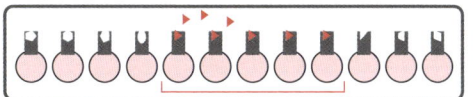

図3　脊椎動物の獲得免疫系の形成・反応の全容

きてしまう．分化途上の幼若な細胞が自己抗原に出会うと，刺激を受け，死んでしまう．こうして，「多様性はあるが，自己には寛容」であるレパートアができる（図3-④）．

2）免疫記憶とは

獲得免疫系でみられるもうひとつの重要なポイントは，**免疫記憶**という現象である．図3の④，⑤，⑥の部分は図2B①〜④と同じことを描いている．⑦では増大したクローンが反応終息後も残っている様子を，⑧は2回目の感染が起こったときのことを想定して描いている．1回目の反応でクローンが増大すると，2回目の反応は速やかに起こすことができる．あたかも1回目の感染を覚えているかのようにみえるので，「記憶」といわれる．

元来，「免疫」という言葉は，感染症に1度かかると2度目はかからないという現象を意味するものであった．パスツールはこの現象を「**2度なし**」と呼んだ．そういう経緯から，2回目の感染のときに初めて働くのが獲得免疫と考えられがちであるが，実はそうではない．増大したクローンは1回目の感染症のときも働いており，むしろ，そちらの方が大事である．

3）クローン選択説は正しかった

免疫反応の多様性，自己寛容性，免疫記憶などの現象を説明するために，20世紀初頭から半ば頃までにいろいろな説が出された．その中のひとつに，バーネットが1957年に提唱した「**クローン選択説**」がある．その中にはこの項で紹介している「1細胞

Column 「自己反応細胞の除去」と「免疫記憶」は獲得免疫系の必要条件か

この項では自己反応性細胞の除去と，免疫記憶は，獲得免疫の重要な要素と解説したが，原理から考えると，必ずしも必然ではないことがわかる．例えば，「抗原レセプターが自己の成分には反応できない」という構造上の制約を持った上での多様性形成もありうるからである．その場合でも形成されたレパートアは「自己寛容」という状態であることには違いない．もしそのような自己寛容があったとしたら，それは進化の過程で獲得されたものであり，分化の途上で自己反応性細胞の除去が起こって獲得された訳ではないということになる．すなわち，「自己反応性細胞の除去」が分化過程で起こらないような獲得免疫系も理論上はありうるということになる．

記憶については，抗原特異的なクローンが増大している間は，2度目の感染があっても，簡単に撃退できるであろうから，ごく短期的な記憶なら必然的に起こるであろう．しかし，「記憶」と呼べるほど長く保持できるとは限らない．したがって，記憶を持つことが獲得免疫の必要条件とはいえないであろう．

最近，原始的な脊椎動物である無顎類に属するヤツメウナギやヌタウナギで，脊椎動物と全く異なる分子を用いた免疫システムがみられることがわかった（170頁参照）．遺伝子の組み合わせによる多様性が形成されること，1細胞1特異性，抗原にさらすことでクローンが拡大することなどが観察されており，クローン選択説の唱える原則は働いているように思われる．しかし，これらの無顎類でも自己反応性細胞の除去が起こっているのか，長期の記憶があるのか，などはまだ不明である．そういう研究を進めて行くときは，どういう条件を満たせば獲得免疫といえるかという考察が必要である．

に1種類の分子」「多様なレパートアの形成」「自己反応性細胞の除去」「抗原との遭遇による抗原特異的クローンの増大」というアイデアがすでに含まれていた．その後の免疫学の発展により，この説が正しかったことが示されたのである．

4 食細胞，T細胞，B細胞の分業
―病原体を食べる，感染細胞を殺す，抗体をつくる

1）免疫系で働く細胞

前項までに，自然免疫，獲得免疫の基本原理をみてきた．実際にどういう細胞がどう働いているのかを，ごくあらっぽくみていこう．免疫細胞は血液細胞に属している．血液細胞には赤血球，血小板，白血球があるが，白血球が免疫細胞である（図4）．

自然免疫系で主に活躍している細胞は**食細胞**という異物を貪食する細胞である．代表的な食細胞は**好中球**（nuetrophil）と**マクロファージ**（macrophage：大食細胞）である（図4）．獲得免疫系には2つの異なる系統の細胞，すなわち，**T細胞**と**B細胞**がある．T細胞とB細胞は，どちらもリンパ球に属するので，Tリンパ球，Bリンパ球と呼ぶこともある．それぞれが独自の抗原レセプターを有しており，働きは全く違う．これらの細胞の基本的な役割を理解するために，どのような分業体制を敷いているのかみていこう．

2）病原体撃退のための三大戦略

病原体を攻撃する仕組みには，次の3つがある（図5）．

Column　なんで「クローン」選択説なのか

バーネットは自己反応性細胞の除去の過程をクローン除去（clonal deletion），反応して増える過程をクローン選択（clonal selection）と表した．さて，**図3**では，免疫反応が起こる前は特異性に基づいて除去されるのも，選ばれて増え始めるときも，異なる種類の細胞はそれぞれ1個ずつしか書いてない．前項に述べたようにクローンとは1個の細胞に由来する細胞集団のことだから，定義上，1個しかないときはまだクローンとはいえない．「じゃあその段階で起こる除去や選択をクローン除去とかクローン選択と呼ぶのはおかしいのではないか」と思われる方もいるかもしれない．おそらく，バーネットは，同じ反応性をもつ細胞が最初からある程度の数のクローンとしてつくられると想定していたのであろう．

実際に免疫細胞がつくられる過程では，つくられたばかり，すなわち1個しかないレベルのときにでも除去が起こりうると思われる．一方で成熟した細胞が免疫反応を始めるために待ち構えているときは，1回目の感染のときでもすでに同じ特異性の細胞複数個から成る「クローン」になっているかもしれないが，実際の反応を開始するのはそのうち1個ということもあるかもしれない．

しかし，自己反応性細胞の除去の対象が1個の細胞であれ複数から成る「クローン」であれ，あるいは免疫応答の始まりが1個であれ「クローン」であれ，この説の原理の概念には何ら差し支えはない．だからクローン選択説と呼んでもいいのである．

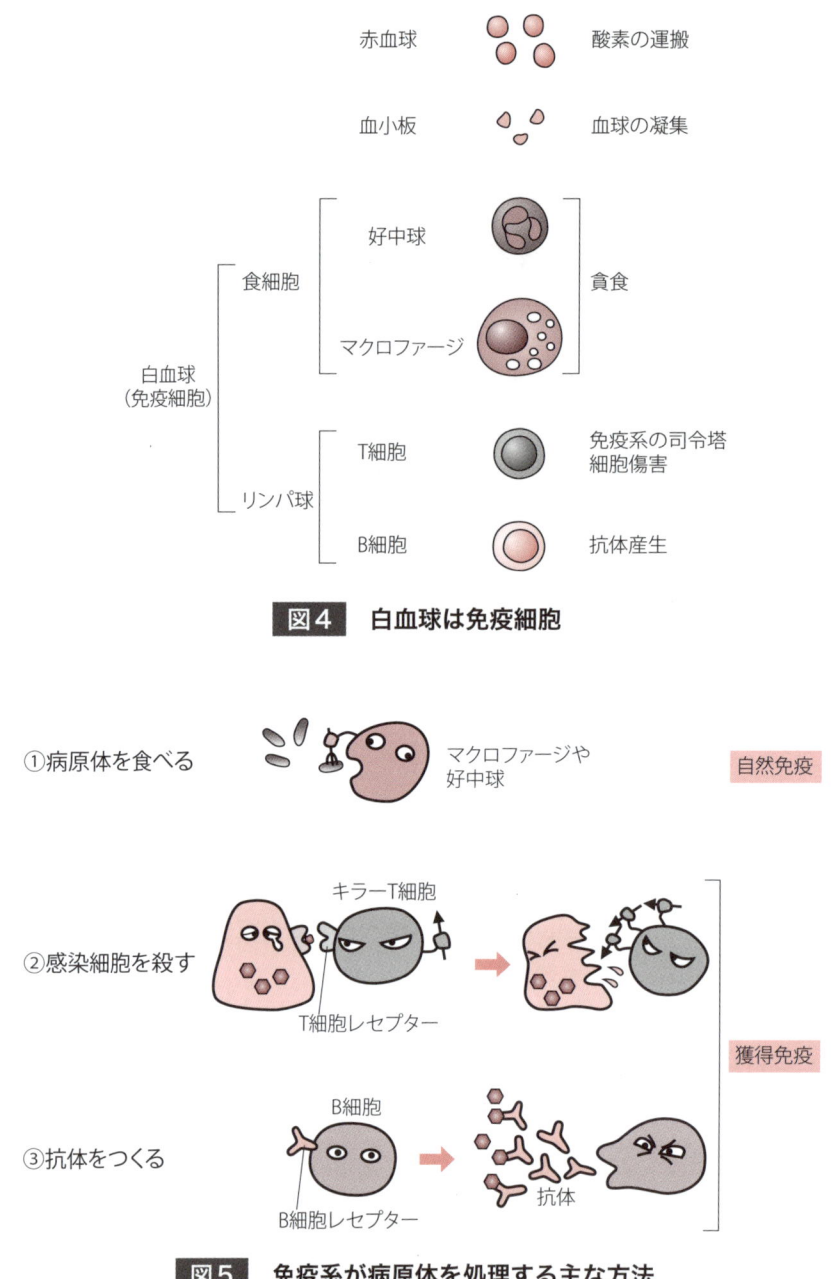

図4　白血球は免疫細胞

図5　免疫系が病原体を処理する主な方法

① ひとつは，「病原体を食べる」ということである．食細胞は，病原体を丸呑みし，殺して消化する能力を有している．自然免疫系に属する反応である．これらの食細胞はとても働きものである．特に好中球ははちきれんばかりに異物を食べる．ただし，これらの食細胞は足場があるときにはよく働くが，血流中を流れている病原体を捕捉するのは得意ではない．また，細胞の中に入り込んだ病原体には無力である．病原体がつくり出した毒素のような小さい分子に対してもうまく働け

ない．

② ふたつめは，「感染細胞を殺す」ということである．獲得免疫系に属する反応である．T細胞の中の**細胞傷害性T細胞（キラーT細胞）**と呼ばれる細胞は，**T細胞レセプター**という抗原レセプターを表面に出している．このレセプターを用いて，病原体に感染した細胞を抗原特異的に探し出して，殺傷することができる．細胞傷害性T細胞の英語cytotoxic T lymphocyteから「CTL」と呼ばれることもよくあるが，本書では以後キラーT細胞と呼ぶことにする．

③ 最後のひとつは，「抗体でやっつける」である．これも獲得免疫系に属する反応である．B細胞は，**抗体**という分子を産生する．B細胞は**B細胞レセプター**という抗原レセプターを表面に出している．分化すると，B細胞レセプターを細胞外に放出するようになる．これが抗体と呼ばれるものである．抗体は，体液中に流れている病原体や毒素の分子に結合して，無力化することのできる分子である．また，それらの異物にくっつくことにより，補体という分子を呼びこんでその病原体を殺させるとか，食細胞による食作用を促す，などの作用も持つ．

3）分業の仕方

病原体にこれらの免疫細胞がどう対処するかをみていこう．ヒトでもマウスでも，最も重要な感染症は**バクテリア（細菌）**と**ウイルス**である．バクテリアは細胞の数十分の1程度の大きさ（細胞は10〜20μm，バクテリアは1〜5μm）で，多くは細胞外で増殖し，増殖による組織の破壊の他に，毒素を出すこともある．ウイルスははるかに小さく（0.02〜0.1μm），細胞内に入って細胞のタンパク質合成系を借用して増殖する．増殖したウイルスは細胞外に一度出て，体液中を流れて他の細胞に感染する．

傷口からバクテリアが入ると，まず食細胞が貪食する．バクテリアのほとんどはこうした自然免疫系の働きで排除される．しかし，ウイルスのように細胞に入りこむような病原体の場合，食細胞は対処できなくなる．キラーT細胞は，ウイルス感染細胞を探し出して，殺傷する．また，体液中に流れているウイルス粒子は，抗体によって無力化され，処理される．

このように，ざっくりと分けると，バクテリアには食細胞，ウイルスにはB細胞とT細胞が対応するというように分業している（図6）．

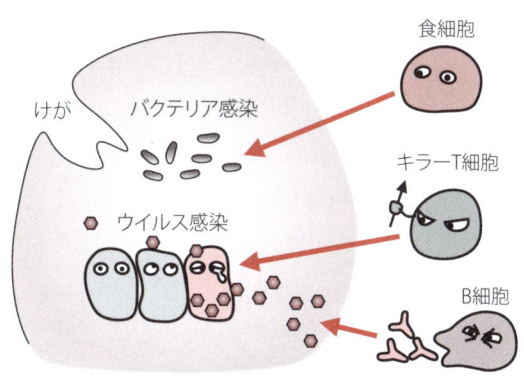

図6 免疫系の分業体制

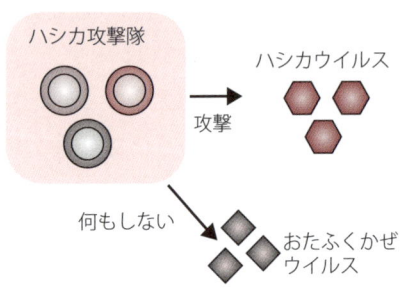
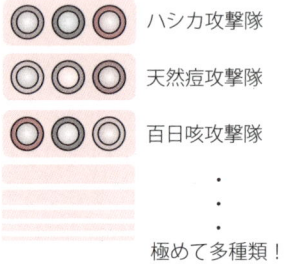
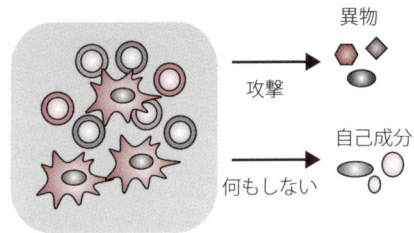
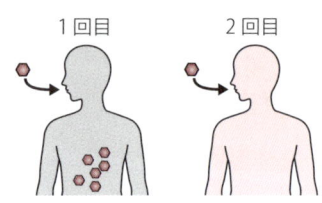

図7 獲得免疫系の特徴

4）獲得免疫の特徴のまとめ

　本章では自然免疫系と獲得免疫系の違いと，獲得免疫系の仕組みの基本原理を学んだ．次章に進む前に，以下の獲得免疫系の4つの基本概念がよく理解できているか，おさらいしておこう（図7）．
① 抗原特異性．ハシカに対して反応できる免疫細胞はおたふく風邪のウイルスに対しては無力である．この狙い撃ちの反応性を，抗原特異性という．
② 多様性．いかなる病原体に対してでも狙い撃ちの反応ができるだけの極めて多種類の細胞が用意されている．この種類の多さを多様性という．
③ 自己寛容．いかなる異物にも反応するのに，自己成分には反応しないことを，自己寛容という．
④ 免疫記憶．2回目の感染のときは1回目のときよりも早く強い免疫反応が起こることを，免疫記憶という．

5）抗体の機能

　抗体の働きには，大きく分けて以下の3つがある（図8）．

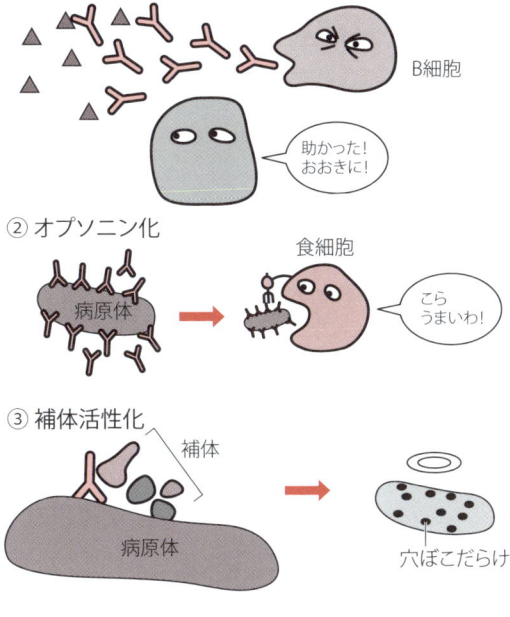

図8 抗体の機能

① ウイルスや毒素分子の機能的な部分にくっついて無力化する．
② 異物に味付けをしてマクロファージや好中球が食べやすいようにする．こういう作用をオプソニン化という．
③ 病原体にくっついて補体系を活性化する．補体にはバクテリアの細胞壁に穴を開けて殺傷する働きがある．

3章 基本編

抗原情報の伝わり方

　この章では，感染症が起こったとき，病原体の抗原情報がどのように伝わり，どのように抗原特異的な反応で病原体が排除されるかをみていこう．いよいよ免疫応答のメカニズムの中核部分が出てくる．この章を理解できれば，免疫学を理解したといってよいくらいである．

> **Key word**　MHCクラスⅠ／MHCクラスⅡ／B細胞レセプター／T細胞レセプター／エピトープ／抗原提示

1　抗原レセプターは何をみているか
―こんなすごい分子は他にない

1）B細胞レセプターは分子を直接認識

　この章で扱う話を理解するには，B細胞レセプターとT細胞レセプターが，何をどうやってみているのかをまず理解する必要がある．

　B細胞レセプターは，**図1**のように標的分子の一部の構造を直接**認識**して結合する．およそ一定の形状を示すある程度以上の大きさの分子であれば，タンパク質に限らず，標的になりうる．例えば宇宙からきた病原体の分子に対してでも抗体はつくれるはずである．抗体はY字型をした分子であるが，図のようにYの上の枝のそれぞれの先っぽにあたる部分で認識している．

2）T細胞レセプターはMHC分子と抗原をセットで認識

　一方，T細胞レセプターは抗原分子を直接認識することはできない．細胞によって抗原分子を提示されないと認識できないのである．さらに，提示された抗原分子の部分だけをみるのかというと，そうではない．ここで，重要な分子である**MHC**（major histocompatibility complex：主要組織適合遺伝子複合体）**分子**が登場する．これはT細胞に抗原分子を提示するための分子である．抗原分子は，MHC分子の上のくぼみにはさまるようにくっついた形で，提示される．T細胞レセプターは，MHCという分子とセットにして，抗原を認識する．

　MHCには**クラスⅠ**と**クラスⅡ**という機能の異なる2種類の分子があるが，その役割分担については次項で解説する．ここでは，T細胞レセプターの抗原認識の基本様

式だけを理解していただければいい.

MHC分子の上に乗ることができるのは，タンパク質の断片だけである．したがってT細胞が認識できるのはタンパク質の断片だけである．MHC分子の上に乗っているタンパク質の断片はアミノ酸にして10〜20個前後の短い分子である．こういう少数のアミノ酸からなるタンパク質は，通常はタンパク質とは呼ばず，**ペプチド**という．したがって，T細胞に認識される抗原のことを**ペプチド抗原**という．なお，タンパク質の中のどんな部分でもペプチド抗原として提示できるかというとそうではない．MHC分子上の溝にはまるためには，アミノ酸配列にある程度制約がある．

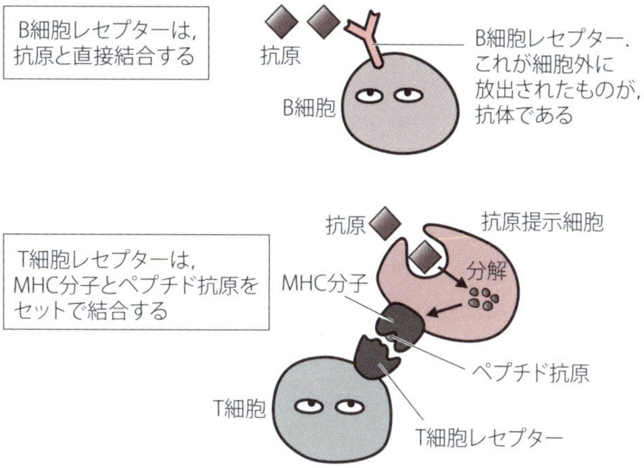

図1 抗原レセプターは何をみているか

3) 抗原として認識される部位

抗原の中の，抗原レセプターによって直接認識されている部分を**エピトープ**という（図2）．エピトープは，例えばタンパク質のひとつの分子の中に通常は数十カ所存在している．

👉 もっと詳しく

ペプチド抗原以外の抗原を認識するT細胞

何事にも例外はつきものである．T細胞はペプチド抗原しか認識できないと表現したが，実は例外がある．MHC分子に近縁のCD1という分子は，糖脂質分子を乗せる

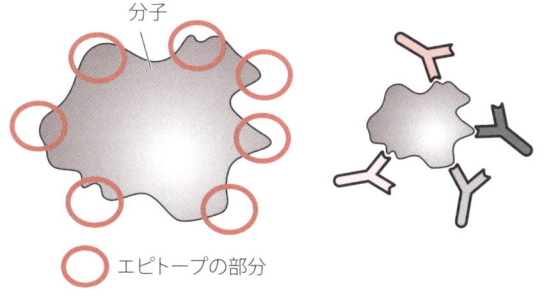

図2 抗原レセプターで特異的に認識される部分をエピトープという

ことができる．T細胞の中には，このCD1上の脂質抗原を認識するものが少数存在する．例えばNKT細胞といわれる細胞も，そういう特殊なT細胞の1種である．165頁で解説する．

また，γδT細胞というT細胞の1種は，抗原提示分子を必要とせず，直接分子を認識する（164頁）．認識される分子は，タンパク質の他にピロリン酸，脂質など，抗体ほどではないが幅広い．

ただし，これらの細胞はこれからみていく，獲得免疫系の主要な反応にはあまり関与していない．したがって，「T細胞はペプチド抗原＋MHC分子をセットで認識」と理解しておいて差し支えはない．

なぜT細胞はペプチド部分だけを直接認識しないのか

次項で詳しく述べるが，MHCクラスⅡ分子は食べた抗原を提示するとか，クラスⅠ分子は細胞質内の抗原を提示するなど，その抗原の来歴に応じて提示している．もしもT細胞が直接ペプチド抗原を認識できたら，細胞表面に付着しているだけのものでも反応してしまうことになるし，食べられた抗原か細胞内感染微生物の抗原かもわからなくなる．提示されたペプチドがどういう来歴のものかを示すために，T細胞レセプターがMHC分子とともに認識するようになっているのである．

2 獲得免疫系による免疫応答の概要
―樹状細胞とヘルパーT細胞が登場！

1）免疫反応が起こるところ

抗原提示について学んだところで，いよいよどのような流れでT細胞やB細胞に抗原が提示されるのかをみていこう．そのために，まず感染が起こる場所と免疫反応が起こる場所の，ざっくりとした解剖学的な配置から解説する．

B細胞は**骨髄**でつくられ，T細胞は**胸腺**という臓器でつくられる（**図3**）．T細胞やB細胞が免疫反応を開始する足場となるのが**リンパ節**や**脾臓**である．骨髄や胸腺のようにリンパ球がつくられるところを**一次リンパ器官**，リンパ節や脾臓のように働くところを**二次リンパ器官**と呼ぶ．これからみていく免疫反応は，リンパ節や脾臓などの二次リンパ器官で起こる出来事である．

2）抗原を提示する樹状細胞

けがをして病原体が体内に侵入したときのことをみていこう．前章で述べたように，まずマクロファージや好中球などの食細胞が応戦する．さて，ここで別なタイプの食細胞である**樹状細胞**（dendritic cell：DC）に登場してもらおう．樹状細胞は，T細胞に病原体の情報を伝えるための仕事を専門とする特殊な食細胞である．それゆえ，プ

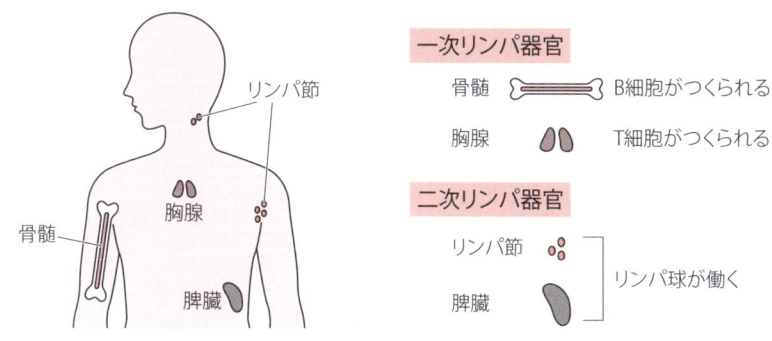

図3 リンパ球がつくられるところと働くところ

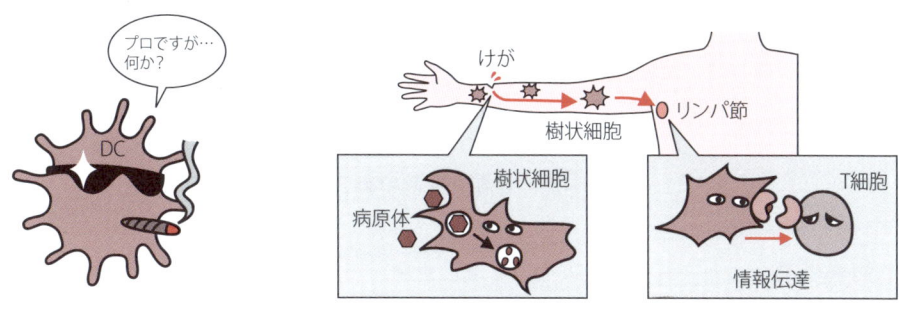

図4 樹状細胞が抗原を運ぶ

ロフェッショナルな**抗原提示細胞**と呼ばれている．多数の突起を延ばしているので「樹状細胞」の名が与えられている．病原体を貪食した樹状細胞は，リンパ液の流れに乗ってリンパ節へやってきて，そこでT細胞に抗原を提示するのである（図4）．

3）免疫反応の概略

　前章でみたように，獲得免疫系の基本は「キラーT細胞が感染細胞を殺す」と「B細胞が抗体をつくる」であった．樹状細胞の運んで来た抗原情報は，どう伝わるのかみていこう．

　B細胞が抗体をつくるための仕組みは，間にひとつ重要な細胞が介在する．それが，**ヘルパーT細胞**である（図5）．樹状細胞は取り込んだ病原体の抗原に反応できるヘルパーT細胞を選択的に活性化する．ヘルパーT細胞は，同じ病原体を攻撃することのできる抗体を産生するB細胞を選択的に活性化し，抗体をつくらせる．また，病原体を食べた食細胞を活性化させてその病原体に対する免疫反応を増強させる役割りもする．

　一方，キラーT細胞は，樹状細胞と直接やりとりをする．樹状細胞の提示する抗原に反応できるキラーT細胞だけが反応して活性化され，同じ病原体に感染した細胞を探し出して殺傷する．

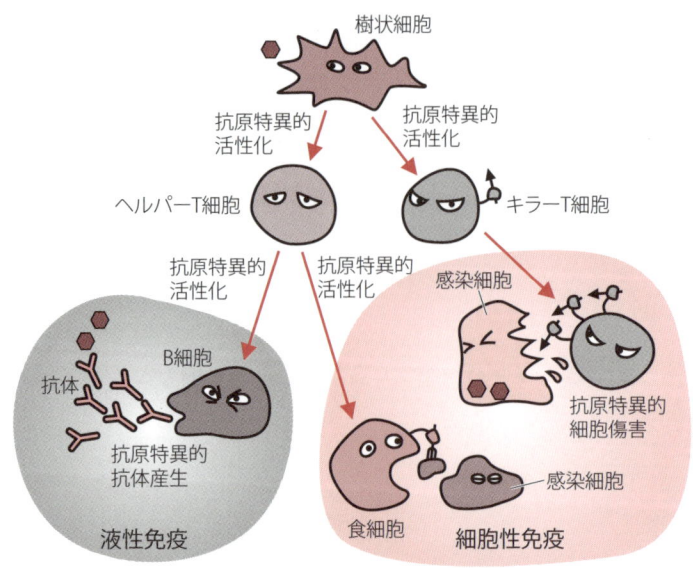

図5 獲得免疫系のあらまし

　抗体によって起こる免疫反応を**液性免疫**，ヘルパーT細胞による食細胞の活性化やキラーT細胞による細胞傷害によって起こる免疫反応を**細胞性免疫**と呼ぶ．これらについてはこのすぐ後に詳しく解説する．

3　MHCクラスⅠとクラスⅡ─抗原提示法には2通りある

1）2種類のMHC分子

　液性免疫／細胞性免疫の解説の前に理解しておかなければならないことがある．それは，抗原提示に2通りの仕組みがあることである．

　前述のよう食細胞には，T細胞に認識されることを目的として，MHC分子の上にペプチド抗原を乗せて提示する仕組みが備わっている．MHCが抗原提示する方法には，大きく分けて2種類ある．それぞれ，異なるMHC分子が働いている．**クラスⅠ分子**と**クラスⅡ分子**である（クラスワン，クラスツーと読む）．クラスⅠ分子は赤血球を除くほぼ全ての細胞に発現している．クラスⅡ分子は胸腺上皮細胞という例外を除けば，基本的には食細胞系の細胞でしか発現していない．発現パターンだけでなく，この2種類の分子では抗原提示に至る仕組みが大きく異なる．MHC分子の抗原提示様式にこのように2通りあることには，とても重要な意味がある．この項では，まずその2つの異なる様式をみていこう．なぜ2通りの提示法が必要かは，次項以後で解説する．

2）クラスⅠ分子は細胞質内の抗原を提示

　細胞質内のタンパク質からつくられたペプチド抗原は，クラスⅠ分子の上に乗る（図

6)．細胞質内には何千種類ものタンパク質があるから，ペプチド鎖も何万種類もあるだろう．ここで肝腎なことは，このシステムでは，「ウイルスのように細胞質内に入り込んだ病原体のタンパク質由来のペプチド抗原をクラスⅠ分子の上に乗せることができる」ということである．つまり，クラスⅠ分子は，ウイルスのような細胞質内に入り込んだ異物の抗原をキラーT細胞に対して提示して「私はこれこれに感染してます」と教えるための分子装置なのである．だから，全ての細胞に発現しているのである．そういう意味では全ての細胞が抗原提示細胞ということになるが，あえて「抗原提示細胞」という言葉を使うときは，次に述べるクラスⅡを発現している細胞のことを指す．

なお，ウイルスに感染したときでもウイルス由来のペプチドだけでなく，自分のタンパク質のペプチドも乗せていることに留意しておいていただきたい．

3）クラスⅡ分子は貪食した抗原を提示

一方，貪食によって細胞内に取り込まれた病原体は，食胞の中で分解され，ペプチドになり，主にクラスⅡ分子の上に乗る（**図6**）．食作用に伴うので，前述のように，原則として食作用を持つ細胞だけがクラスⅡ分子を発現する．このように，クラスⅡ分子は，食作用で取り込んだ抗原をヘルパーT細胞に提示して「私はこれこれを食べました」と教えるための分子装置である．なお，食細胞は普段は細胞の死骸なども食べるので，クラスⅡ分子の上には普段は自己由来のペプチドが乗っている．ただし病原体を食べたときでも，ついでに細胞の死骸なども食べているだろうから，病原体由

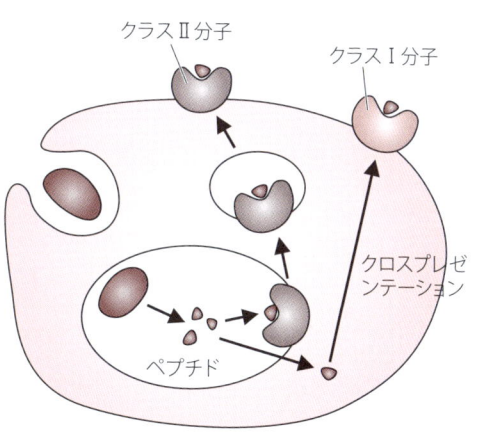

図6 クラスⅠ分子とクラスⅡ分子は提示する抗原の来歴が異なる

来のペプチドしか乗らないというわけではない．

食作用をもつ細胞としてこれまで好中球，マクロファージ，樹状細胞がでてきたが，好中球はクラスⅡはほとんど発現しておらず，抗原提示には関与しない．マクロファージと樹状細胞はクラスⅡを発現しており，特に樹状細胞は強く発現している．

もうひとつ重要なクラスⅡを発現する細胞がある．それは，B細胞である．これまでのところB細胞は食細胞としては扱わなかったが，実は抗体を産生する前の段階のB細胞は，B細胞レセプターにくっついた抗原を取り込む作用をもつ．ただし，他の食細胞に比べると小さいものしか食べられない．B細胞がこうした食作用を持つことは，抗原特異的な抗体を産生するにあたって，大変重要である．次項で詳しく解説する．

4）貪食された抗原はクラスⅠにも提示される

さて，上記のような話だと「食細胞のクラスⅡ上のペプチドに反応したT細胞が感染細胞のクラスⅠ上のペプチドをみて殺す」と思えてしまうかもしれないが，それは間違いである．T細胞はペプチドとMHCをセットで形として見るので，［クラスⅡ＋ペプチド］で活性化されたT細胞は［クラスⅠ＋ペプチド］を出している細胞には反応しないのだ．では，食細胞はどうやってキラーT細胞に抗原提示するのだろうか．

実はそのために，もうひとつ別な，重要な経路がある．取り込まれた病原体の抗原をクラスⅠに乗せる経路である（**図6**）．このように取り込まれた抗原がクラスⅠに乗せられてキラーT細胞に提示されることを，特別に**クロスプレゼンテーション**と呼ぶ．

もしかするとここで「おや？」と思われた方がいるかもしれない．食作用で食べたものであるにもかかわらず，T細胞に対して「私はこんなのに感染してます」という提示の仕方をしてしまうことになるからである．キラーT細胞は，抗原提示細胞を殺してしまわないだろうか．この問題については少し後で（44頁）論じる．

👉 もっと詳しく

ペプチド抗原がクラスⅠ分子とクラスⅡ分子に乗る仕組み

もう少し詳しく知りたい人はここを読んでいただければいいが，読み飛ばしても次項以降の話の理解には問題ない．

さて，この項で紹介したことの仕組みを理解するためには，細胞の基本構造を理解しておく必要がある．細胞の中には新しくつくられた膜表面タンパク質とか分泌タンパク質を蓄える袋状の構造（小胞体）がある（**図7**）．小胞体の一部がちぎれてゴルジ体という小さな袋になり，そこからエキソサイトーシス小胞として細胞表面に移動することによってタンパク質が分泌されたり膜タンパク質が細胞表面に出たりする．小胞体やゴルジ体の中は，細胞の中にあるが細胞外といってよい空間である．クラスⅠ分子もクラスⅡ分子も小胞体の膜の上に形成される（**図7-①**）．また，細胞が異物を

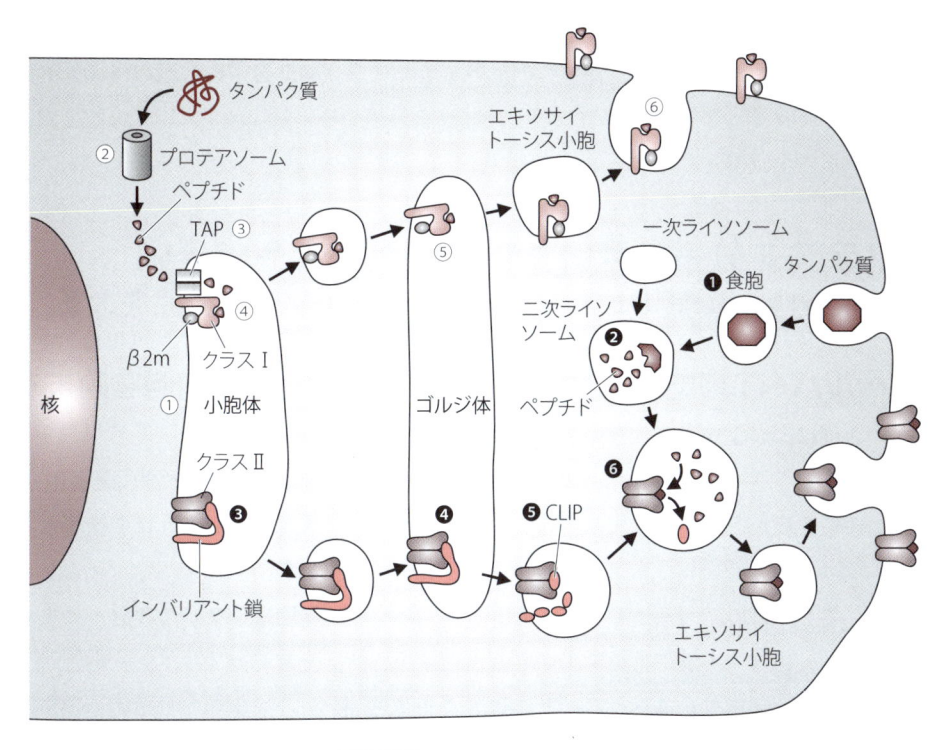

図7 抗原提示の過程

貪食するとき，食胞という袋状の構造物ができる．これも，細胞の中にある細胞外的なスペースである．

　まずクラスIを用いた仕組みをみていこう．細胞質内に存在するタンパク質は新陳代謝，あるいは量の調節のために分解される必要がある．分解の仕組みのひとつとして，プロテアソームという分子複合体によって裁断される（②）．プロテアソームで裁断されてできたペプチドのほとんどはその後他のタンパク質分解酵素によってばらされるが，一部は，小胞体膜に出ているペプチド鎖を輸送するTAP1-TAP2複合体によって小胞体内面に出る（③）．TAP複合体はクラスIのすぐ横にくっついており，小胞体内に運び込まれたペプチド鎖はすぐにクラスI分子に乗るようになっている（④）．クラスI分子はβ2m（ベータツーミクログロブリン）と結合してヘテロダイマーとして発現する．ペプチド鎖が乗ることで，クラスI分子は安定になり，ゴルジ体に乗って（⑤）細胞表面に出る（⑥）．ペプチド鎖が乗らない限りは，クラスI分子は細胞表面に出ることはできない．

　次にクラスIIの場合をみよう．貪食された異物は食胞という形で取り込まれる（❶）．食胞は消化酵素を含んだ一次ライソソームと融合し，その中で異物がタンパク質を含む場合はペプチド鎖に分解される（❷）．一方小胞体でつくられたクラスII分子は（❸），ゴルジ体に移り（❹），さらに異物由来のペプチド抗原を含んだライソソームと融合す

る．融合したライソソーム中のペプチド抗原がクラスⅡ分子上に乗る（❻）．食胞と出会うまでの，小胞体やゴルジ体内にいるうちにクラスⅡ分子に自己のペプチドが乗らないように，インバリアント鎖と呼ばれる分子やその断片分子CLIPが蓋をする役割を果たす（❺）．

4 クラスⅡ分子を用いた抗原特異的な免疫反応
— ヘルパーＴ細胞はクラスⅡ分子上のペプチド抗原をみる

1）ヘルパーＴ細胞は「抗原特異的に」食細胞やＢ細胞を励ます

では，いよいよこの章の本題に入ろう．クラスⅡ分子による抗原提示がどう働いているかをまずみていこう．免疫学を研究している人でも，抗原特異的な細胞性免疫や液性免疫がどういう仕組みで起こるのかについては混乱してしまうほど複雑だ．この項は次項と合わせて本書全体のハイライトといってよい．

ここではヘルパーＴ細胞が活躍する．ヘルパーＴ細胞は「クラスⅡ分子による抗原提示」に対する反応系の中で中心的役割を果たす．一言でいえば，樹状細胞がとらえた抗原を認識できるヘルパーＴ細胞が，「抗原特異的に」食細胞やＢ細胞を励まして働かせる（ヘルプ）ということである．抗原特異的に「ヘルプ」することができるのは，食細胞やＢ細胞が同じ抗原を取り込んでＴ細胞に提示しているからである．その結果，抗原のある場所で炎症が起こったり，抗原特異的な抗体がつくられたりするのである．

2）抗原の侵入と運搬

ケガをして病原体が皮膚から組織に侵入したときの反応をみていこう．皮膚や粘膜組織などの末梢組織には樹状細胞がたくさんいて，まず樹状細胞が病原体を貪食する（図8-❶）．病原体を貪食した樹状細胞は活性化され，リンパ節へ移住する．病原体のタンパク質は樹状細胞の食胞の中で分解され，ペプチド抗原としてクラスⅡ分子の上に乗せられ，細胞表面に提示される．

3）抗原特異的な免疫反応の開始点

ヘルパーＴ細胞は，リンパ節の中で動きまわって，たくさんの樹状細胞と出会いを繰り返す．樹状細胞の側からいえば，いろいろなヘルパーＴ細胞が次々と会いにくる．そのような出会いの繰り返しの中で，樹状細胞の出している病原体由来のペプチド抗原とMHC分子のセットに，ぴったり結合できるＴ細胞レセプターを出しているヘルパーＴ細胞が出会う（❷）．これが，「抗原特異的な免疫反応の開始点」である．ぴったり結合すると，ヘルパーＴ細胞に刺激が入る．ヘルパーＴ細胞は活性化されて，まず増殖する（❸）．この増殖が，2章でみた「抗原特異的クローンの増大」にあたるものである．増殖したヘルパーＴ細胞の一部はリンパ節に残り，他はリンパ節を出て，

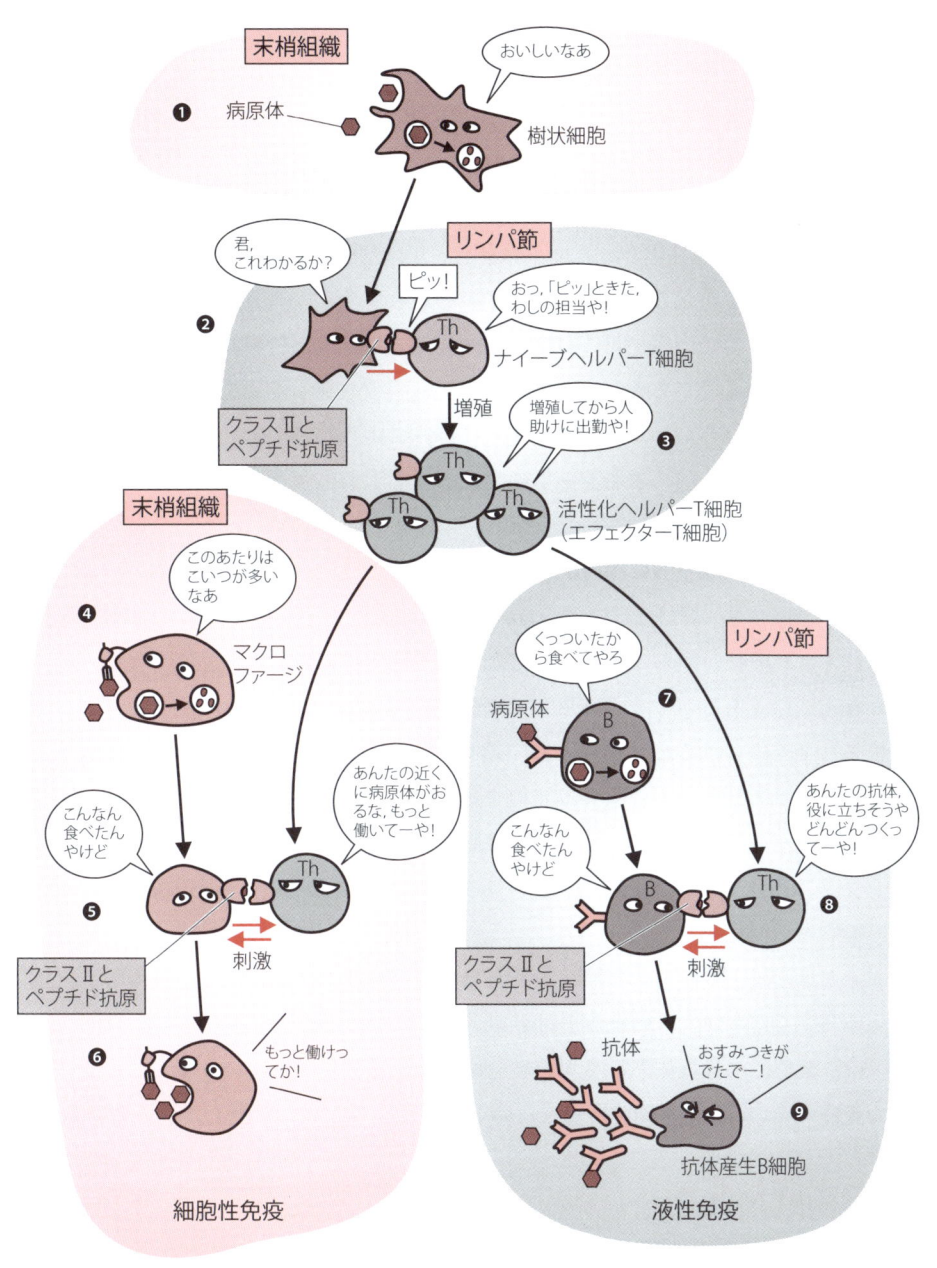

図8　クラスⅡを介した抗原特異的細胞性および液性免疫

　それぞれが今度は自分が活性化できる相手をさがしまわる．活性化される前のT細胞をナイーブT細胞，活性化された後をエフェクターT細胞ともいう．

4）ヘルパーT細胞によるマクロファージの活性化

　まずリンパ節から出ていったT細胞をみていこう．病原体の感染部位には，病原体

を貪食したマクロファージが多数存在する（❹）．それらのマクロファージはクラスⅡ分子を発現しているので，クラスⅡ分子上にペプチド抗原を乗せている．活性化ヘルパーT細胞は体をめぐって，自分が認識できる病原体を食べたマクロファージに出会うと，T細胞レセプターとその病原体由来のペプチド抗原の乗ったクラスⅡ分子が結合する（❺）．この結合により再活性化されたT細胞は，相手のマクロファージを活性化する（❻）．活性化されたマクロファージは増殖し，食作用の亢進，食胞内の殺菌活性の増強などが起こる．ヘルパーT細胞からすると，自分の認識できる抗原を持つ病原体によって感染症が起こっている部位だけで「抗原特異的」にマクロファージを活性化しているのである．繰り返しになるが，「食細胞」を中心に起こる反応なので，**細胞性免疫**という．なお，細胞性免疫には，このヘルパーT細胞を介する食細胞による反応と，次頁に述べるキラーT細胞による細胞傷害が含まれる．

5）ヘルパーT細胞によるB細胞の活性化

　B細胞でも，同じようなことが起こる．ここでは，B細胞は，まずは食細胞として働く．B細胞のうち，病原体に結合できる抗体を発現する細胞は，リンパ節に流れてきた病原体あるいはその破片を，自分が表面に出しているB細胞レセプター（抗体分子）でくっつけることができる（❼）．そうしてくっついた異物を取り込み，分解して，クラスⅡ分子上に乗せて発現する．このB細胞が，同じ抗原に特異性を持っているヘルパーT細胞と出会うと，T細胞レセプターとB細胞上のペプチド抗原の乗ったクラスⅡ分子が結合する（❽）．この結合により再活性化されたT細胞は，お返しにB細胞を活性化する．

　こうして，T細胞はB細胞に「あなたのつくる抗体は役に立つ抗体です．抗体をつくってください」というお墨付きを「抗原特異的」に与えるのである（❾）．この反応は，最終的には抗体という可溶性分子をつくる免疫反応ということになるので「**液性免疫**」というが，T細胞が重大な関与をしていることに注意していただきたい．

👉 もっと詳しく

T細胞とB細胞は病原体の違うところをみていても協同できる

　本項で学んだ原理がよくわかっていると，B細胞の抗体が標的にする抗原のエピトープと，T細胞に提示されるエピトープが同じでなくてもよいことが理解できよう．実際，タンパク質ではない分子，例えば4-ヒドロキシ-3-ニトロフェニルアセチル（NP）という物質と，卵白アルブミンなどのタンパク質の複合体で免疫すると，NP分子に対する抗体が誘導できる．どうしてできるか，考えてみよう．NPに対する抗体を出しているB細胞が複合体を捕食して，卵白アルブミン由来のペプチド抗原をクラスⅡ分子上に提示する（図9-❶）．卵白アルブミンを取り込んだ樹状細胞によって活性化された卵白アルブミン由来ペプチド抗原特異的なヘルパーT細胞（❷）が，その

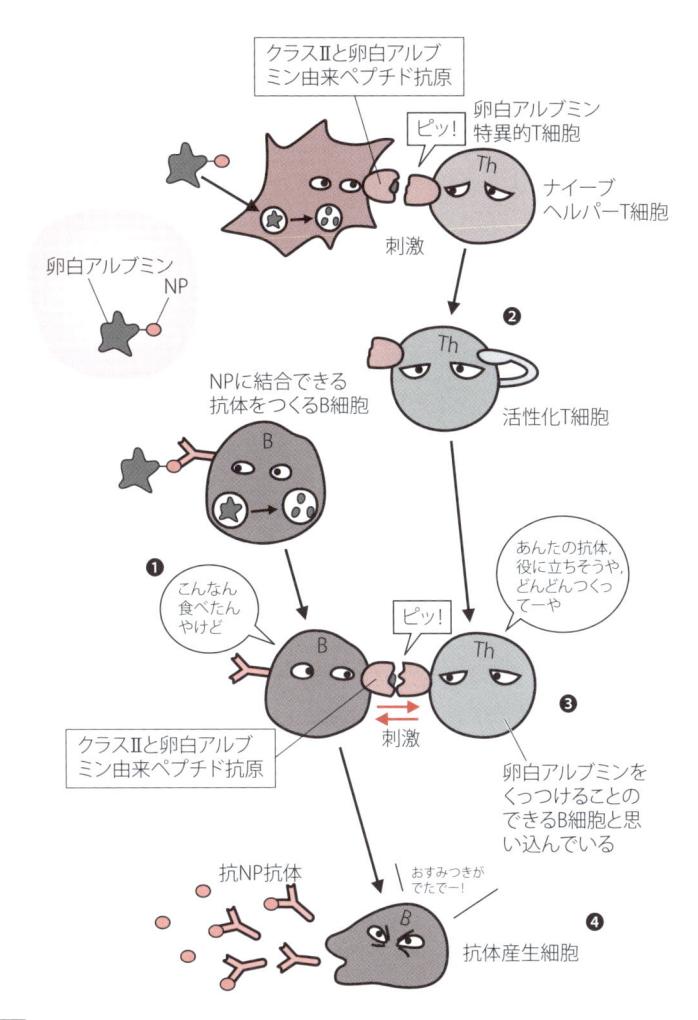

図9　T細胞とB細胞は違うエピトープと反応する場合でも協同できる

B細胞を特異的に活性化する（❸）．するとB細胞はNPに対する抗体を産生する（❹）．こうして，タンパク質抗原でなくてもヘルパーT細胞が働いて抗体がつくれるのである．このような抗体産生の誘導系では，NPなどのようなタンパク質ではない抗原をハプテン，卵白アルブミンにあたるものをキャリアという．エピトープが異なっても協同できるという仕組みは，後で述べる自己免疫疾患の発症機序でも出てくる（190頁）．

サイトカインと副刺激分子の役割

　もう一点，補足説明をしておく．樹状細胞がT細胞を活性化させるとき，抗原レセプターとMHC-ペプチド複合体の結合によって抗原レセプターから刺激が入るという点だけ書いたが，実際にはその他に膜表面の副刺激分子（costimulatory molecule）や，サイトカインという可溶性の分子が，活性化のためには重要な役割りを演じている．この場合，副刺激分子としては，樹状細胞が出すCD80やCD86がT細胞が出す

CD28に結合してシグナルを送る．

一方，ヘルパーT細胞がマクロファージやB細胞を活性化する方向の反応では，MHC-ペプチド複合体はシグナルを受けるレセプターとしては働かないので，シグナルを伝達する仕組みとしては副刺激分子やサイトカインがむしろ主役として働く．この場合は，副刺激分子としては，T細胞上のCD40Lが，B細胞／マクロファージ上のCD40に刺激を入れる（図10）．

さらにサイトカインは，T細胞が結合している相手のマクロファージだけでなく，近傍のマクロファージも「抗原に非特異的に」活性化すると考えられる．このように副刺激分子やサイトカインによる活性化ももちろん大事なことではあるが，この項ではヘルパーT細胞は抗原を取り込んだ食細胞やB細胞を抗原特異的に刺激するということだけに注目してほしいので，前述の解説ではあえて言及しなかった．副刺激分子については59頁と66頁，サイトカインの働きについては138頁に述べる．

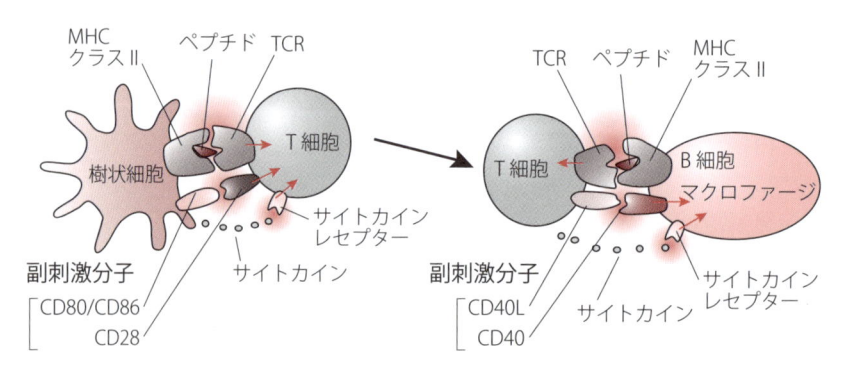

図10 T細胞の活性化とT細胞による活性化における副刺激分子とサイトカイン

5　MHCクラスI分子を介した抗原特異的な細胞傷害
——キラーT細胞は感染細胞を殺傷する

1）キラーT細胞の抗原特異的な活性化

クラスIによる抗原提示の役割をみていこう．前述のようにクラスI分子は細胞質中のタンパク質由来のペプチド抗原を提示するが，一部の抗原提示細胞では，クロスプレゼンテーションと呼ばれる経路により，食作用で取り込んだタンパク質由来のペプチド抗原をクラスI分子に乗せることができる．この仕組みを用いて，病原体を取り込んだ樹状細胞は，クラスI分子の上に病原体由来のペプチド鎖を乗せる（図11）．病原体由来ペプチド抗原とクラスI分子複合体を認識できるキラーT細胞は，樹状細胞と結合し，活性化される．活性化されたT細胞はまず増殖して部隊の人数を増やす．

図11 キラーT細胞が抗原特異的に感染細胞を殺すメカニズム

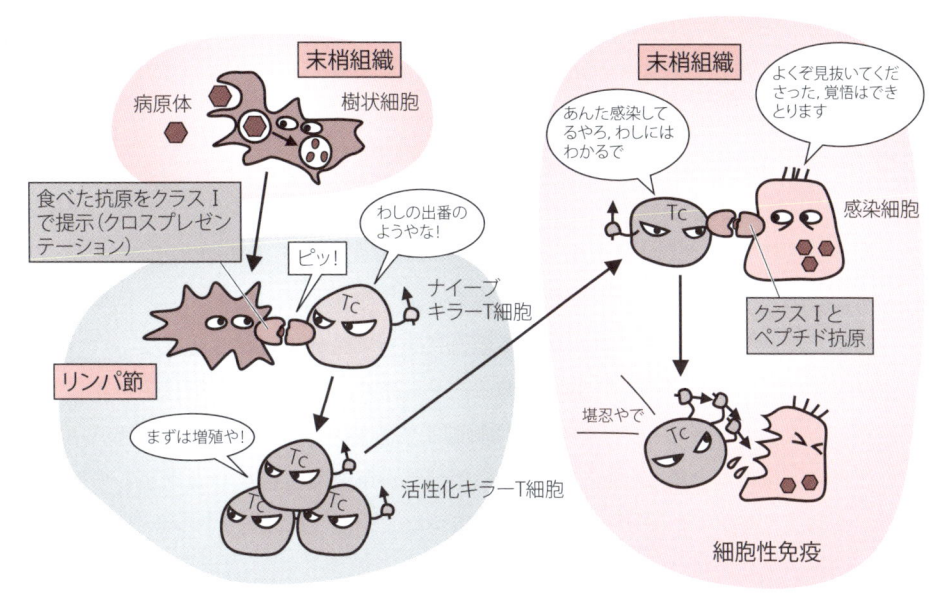

※Tc：cytotoxic T cell（細胞傷害性T細胞＝キラーT細胞）

2）感染細胞は抗原をクラスⅠ分子上に提示する

　活性化したキラーT細胞が感染細胞を見分けて攻撃する仕組みをみていこう．細胞質内に感染した病原体のタンパク質は細胞内でつくられるため，クラスⅠ分子の上に乗せられて提示される．クラスⅠ分子は体中のほとんど全ての細胞に出ているので，全ての細胞が病原体由来のペプチド抗原を提示することができる．

　活性化したキラーT細胞は，炎症を起こしている部位を中心にパトロールする．自分が認識できる病原体に感染した細胞に出会うと，感染細胞上のペプチド抗原とクラスⅠ分子の複合体が，キラーT細胞レセプターと結合して，キラーT細胞に刺激が入

Column　マクロファージやB細胞は免疫反応を始動できるか

　マクロファージやB細胞はT細胞に刺激されて働く細胞として書いたが，マクロファージやB細胞も抗原を取り込んでT細胞に提示できるのだから，樹状細胞と同じくT細胞を最初に活性化させる役割をすることもありうることになる．しかし，組織にいるマクロファージが，ナイーブT細胞に出会うことはまずない．それは，組織マクロファージはリンパ節に行かないし，またナイーブT細胞は組織を巡回しないからだ．また，マクロファージはクラスⅡの発現レベルは低く，後述するT細胞活性化のための他の分子もあまり出してないので，樹状細胞と比べるとT細胞活性化の効率は低いとされている．

　一方，抗原特異的に取り込んだナイーブB細胞の頻度はそもそも極めて稀なので，仮にリンパ節で抗原を取り込んだB細胞がいたとしてもそれが同じ抗原に特異的なナイーブT細胞に出会う確率は低いであろう．

る．そしてキラーT細胞は，その細胞を殺す．感染した細胞の側にたてば，T細胞にみつかって殺してもらうために，病原体の抗原を提示しているのである．

3）クラスⅠ分子とクラスⅡ分子の意味の違い

クラスⅠ分子とクラスⅡ分子の働きの違いが理解いただけただろうか．感染した細胞が，キラーT細胞に殺してもらうために抗原を提示するのがクラスⅠ分子であり，そのため体中のほぼ全ての細胞がクラスⅠ分子を出している．一方，病原体を取り込んだ食細胞やB細胞が，ヘルパーT細胞によって特異的に活性化してもらうために抗原を提示するのがクラスⅡ分子である．そのため，クラスⅡ分子は主に食細胞にしか発現しないのである．実は例外的に胸腺上皮細胞もクラスⅡ分子を発現しているが，これは，後に述べるように，ヘルパーT細胞が生成するのに必要だからである．

なお，キラーT細胞がどうやって細胞を殺すかについては，159頁を参照されたい．

👉 もっと詳しく

キラーT細胞は樹状細胞を殺してしまわないの？

抗原提示細胞にウイルスやバクテリアが感染することはあるだろうから，そのときはキラーT細胞は抗原提示細胞を殺す必要がある．そこで問題になるのは，キラーT細胞は，感染ではなく「貪食作用」で病原体を取り込んだ樹状細胞を殺してしまわないかということである．前述のように，樹状細胞では，クロスプレゼンテーションという経路によって，貪食で取り込んだ抗原でもクラスⅠ分子の上に乗せることができる．したがって，キラーT細胞には，感染細胞のようにみえてしまうはずである．ナイーブT細胞に抗原提示したときは，ナイーブT細胞がキラー活性を持つようになるまで少し時間がかかるだろうから，その場ですぐに殺されるということはないであろう．しかし，活性化されてエフェクター細胞としてうろついているキラーT細胞に抗原提示すると殺されることになる（図12）．実際に活性化したキラーT細胞は抗原提示をしている樹状細胞を殺すとされている．一生懸命抗原提示している細胞を殺すなんて無駄なことをしているとも思えるが，おそらく炎症を負に制御するための仕組みとして役立っているのであろう．

キラーT細胞が働くのにヘルパーT細胞は必要か

もうひとつの疑問点は，キラーT細胞はヘルパーT細胞を必要とするかどうかという話である．この項で紹介した仕組みでは，ヘルパーT細胞は介在しないことになっている．しかし，実際には，ヘルパーT細胞の働きがないと，キラーT細胞は活性化されにくいことがわかっている．ヘルパーT細胞が出すサイトカインによる「非特異的な」助けを必要としていると考えられる一方で，かなり抗原特異的なヘルプを受けているともいわれている．どうやって抗原特異性が働くのだろうか．ヘルパーT細胞

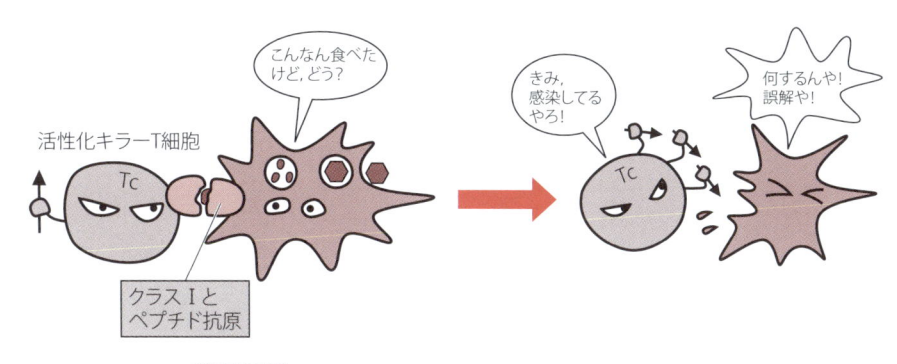

図12 キラーT細胞が樹状細胞を殺す？

とキラーT細胞が直接相互作用するという機構は考えがたい．想定される仕組みとして，樹状細胞を介する仕組みがある（**図13**）．すなわち，同じ病原体に反応できるヘルパーT細胞とキラーT細胞は，同じ樹状細胞に結合する．ヘルパーT細胞とキラーT細胞で認識するエピトープが異なっていても，それらが同じ病原体由来であればひとつの樹状細胞がどちらも提示するので，ヘルパーT細胞とキラーT細胞が同一の樹状細胞に結合しやすい．するとキラーT細胞は，ヘルパーT細胞からのサイトカイン（IL-2など）による刺激を効率よく受けることになる．

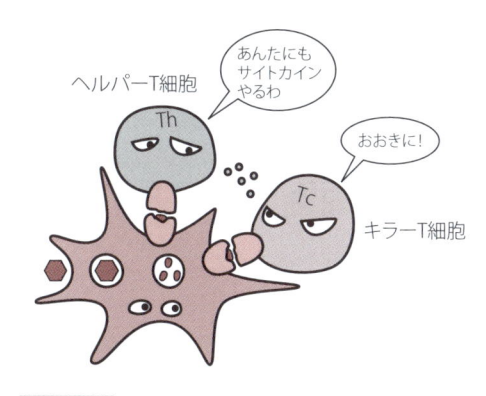

図13 ヘルパーT細胞はキラーT細胞もヘルプする

4章 基本編
多様性の創成と自己反応細胞の除去

前章では,「抗原特異的」な免疫反応の骨組みを学んだ．この章ではそもそも膨大なレパートアがどこでどうやってつくられるか，そしてどうやって自分に反応する細胞が除去されるのかをみていこう．「遺伝子再構成」という驚異の仕組みに出会えるし，また「負の選択」という哀愁感漂うドラマが味わえる．

Key word 胸腺／遺伝子再構成／正の選択／負の選択／レセプター再編成

1 T細胞がつくられるところ
―胸腺はT細胞をつくるための臓器

1）胸腺の構造

3章で少しふれたが，T細胞は**胸腺**という臓器でつくられる．T細胞が胸腺でつくられる過程では，2章で学んだ「多様性の創出」と「自己反応細胞の除去」が起こっている．まさに獲得免疫系の形成が起こるところであり，胸腺で起こっていることを理解することは免疫学の中心的課題なのである．

どのようにT細胞がつくられるかをみていく前に，この項では胸腺の構造を簡単に学んでおこう．胸腺は，心臓の上におおいかぶさるようにあり，右葉と左葉の2葉か

Column 胸腺こぼれ話

胸腺という言葉には，内分泌系の組織を表す「腺」という字が入っている．これはthymic glandの訳語で，胸腺の機能がわからなかった時代に内分泌器官と考えられていた名残である．リンパ節もかつてはリンパ腺といわれていたが，英名がlymph glandからlymph nodeに換わったのにあわせてリンパ腺からリンパ節に言い換えられた．胸腺もthymic glandからthymusに換わっているのだから，胸臓とでも言い換えるべきかもしれない．

Thymusという英名は，thyme（タイム）というハーブから来ている．胸腺はリー・ド・ボーという名前でフランス料理で昔から食されており，その香

りがタイムに似ていることからthymic glandと呼ばれるようになったらしい．ほとんどの細胞成分はT系列の細胞なので，リー・ド・ボーの味は「T細胞の味」ということになろう．美味といわれているが，筆者の経験では，特においしいとは思えなかった．ホルモン焼きでは「ノドシビレ」というらしいが，特に重宝されているわけではなさそうである．

なお，図1ではマウスの胸腺を描いているが，ヒトの場合は，皮質と髄質がひとつの小葉という構造をつくり，それが多数ブドウの房のように集まっている．

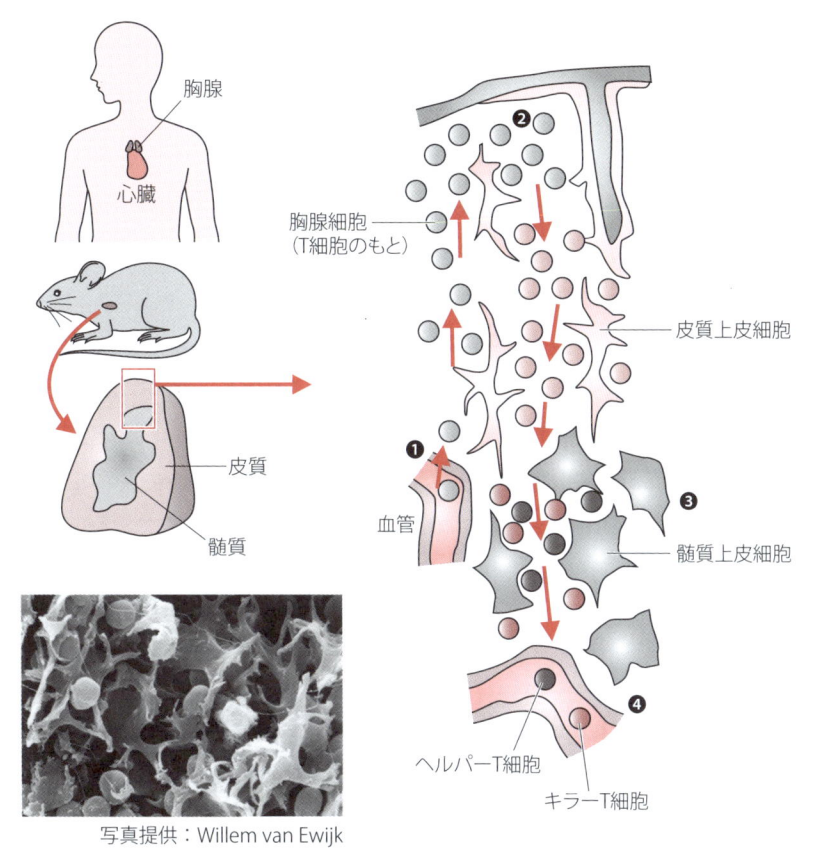

図1　胸腺の構造

ら成る臓器である（図1）．ヒトで言えば思春期に一番大きくなりそのときに両葉合わせて30〜40gである．**上皮細胞**系の支持細胞がスポンジのような構造をとっていて，隙間にびっしりと分化途上のT細胞（**胸腺細胞**という）がつまっている．

2）皮質と髄質

　胸腺には**皮質**といわれる外側の組織と，**髄質**といわれる内側の組織があり，それぞれ皮質上皮細胞と髄質上皮細胞で構成される．胸腺細胞のもとになる前駆細胞は，造血組織である骨髄から移住してくる．胸腺の中で増えながら，段階的にT細胞としての機能を備えるように育っていく．まず皮質と髄質の間の血管から移住してきて（図1-❶），皮質を外側に向かって進みながら分化する．端までいくと，今度はUターンして，内側に向かう（❷）．成熟すると，皮質から髄質へ移動し（❸），髄質から血管を通って外に出ていく（❹）．

　胸腺が発生過程でどのようにできてくるかについては，84頁を参照いただきたい．

2 多様性の創出―遺伝子再構成という驚くべき仕組み

前章で述べたように，T細胞もB細胞も，数百万というオーダーの抗原レセプターのレパートアを有している．遺伝子はせいぜい数万個しかないのに，どのようにしてそんなに多種類の異なるタンパク質分子をつくれるのだろうか．

その答えは，**遺伝子再構成**（gene rearrangement）と呼ばれる遺伝子の切り貼りをする仕組みにある．T細胞レセプター遺伝子は，図2のようにエクソンの断片がたくさん並んでいる（図の中のA，B，X，Y，Z）．T細胞のもとになる細胞は，胸腺の中で，まずとても旺盛に増える．そして，十分増えた後，それぞれの細胞が，T細胞レセプター遺伝子の切り貼りを始めるのである．

図では細胞ごとの遺伝子の切り貼りが起こる様子を模式的に表している．細胞(1)では，図のようにBとXをつないだBXという遺伝子ができ，別の細胞(2)ではAZという遺伝子ができている．このようにして，細胞ごとに違う抗原レセプター分子を発現するようになるのである．

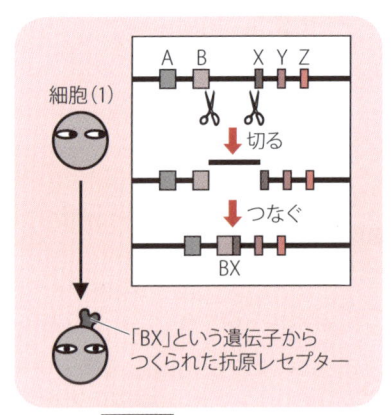

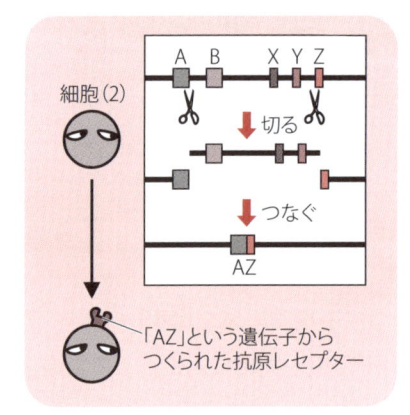

図2　細胞ごとに異なるレセプターをつくるメカニズム

👉 もっと詳しく

T細胞レセプターの構造と遺伝子再構成

T細胞レセプターの分子構造を，図3に示している．T細胞レセプター遺伝子は，α（アルファ）鎖，β（ベータ）鎖，γ（ガンマ）鎖，δ（デルタ）鎖の4種類がある．δ鎖はα鎖遺伝子の中に入れ子のような構造ではまりこんでいる．T細胞レセプターは，α鎖とβ鎖から成るαβT細胞レセプターと，γ鎖とδ鎖から成るγδT細胞レセプターがある．この2種類のT細胞レセプターを出すT細胞は，それぞれαβT細胞とγδT細胞といわれ，性質は大きく異なる（164頁参照）．本章で扱うのはαβT細胞の方である．

β鎖遺伝子では，Vと言われる遺伝子が約30個，D遺伝子が2個，J遺伝子が12個，C遺伝子が2個ある．遺伝子再構成が起こるのはV，D，Jの遺伝子である．まずDの

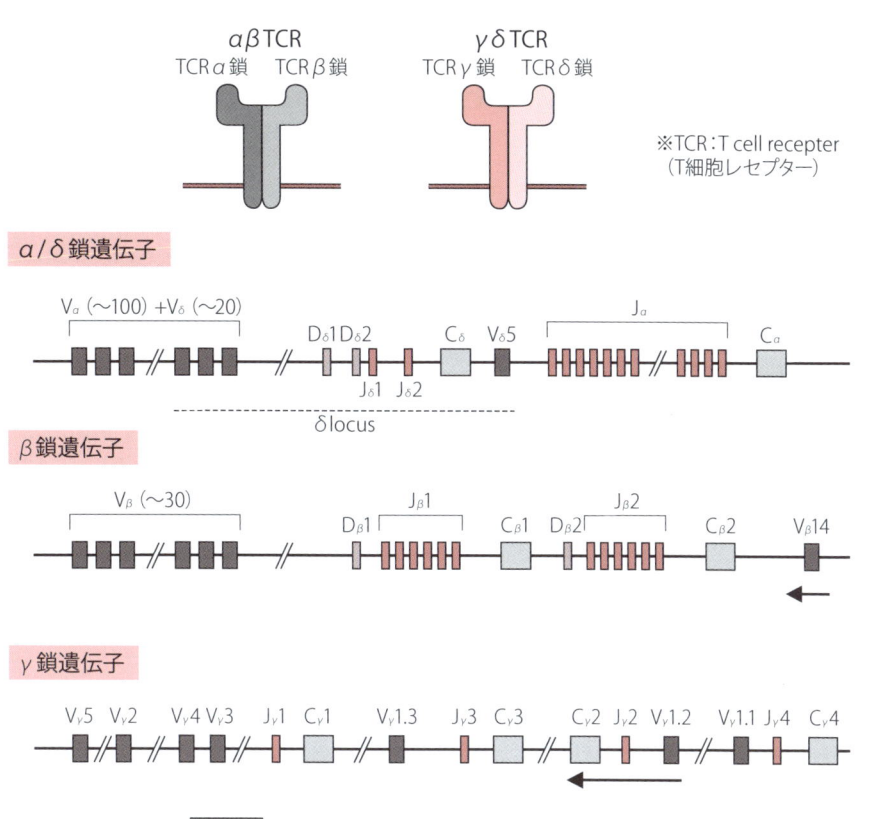

図3　T細胞レセプター遺伝子の構造

ひとつとJのひとつが遺伝子再構成で組み合わされ「DJ」となり，次にVとDJが遺伝子再構成で組み合わされ「VDJ」ができる（図4）．切り貼りにはRag1とRag2というタンパク質が重要な役割を果たし，図には描いてないが切り取られた部分は環状のDNAとなる．C遺伝子とは転写されたRNAがスプライシングされることで並ぶ．

　VDJ組み換えにより，β鎖の場合は単純計算でも500通りくらいの組み合わせになる〔左側のDはそれより右側のJのどれとでも組み合わされうるので12通り，右側のDは6通りなのでDJは18通り，よってVDJは30×18＝540通り〕．さらに，それぞれの遺伝子再構成時に，切り貼り箇所に塩基対が**挿入**されたり**欠失**したりするので，はるかに多くの多様性がつくられる．VDJの組み合わせでつくられた構造遺伝子は，mRNAに転写されたあとスプライシングによりC遺伝子とくっついてVDJCというmRNAができ，これが翻訳されてβ鎖分子になる．VDJの部分は可変領域，Cの部分は定常領域という．相手方のα鎖でも同じように多様性がつくられるので，ふたつのセットで働くαβT細胞レセプターは，途方もない種類になりうる．理論上は10^{15}通りの多様性が形成されうると言われている．

　ただ，実際マウスのT細胞は1匹あたりせいぜい10^8くらいしかないうえ，その中には増大したクローンもたくさんあるだろうから，全てのT細胞が異なるT細胞レセ

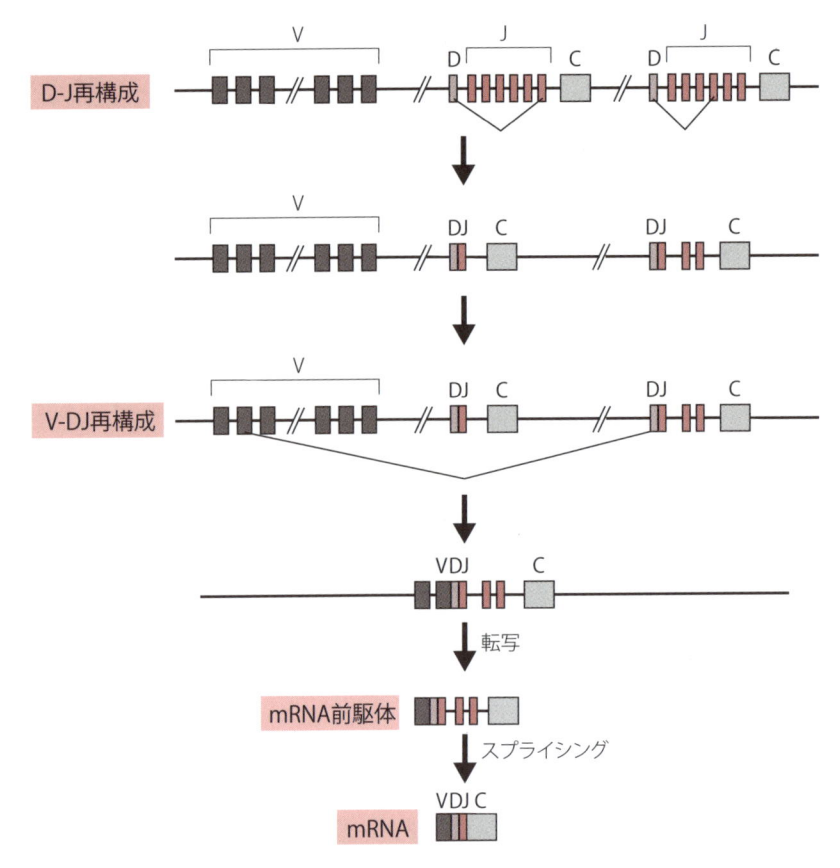

図4 T細胞レセプターβ鎖遺伝子の再構成の進行

プターを出している訳ではない．また，理論的には組み合わせは無数にあっても，できてくる抗原レセプターの中には似たような反応性を示すものも多いので，組み合わせの数だけ特異性があるとはいえない．一般的には実質的なクローン数は数百万くらいといわれている．ヒトではT細胞数はマウスの1,000倍くらいあると思われるが，それぞれのクローンがマウスより大きく，クローン数自体はあまり変わらないとも考えられている．

3 T細胞の正の選択と負の選択
―役立つ細胞を選び，危険な細胞を取り除く

1）いい細胞も悪い細胞もランダムにつくられる

遺伝子再構成は，ランダムな組み合わせで起こるので，役立つ細胞だけではなく，自分の体を攻撃してしまうような細胞（自己反応性細胞）もできてくる．また一方で，MHC分子の形を全く認識できないような役に立ちそうもない細胞もできてしまう．どうやって役立ちそうな細胞だけを選び出しているのだろうか．遺伝子再構成による多

様性の形成と並んで，獲得免疫系の最もドラマチックな過程である．

2）適度に反応できる程度の細胞が合格

　　胸腺上皮細胞はMHC分子を細胞表面に出していて，そこには自分の体に由来するペプチド抗原（自己抗原）が乗っかっている．できたての若いT細胞の中には，このMHCと自己抗原のセットに，ピタッとは合わないが「適度に」合うような受容体を持ったものがいる．こういうT細胞は，将来胸腺を出て，自己抗原ではなく異物の抗原がはさまったMHC—抗原のセットと出会ったときには，ピタッとくっついて反応することができる可能性を持っている．そこで，MHCと自己抗原のセットから適度な強さのシグナルを受けるようなT細胞は，将来性を見込まれて合格となる．こうして，適度にMHC—自己抗原セットと反応できるようなT細胞を選ぶ過程を「**正の選択**（positive selection）」という（図5）．

　　こうしてつくられたT細胞は自己のMHC分子の上に乗った異物抗原だけを認識するようになる．これをMHC拘束性（MHC restriction）という．

　　なお，ここでは一般的に論じられている正の選択のモデルを解説しているが，実は少し異なる説も提唱されている．詳しくは96頁を参照されたい．

3）自己抗原に反応する細胞は失格

　　ランダムに形成されたレパートアの中には，MHCと自己抗原のセットにピタッとくっつくような受容体を出しているT細胞もいる．自己反応性T細胞である．こういうT細胞は，胸腺を出ると自分の体の細胞を攻撃してしまうので，除去される必要がある．成熟したT細胞は強い刺激が入ると活性化するが，胸腺の幼若なT細胞は，強い刺激を受けるとアポトーシス※で死ぬようにプログラムされている．したがって，自己反応性T細胞が胸腺上皮細胞あるいは胸腺樹状細胞が発現するMHC–自己抗原セットにピタッときて強い刺激が入り，死んでしまうのである．このように自己反応性T細胞を取り除く過程は，「**負の選択**（negative selection）」と呼ばれる．

4）箸にも棒にもかからない細胞も失格

　　MHC分子の形を全く認識できないような役に立ちそうもないT細胞は，シグナルが全く入らないので，先に進めない．何回かはα鎖の再構成をやり直せるチャンスが与えられているが，何回かの試みのうちにうまく合格できるような受容体をつくれなかったT細胞は，やがて死んでいく．これは「**無視による死**（death by neglect）」と呼ばれる．

※　アポトーシス（apoptosis）
　　制御されて進む細胞の自殺．物理化学的な環境変化での細胞死はネクローシス（necrosis）という．免疫反応の中で起こる細胞死は基本的には全てアポトーシスである．

① とりあえずいろんな細胞がいっぱいつくられる

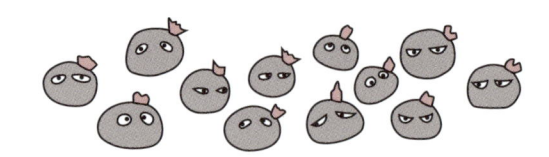

② 選択される

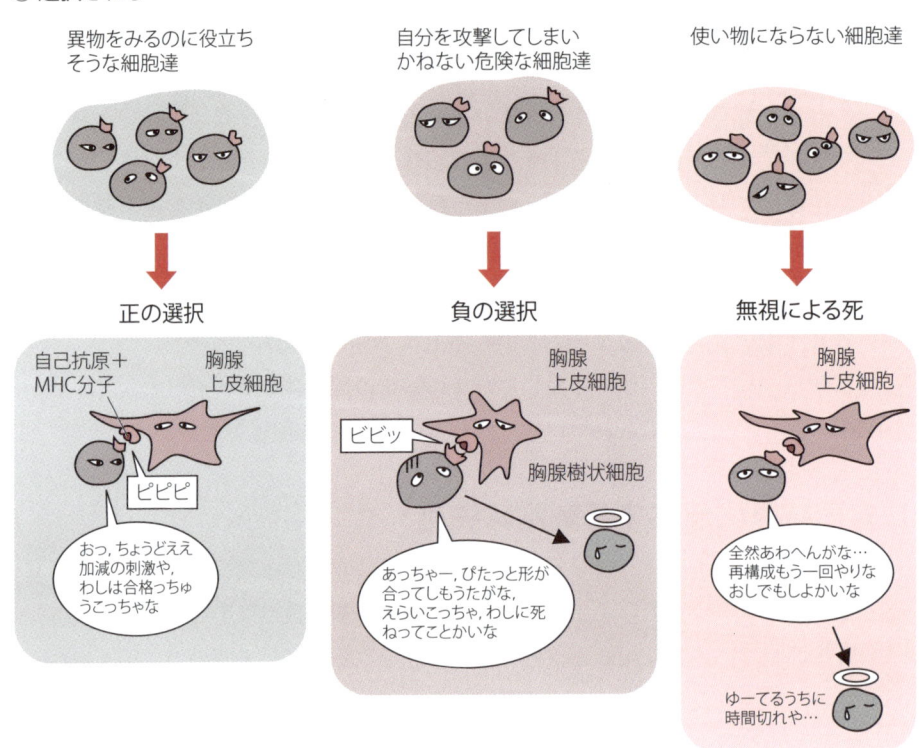

異物をみるのに役立ち   自分を攻撃してしまい   使い物にならない細胞達
そうな細胞達   かねない危険な細胞達

正の選択   負の選択   無視による死

自己抗原＋   胸腺   胸腺
MHC分子   上皮細胞   上皮細胞   胸腺
                                                                  上皮細胞
ピピピ   ビビッ
                                       胸腺樹状細胞

おっ，ちょうどええ   あっちゃー，ぴたっと形が   全然あわへんがな…
加減の刺激や，   合ってしもうたがな，   再構成もう一回やりな
わしは合格っちゅ   えらいこっちゃ，わしに死   おしでもしよかいな
うこっちゃな   ねってことかいな

                                                                 ゆーてるうちに
                                                                 時間切れや…

図5 胸腺で起こるT細胞の選択

👉 もっと詳しく

末梢組織で出ているタンパク質に対して胸腺内で負の選択は起こるか

　負の選択によって自己抗原に反応するT細胞を除くとしたが，いろいろな臓器でしか発現していないタンパク質に対しては，どうやって負の選択が起こるのだろうか．そういう末梢で初めて出会う抗原に対しては，末梢で抗原特異的な自己寛容が誘導されるとされていた．しかし最近，胸腺髄質細胞が組織に固有のいろいろな種類のタンパク質を発現していることが明らかになった．このことに関しては100頁を参照されたい．

　また，末梢の樹状細胞が胸腺に末梢組織で出ている抗原を持込むというルートもあるという説がある．ただし，実験的な根拠は弱い．

また，5章で述べるが，負の選択は完全ではないということも留意しておくべきである．相当な数の自己反応性T細胞が胸腺から出て行ってしまうのである．お目こぼしがかなり多いのだ．そのために，次章で解説するような，さまざまな制御系が作動している．

4 B細胞の分化と選択─B細胞の負の選択と受容体再編成

1）B細胞にも負の選択はある

T細胞についてみてきたが，獲得免疫系のもうひとつの細胞，B細胞ではどうだろうか．B細胞もT細胞と同じように，遺伝子再構成で多様性をつくる．そして，分化の途上で，自己反応性細胞が除かれるようになっている．ただし，B細胞における自己反応性細胞の除去は，T細胞に比べてゆるいと考えられている．B細胞が抗体をつくるためにはT細胞のヘルプが必要なので，それほど厳重に自己抗体産生B細胞を除く必要がないということであろう．

2）B細胞抗原レセプター＝抗体分子

B細胞がどこでつくられるのかみていこう．B細胞は**骨髄**で分化する．骨髄には**骨髄ストローマ細胞**という支持細胞があり，その支持細胞の助けにより分化する．抗原レセプターを発現するまでの分化過程は109頁を参照されたい．

さて，前述のようにB細胞抗原レセプターが放出されたものが抗体である．言い換えれば最初はB細胞は抗体をレセプターとして出しているということである．B細胞の場合も，T細胞レセプターと同じくらいの膨大な多様性がつくられる．その中には，自己反応性のレセプターもできてしまう．

3）B細胞の負の選択とレセプター再編成

未熟B細胞が出しているB細胞レセプターに周囲の細胞に出ている分子や体液中を流れる分子のような自己抗原が結合するとどうなるだろうか．強く結合して強い刺激が入ると，図6の右端の細胞のように未熟B細胞は死んでしまう．これがT細胞の負の選択にあたる現象である．

Column　　胸腺でT細胞は「教育」を受けるのか

洋の東西を問わず，胸腺を学校にみたてて，「胸腺ではT細胞が自己非自己を見分けられるように"教育"を受ける」と表現してある解説書が多い．しかし，実際は上記のように，胸腺で起こっていることは「選択」であって，教育とは違う．

図6 B細胞の負の選択

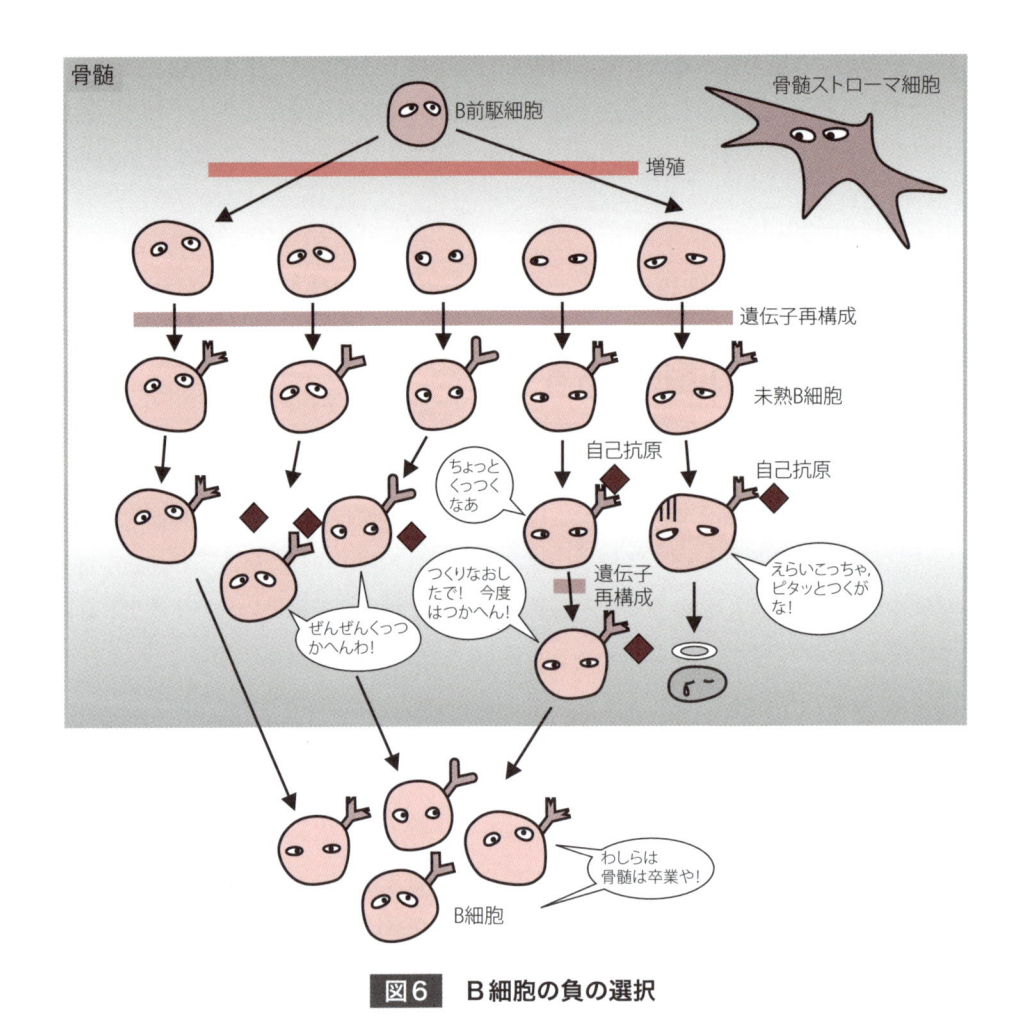

　一方，それほど強くない刺激だと，もう一度遺伝子再構成をやり直すといわれている（右端から2列目の細胞）．**レセプター再編成**（receptor editing）といわれ，B細胞にしかみられない仕組みである．

　特異性の大枠はこの遺伝子組み換えでつくられるが，B細胞では，さらに結合の強さ（**親和性**）（affinity）を高める段階が存在する．リンパ節や脾臓に行ってから起こる現象である．これについては，後述する（123頁）．

👉 もっと詳しく

B細胞レセプターの構造

　B細胞レセプターは，B細胞に出ている間はB細胞レセプター，放出されると抗体といったりするが，正式な分子名は**免疫グロブリン**である．遺伝子名も免疫グロブリン遺伝子という．抗体は，2本の**重鎖**といわれる大き目の分子と，2本の**軽鎖**という分子からなる（**図7**）．軽鎖にはκ鎖とλ鎖の2種類がある．重鎖，軽鎖の遺伝子は，

図7 抗体分子の構造

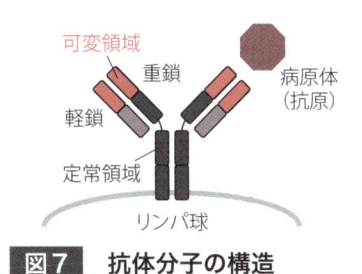

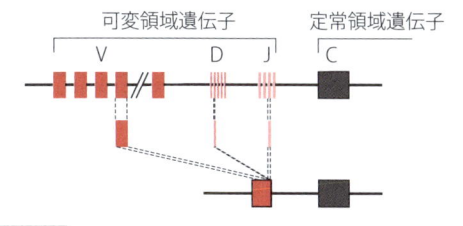

図8 免疫グロブリン重鎖遺伝子の再構成

　図8のように多数の断片に分かれて存在しており，48頁ですでに解説した遺伝子再構成という仕組みによって切り貼りされ組み合わされる．特異性は再構成されてできる**可変領域**と呼ばれる部分が受け持っている．

　先端部分の可変領域以外の部分は**定常領域**といわれる．免疫グロブリン分子では，重鎖の定常領域が入れ替わることで分子の性質が大きく変わる．クラススイッチといわれる現象である（127頁参照）．B細胞がT細胞によって活性化される過程にはサイトカインや各種副刺激分子が関与し，その後の反応もB細胞のクラススイッチや形質細胞分化など複雑な過程が起こるが，この項では抗原特異性に関わる出来事だけ解説した．

5章 基本編
自己反応性を抑制するさまざまな調節系

　2章から4章にかけて免疫反応の基本的な枠組みを解説した．その中では，ひとつは抗原に出会ったT細胞は特異的に活性化されるという話だった．もうひとつは自分の抗原に対して反応を起こさないのは，自己反応性の除去がT細胞とB細胞の分化過程で起こるという話だった．

　これらが基本型であることには間違いがないが，実際には自己反応性細胞の除去は不完全である．そこで，自己反応性細胞を抑制するための別な仕組みが必要になってくる．この抑制性の仕組みは，自己反応性細胞の抑制だけでなく，病原体に対する免疫反応についてもそれを適度に抑えるという役割りも持つ．むやみに免疫反応を起こさないためには，様々な仕組みが必要なのだ．

Key word　中枢性寛容／末梢性寛容／アナジー／制御性T細胞／活性化誘導細胞死

1　自己反応性細胞の除去には漏れが多い
―負の選択は完全ではない

1）何で他の仕組みが要るの？

　ここまで免疫反応の基本動作原理をみてきた読者の中には，何でごちゃごちゃ調節する必要があるの，と思われる方もいるだろう．3章ではT細胞は樹状細胞上に提示された抗原とピタッと来たら活性化されると書いた．4章では分化途上で起こる自己反応細胞が除去されると書いた．これらがきちんと働いていれば，それだけで異物に対してだけ過不足なく免疫反応が起こせるはずではある．

　しかし，実際にはそううまくはいかないのだ．胸腺や骨髄での自己反応性細胞の除去は，完全という訳にはいかない．いろいろな組織でつくられるタンパク質すべてについての反応性を分化途上でチェックしきれるものでないのであろう．

　負の選択を逃れた自己反応性T細胞がリンパ節でうろうろしていて，そんなT細胞に樹状細胞が自己のタンパク質を提示してしまったら，T細胞は自己細胞を激しく攻撃することになろう．そういうことが起こらないようにする仕組みが必要なのである．

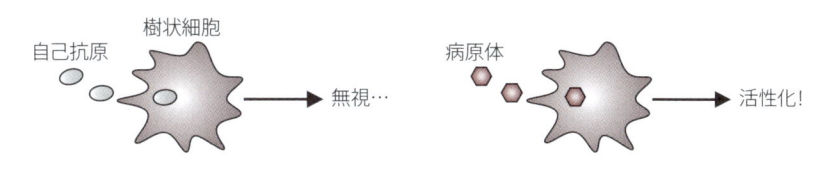

図1 病原体がきたときだけ免疫系を発動

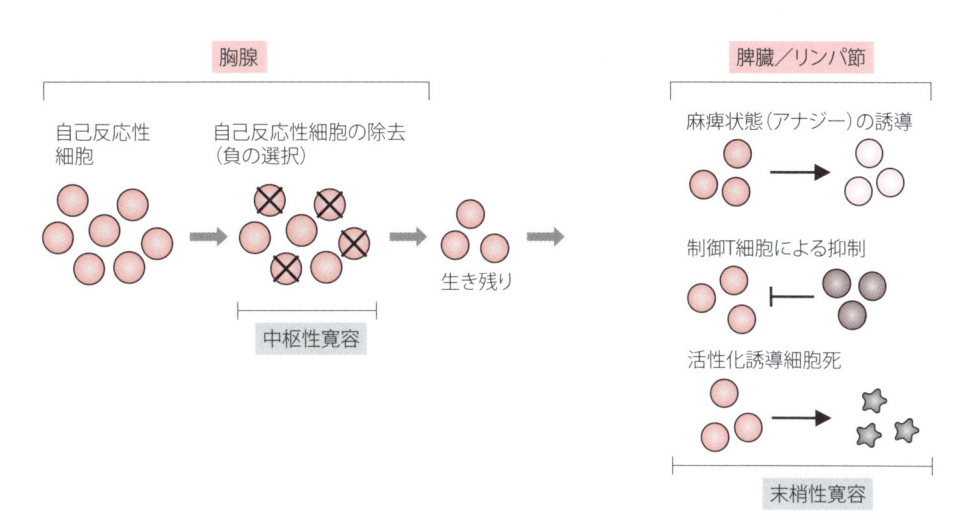

図2 T細胞の中枢性寛容と末梢性寛容

2）感染症のときしか免疫反応を起こせないようにする

　まず第一の安全策は，免疫反応が感染症のときしか起こらないようにしてしまうということである（図1）．ここで利用するのが，自然免疫系の感知システムである．2章のはじめに出たきり久々の登場であるが，自然免疫系は，病原体の来襲を即座に察知するのは得意である．この仕組みは，獲得免疫系の始動において重要な役割りを担っている．

3）いろいろな抑制をかける

　もうひとつの安全策は，免疫細胞をいろんな方法で抑制することである．体の中で起こる反応には，何事にも負の制御系がつきものである．実際に一方向の免疫反応の仕組みしか働いてないと，ちょっとしたことでも「いけいけ」状態になってしまい，好ましくない．いろいろなレベルでの抑制性の調節機構があるのだ．

　前章でみてきた分化過程で起こる自己寛容を**中枢性寛容**と呼ぶのに対して，本章で解説する免疫寛容は成熟した細胞に対して末梢のレベルで起こるので，**末梢性寛容**と呼ぶ（図2）．末梢性寛容は，主にT細胞について起こり，B細胞ではあまり明確なものはない．

T細胞の関わる制御の主なものとして，以下の3つの仕組みがある．

◆ **アナジー**
死にはしないが無能力になるという仕組み．定常状態で提示されるような抗原に対して反応性の細胞が働けなくなってしまう．自己抗原に対して反応する可能性のある細胞を末梢で排除する役割りを担っている．

◆ **抑制性細胞による抑制**
さまざまな抑制性の細胞が提唱されているが，主なものは**制御性T細胞**による抑制である．よほどちゃんとした反応でないと起こらないように免疫反応の開始点を制御する役割りをしている．

◆ **活性化誘導細胞死**
抗原に出会って活性化された細胞がそのうち死んでしまうという仕組み．免疫反応を終息させることに関わっている．

次項より，ひとつずつ，もう少しくわしくみていこう．

2 T細胞が活性化されるとき―感染時だけ反応する仕組み

1）自然免疫系のもつ病原体襲来察知システム

自然免疫系は，病原体を「こいつは病原体だ」と見破ることにたけている．見破るには，細菌なら細菌，ウイルスならウイルスが共通して持っている分子の構造を認識するような分子を用いる．これらは**パターン認識分子**と呼ばれる．自然免疫系では，そういった認識分子は主に病原体を直接攻撃するために用いられる．詳しくは後述するが，補体やレクチン分子などである．一方，病原体がきたことを察知するためのセンサーとしても用いられている分子もある（図3）．有名なTLR（Toll-like receptor：トール様受容体）はこの感知に用いられる分子の一種である．察知した後，「病原体が来た！」と騒いで食細胞を活性化したり，攻撃分子の産生を高めたりするのである．

2）病原体襲来を察知したときだけ獲得免疫系が動き出す

この「感知して騒ぎ立てる」システムを利用して，免疫反応の開始をこのシステムに委ねれば，少なくとも平穏無事なときに自己抗原に対して免疫反応を起こしてしまう危険性は減る．感知した時点が，病原体に対する獲得免疫反応の開始点ということ

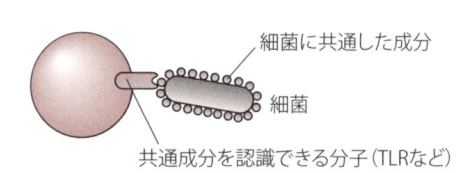

図3 自然免疫系が得意とする病原体がきたことを察知するしくみ

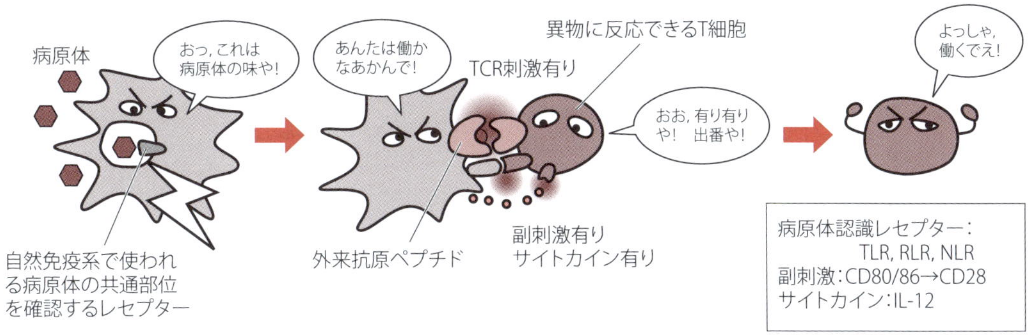

図4　病原体察知による獲得免疫の始動

になる．病原体由来の成分は免疫反応の補強剤として作用する．このような免疫系反応を起こすことのできる物質をアジュバント（免疫補強剤）という．では「今は免疫反応を起こすべきとき」ということを，どうやってT細胞に伝えているのだろうか．

病原体を貪食して活性化した樹状細胞は，まず病原体を食べたことをパターン認識分子を用いて感知する．感知した樹状細胞はそのことにより活性化され，MHCクラスⅠ分子やクラスⅡ分子の他に，**CD80, CD86**などの**副刺激**（co-stimulatory）分子を表面に出すようになる．CD80, CD86は，T細胞に出ている**CD28**に結合して，副刺激を入れることができる（図4）．また，活性化によりIL-12などのサイトカインを産生するようになる．サイトカインもT細胞に別なシグナルを入れることができる．

Column　自然免疫によるセンサーが獲得免疫系を始動させる：獲得免疫系の泣き所？

単に抗原があるだけでは免疫システムはうまく動かないことは免疫学者は昔から気付いていた．単にタンパク質を注射するだけでは免疫反応はほとんど起こらないが，タンパク質をアジュバントと混ぜて投与すると免疫反応が引き起こせる．

すなわち，病原体が入って来たことをまず感知する系があって，そういうときだけ抗原特異的な免疫反応が始まるのである．P. MatzingerがDanger Modelと名付けていた現象である．比較的最近になってからその病原体を感知する系の分子機構がわかってきた．TLR, NLR, RLR, C型レクチンなどの分子を使った感知系である（詳しくは152頁）．この感知システム自体は抗原特異的ではなく，自然免疫系に属する反応である．本文で述べたように，必要なときだけ免疫系を動かす，効率のよいシステムのようにも思える．

しかし，獲得免疫系の始動を自然免疫系のセンサーに任せるというのは，いいことばかりではない．

病原体を感知して活性化された抗原提示細胞は，病原体だけでなく自己由来のペプチド抗原も提示しているので，自己反応性T細胞がいたとしたらそれも活性化してしまうことになる．この危険性については後述する（190頁）．また，センサーをかいくぐるような病原体がいたら，免疫反応が起こせないことになってしまうことも問題である．獲得免疫系はたいていの病原体に対して対抗できるレパートアを持っているのに，これでは宝の持ち腐れである．こういう観点からすると，何かシステムとして不完全な感じがする．

ただし，自然免疫系も獲得免疫系の複雑さに合わせて進化し，獲得免疫系をもつ脊椎動物では自然免疫系だけしかもたない無脊椎動物よりも，むしろ自然免疫系の感知システムを多彩に発達させている．獲得免疫系の始動という大役を担う関係上，それに合わせて共進化したのであろう．そう考えれば，これはこれでよくできたシステムなのかもしれない．

「MHCとT細胞レセプター」のシグナルに加えてこの「副刺激分子」と「サイトカイン」によるシグナルが加わると，T細胞は活性化されるという仕組みになっているのである．

3 T細胞アナジーの成立
―定常状態で自己反応性細胞を排除する

1) 抗原に対する免疫寛容は誘導できる

抗原の投与法によっては，単に免疫反応が起こらないということではなく，その抗原に対してだけ，免疫反応が起こらなくなってしまうことがある．例えば，抗原を溶けた状態で経静脈的に投与すると，その抗原に対して免疫寛容になることが知られている．この知見は，明らかに末梢レベルでリンパ球を抑制する機構が存在することを示している．

2) 定常状態で抗原に出会うと腑抜け状態に

普段抗原提示細胞に提示されているペプチド抗原は自己由来の抗原であるから，そういう抗原に対して反応するようなT細胞は働けなくする仕組みがあれば，末梢レベルで自己反応性T細胞を取り除くことができることになる．実際にそういう仕組みがある．ただし，そういうT細胞はすぐに死ぬのではなく，**アナジー**（anergy）という，生きてはいるが無反応な「麻痺」状態になる．これは**アネルギー**とも呼ばれる．

アナジー状態のT細胞は活性化T細胞と似た表面分子を発現しているが，細胞は増えることもなく，サイトカインをつくることもしない．

3) アナジー細胞の誘導の仕組み

前項でみたように，病原体を察知した樹状細胞は副刺激分子を発現しサイトカインを産生する．MHCとT細胞レセプターのシグナルに加えてこの副刺激分子とサイトカイン分子によるシグナルが加わると，T細胞は活性化されるという話だった．

さて，ここからが大事である．定常状態の樹状細胞はMHC分子は出しているが，副刺激分子は出していない（**図5**）．そういう状態で反応性のT細胞と出会って抗原提示をしたとき，T細胞は活性化されないというだけでなく，アナジー状態になってしまうのである．

定常状態で提示される抗原は基本的には自己の分子に由来するから，このシステムは胸腺から漏れ出て来た自己反応性細胞を働けなくするのに大変都合がよい．

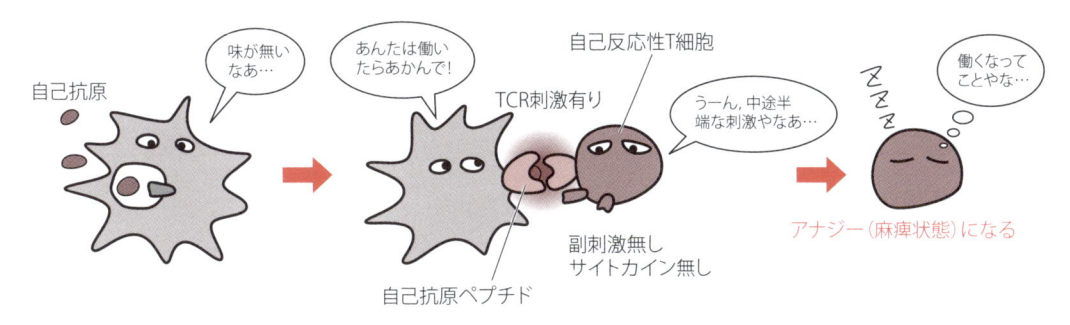

図5 定常状態では，アナジーが誘導される

🖝 もっと詳しく

どうしてアナジーを誘導する必要があるのか

　　　前項でみた自然免疫系による獲得免疫系の始動の仕組みは，本項でみてきたような「感染症のない状態では寛容を誘導する」という仕組みを裏から支えているともいえる．非常事態をきちんと感知できるからこそ，普段は免疫を抑制する仕組みを動かすことができるのである．

　　　ただ，「自然免疫系による病原体感知の仕組みがきちんとしていれば，病原体に対してだけ反応が起こせるはずじゃないか．わざわざ定常状態のときにアナジーを誘導する必要はないんじゃないか．」と思われた読者もいるかもしれない．しかし，59頁のコラムで述べたように，自然免疫系による病原体察知システムは，実は結構リスクを背負っている．病原体を補食して活性化した抗原提示細胞でも，そのMHC分子の上に乗っているのはほとんどが自己抗原である．もし自己反応性T細胞が近くにいたら，一緒に活性化されてしまうことになる．つまり，自己反応性細胞はあらかじめほぼ除かれている必要があるのだ．

クロスプライミングとクロストレランス

　　37頁で述べたように，取り込んだ抗原をクラスⅡ分子ではなくクラスⅠ分子上に乗せて提示することをクロスプレゼンテーションと呼ぶ．これは樹状細胞のようなプロフェッショナルな抗原提示細胞がキラーT細胞に取り込んだ抗原を提示する方式である．この経路の提示法でも，樹状細胞が活性化していたらキラーT細胞を活性化するし，活性化していない樹状細胞が抗原を提示した場合はキラーT細胞はアナジーを誘導する．それぞれ，感作（priming）と寛容（tolerance）という言葉を使って，**クロスプライミング**と**クロストレランス**と呼ぶことがある．

4 抑制性細胞による抑制
―制御性T細胞による自己反応性細胞の抑制のメカニズム

1）抑制性細胞の代表格，制御性T細胞

　　T細胞の中には免疫反応を抑制する方向に働くものがいる．いろいろな種類の抑制性T細胞があるとされているが，実体と重要さがはっきりとしているのは，**制御性T細胞（regulatory T cells：Treg）**といわれる細胞である．胸腺でつくられて安定して抑制性の性質を持ち続ける制御性T細胞と，末梢でナイーブヘルパーT細胞から誘導されて一時的につくられるものがある．この項では，前者を扱う．T細胞の一種で，活性化T細胞とよく似た表面分子を出している．また，ヘルパーT細胞の表面マーカーであるCD4を出しており，末梢CD4T陽性細胞の数％を占めている．

　　ヒトで制御性T細胞がないことにより重篤な自己免疫疾患を呈する病態が知られている．マウスでも，制御性T細胞がなくなると重篤な自己免疫疾患を起こす．例えば，あるマウスの末梢のT細胞を取り出し，制御性T細胞だけ取り除いて，T細胞を持たないマウスに移植すると，各種臓器に自己免疫疾患様の病気を発症する．このことから，①末梢には相当数の自己反応性T細胞が存在する，②制御性T細胞がそれらの自己反応性T細胞を抑制している，ということがわかる．

2）抑制のメカニズム

　　どのようにして抑制しているかをみていこう．最近明らかになったことであるが，制御性T細胞は，一言でいえば「働くふりをして働かない細胞」である．活性化T細胞によく似ているので，ナイーブT細胞よりも樹状細胞に結合しやすい（**図6**）．また，樹状細胞が産生するサイトカインを取り込み，副刺激分子も占有してしまう．例えばIL-2レセプターを発現してIL-2を消費したり，CTLA4という副刺激分子を発現して樹状細胞の出すCD80やCD86を占有したりするのだ．にもかかわらず，自分自身は，サイトカインをつくることをしない．

　　いわば，働くふりだけの職場の先輩のようなものである．給料をいっぱいもらって，上からの指示を聞くふりをして，部屋の真中の机に座って，結局何もしないような先輩が何人かいたら，よほどやる気のある新入社員でないかぎり仕事をする機会がない，という状況に似ている．

　　制御性T細胞はこういう競合的な抑制をするため，すでに活性化されたT細胞を相手にしたら，あまり抑制できない．ナイーブT細胞相手でも，それが抗原結合能の強いT細胞レセプターを出す細胞であった場合，抑制しきれない．

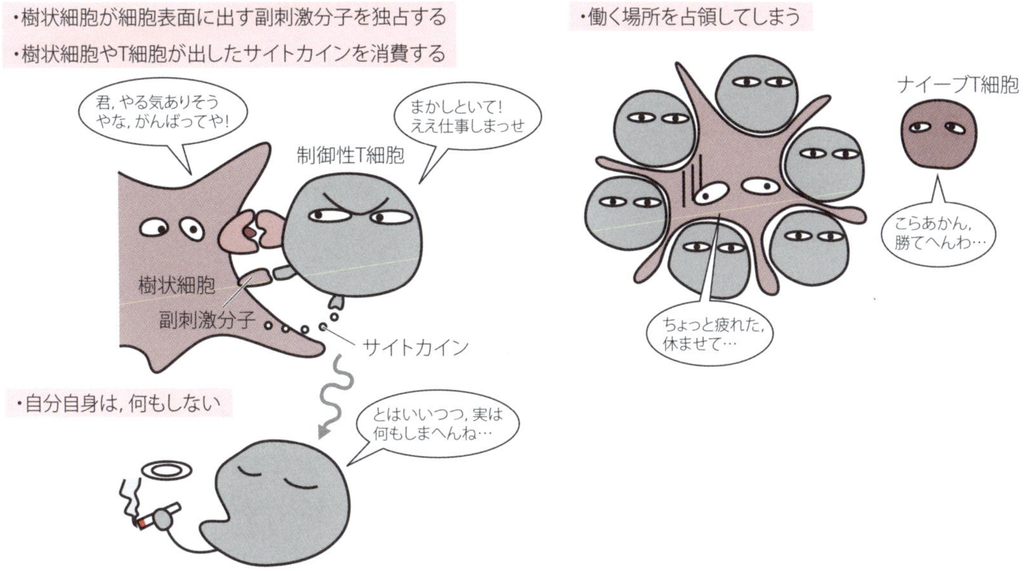

図6 制御性T細胞による抑制のメカニズム

3）抗原特異的に抑制する

　この抑制は漫然と行っているのではなく，抗原特異性を持つとされている．では，抗原特異性はどうやって発揮されるのだろうか．上述のように制御性T細胞は樹状細胞との作用を介して他のT細胞を抑制する．例えば抗原Aに特異的な制御性T細胞がたくさんあれば，抗原Aを取り込んだ樹状細胞と特異的に結合することにより，抗原Aに対するT細胞の反応を抑制する．したがって，樹状細胞を介して，抗原特異的に抑制することができるのである．

　制御性T細胞はどんな抗原に対して反応するのだろうか．基本的には自己抗原に反応する細胞が多いとされている．本来胸腺で負の選択を受けるべき自己反応性細胞の一部が，末梢に制御性T細胞として出てくるのである．例えば病原体を食べて活性化された樹状細胞は病原体の成分だけでなく自己の成分も発現するが，そういうときに制御性T細胞はよく反応できることになる．したがって，負の選択を逃れて末梢にこぼれでた自己反応性T細胞がいたとしても，制御性T細胞の「自己抗原特異的」抑制のおかげで，悪さができないのである．

　では，クローン増大や記憶はあるのだろうか．記憶があるかという実験では，特定の抗原に対する抑制が，2回目のときに強まるという．制御性T細胞はゆっくりとなら増えることができるので，ゆるやかなクローン増大と記憶はあるのだろう．そういう意味では，制御性T細胞の働き自体が「抑制性の獲得免疫反応」であるといえそうだ．

もっと詳しく

IPEX

本文中に記した，ヒトで制御性T細胞を欠如する疾患とは，IPEX（Immunodys-regulation, Polyendocrinopathy, Enteropathy, X-linked）という遺伝性疾患である．この疾患の患者では制御性T細胞の分化に必須の転写因子Foxp3遺伝子に突然変異があり，Foxp3の機能が低下あるいは消失している．

他のタイプの抑制性細胞

この項では代表格である制御性T細胞の話をしたが，この他にもIL-10やTGF-βなどの抑制的に働くサイトカインを出すタイプの抑制性T細胞もあるとされている．また，CD8を発現するT細胞の中にも抑制性のT細胞が存在するとする研究者もいる．なお前述のように定常状態の樹状細胞はT細胞をアナジーに誘導するという意味で本質的に抑制性であるが，その他にIL-10を産生するタイプの樹状細胞もあると考えられている．また，B細胞にもIL-10を産生する抑制性B細胞があるとされている．

アナジーT細胞との類似性

制御性T細胞の機能をみていると，アナジー状態になった細胞との類似性があることがわかる．活性化されそこなったT細胞がアナジーになるが，次項に出てくるように，活性化されたあとアナジーになる場合もある．そういう細胞が，そのまま樹状細胞との結合能などを持ち続けたら，同じように抑制的に働けそうである．制御性T細

Column　サプレッサーT細胞と制御性T細胞

少し前の教科書にはサプレッサーT細胞という用語がよく載っている．T細胞の中に抑制性の細胞があることは30年以上前から記載されており，サプレッサーT細胞として洋の東西を問わず一世を風靡した．ただ，当時サプレッサーT細胞とされていたのはCD8陽性細胞であり，しかも抗原特異的な反応性を持つ可溶性の分子によって抑制をかける，とまで言われていた．しかし，抗原特異性を持つ抑制分子が存在すると予測されたゲノム上にみつからなかったことから，1983年以後この細胞に関する研究は終息に向かった．

サプレッサーT細胞の研究の中でも，ごく初期の抑制活性を検出していた頃の研究は制御性T細胞の活性をみていたのかもしれないが，その後の研究データの多くは，見えないはずのものを見えたと言ってしまったデータということになろう．そういう今となっては再現性がとれるはずもないような論文がNatureなどの一流雑誌にたくさん載ったのである．再現性と客観性を重視するのが科学であるが，ある概念がある程度多数派になると，研究者同士で論文を審査するシステム（peer review system）がうまく働かなくなるということを示している．

制御性T細胞の実体は制御というより抑制なのだから，本来はレギュラトリーT細胞というよりもサプレッサーT細胞と言った方がよさそうなものである．しかし，以前に言われていたサプレッサーT細胞と制御性T細胞を峻別するために，世界的にみても，サプレッサーT細胞という用語は使わないという暗黙のコンセンサスがあるようである．

胞は，そのような活性化型アナジーT細胞が，進化の結果として胸腺でプログラムされてつくられるようになったものなのかもしれない．

5 活性化したT細胞を死なせるシステム —免疫反応の終息点の制御

1）働いた後はさっさと死んだ方がいい

活性化されたT細胞が死のプログラムを発動させて死にいたるという現象がある（図7）．**活性化誘導細胞死**（activation induced cell death）という仕組みである．本来は活性化されたT細胞は働いてもらわなければならない細胞なので，この現象は一見，免疫反応と矛盾するようにも思える．

何事にも始まりがあれば終わりもある．抗原特異的に活性化されたT細胞も，役割を終えると死ぬ必要があるということである．細胞死誘導の仕組みは，それによって免疫反応の開始点ではなくむしろ終息点を調整していると考えられている．病原体に対する免疫反応の終息点を制御するだけでなく，自己反応性T細胞の抑制にも関与している．自己反応性T細胞が，何かのきっかけで活性化されたとしても，この仕組みが働いていれば大事にいたらないのである．

2）細胞死のメカニズム

分子メカニズムをみていこう（図8）．この場合，主に働くのは**Fas**という細胞表面に出ているレセプター分子とそれに刺激を入れることのできる**FasL**（ファスリガンドと読む）という分子である．なお，リガンドとはレセプターに結合して刺激を入れる分子のことである．Fasというのは**デスレセプター**（死のレセプター）といわれるレセプターのひとつで，このレセプターを介したシグナルを受けると，細胞はアポトーシスと呼ばれる機構で死んでしまう．T細胞はもともとFasを出しているが，活性化されるとFasLも出すようになる．これにより，お互いに殺し合うことにより，活性化T細胞はやがては消失する．

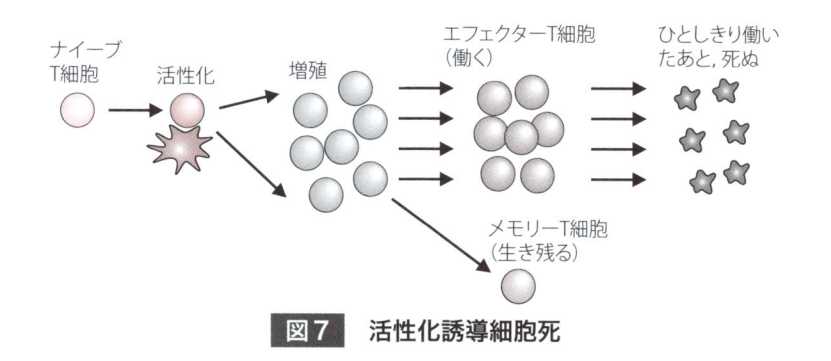

図7　活性化誘導細胞死

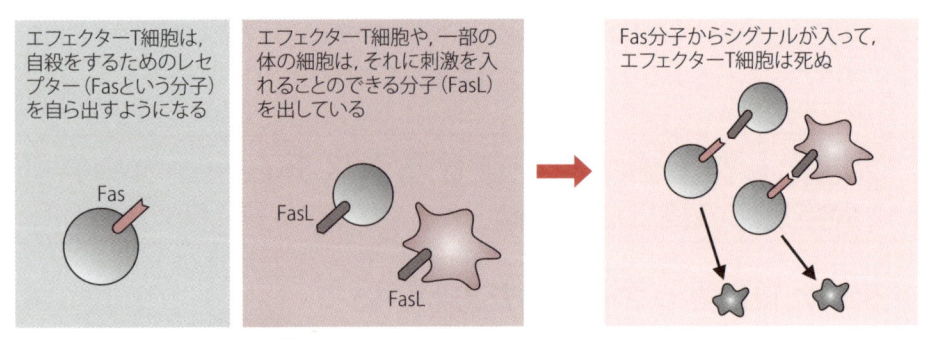

図8　活性化誘導細胞死の分子メカニズム

　実際，FasやFasLを遺伝的に欠損するマウス（それぞれlprマウス，gldマウス）ではリンパ節の腫脹，自己抗体の出現，自己免疫疾患様の病態を呈することが知られている．そういうマウスでも，T細胞自体は，特に増殖能が亢進しているわけではない．ただT細胞が殺されにくいというだけで，自己反応性細胞が暴れまわる状況になるのである．役目を終えたT細胞が死ぬということは，生体にとってそれくらい大事なのである．

👉 もっと詳しく

活性化T細胞がアナジーになることも

　この項では活性化したT細胞が細胞死を誘導されるという仕組みを紹介したが，活性化したT細胞がアナジーになるという仕組みも働いている．アナジーの誘導という抑制の仕方は，60頁で紹介したように，副刺激なしの抗原提示を受けるとT細胞はアナジーになるという仕組みが主な働きで，自己反応性T細胞がアナジーになるという話だった．しかし，アナジー化は，一旦活性化したT細胞でも起こりうるのである．例えば，慢性のウイルス感染症などのときには，あまり必死に免疫反応を続けると，身がもたなくなるかもしれない．「折り合い」が必要なこともあろう．こういうときには，活性化してエフェクターとなったT細胞にアナジーを誘導する仕組みが働く．

　活性化T細胞は，デスレセプターを出す他に，CTLA4やPD1などの抑制性のレセプターを出すようになる（図9）．CTLA4はCD28よりもCD80/CD86と強く結合するので，T細胞が再度樹状細胞に出会うと，抑制性シグナルが入ってしまい，アナジーになる．これは炎症を終息させる仕組みの一つと考えられる．またPD1のリガンドであるPDL1はいろいろな体細胞に発現していて，T細胞をアナジーに誘導する．T細胞がむやみに体細胞を攻撃しないようにするための仕組みと考えられる．

Fas/FasLの他の役目

　本項で解説したFas/FasLは，キラーT細胞やNK細胞が他の細胞を殺すときにも働

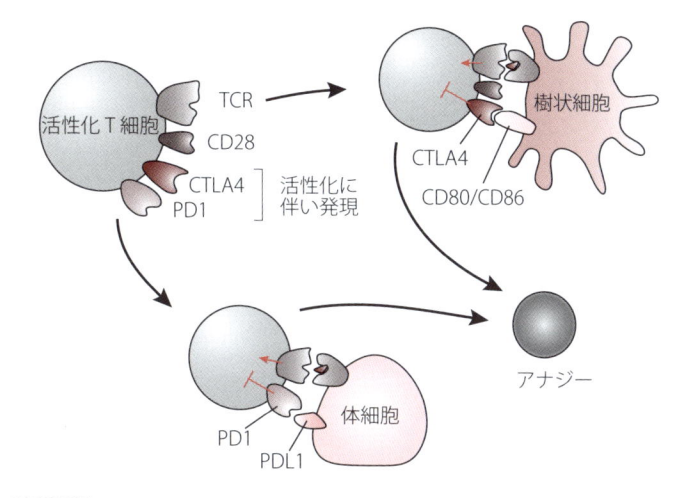

図9 活性化されたT細胞がアナジーになる分子メカニズム

く．その場合，キラーT細胞やNK細胞が出しているFasLが，標的細胞が出しているFasに働きかける．159頁を参照されたい．例えばウイルス性肝炎の肝細胞が殺されるのはこのメカニズムである．

Immunology

展開編

展開編

1章 血液細胞の発生と分化

免疫細胞は血液細胞に属するので，免疫細胞の発生過程，造血幹細胞などは，本来は血液学が中心課題として扱うべき話である．それゆえ，「発生」「造血幹細胞」「初期造血過程」については，あまりふれていない教科書も多い．しかし，現実的には，これらの研究は，血液学者よりもむしろ免疫学の研究者によって発展してきた傾向がある．

細胞社会を理解するためには，それぞれの細胞種の進化的な起源，個体発生学的な起源をよく理解しておく必要がある．例えば，ヒトの社会の仕組みを学ぶときでも，現代の社会の構造だけでなく，歴史的経緯，民族の起源などを学ぶ必要があるが，それと似ている．

Key word 一次造血／二次造血／造血幹細胞／自己複製／ニッチ／系列決定

1 造血細胞はどこから来るのか──造血細胞は流浪の民

1）血液細胞は中胚葉性系に属し，血管内皮細胞と近縁

脊椎動物は外皮を形成する外胚葉，腸管などを形成する内胚葉，これらの間に詰まっている中胚葉という三胚葉から成る．免疫細胞が属する血液細胞は，中胚葉系である．中胚葉系には他に血管，骨，筋肉などが含まれる．血液細胞といえば赤血球，血小板，白血球と分けられるが，白血球の主な役割りは生体防御なので，白血球イコール免疫細胞といってよい．

血液細胞は血管の中を流れる．血管の内壁の細胞はまるで上皮細胞のようなシート構造をとるが，上皮ではなく「**内皮**」と呼ばれる．血液細胞と血管内皮細胞の形態は随分違うが，両者は発生学的には近縁である．発生過程では，共通の前駆細胞である**ヘマンジオブラスト**（血液-血管-芽細胞という意味）という細胞からつくられる（図1）．

2）一次造血と二次造血

血液細胞の発生過程においては，まず「原始赤血球」を主につくる**一次造血**が卵黄嚢という組織で起こる（図2）．マウスでは胎齢7.5日目から始まる（図3）．まず血島という塊状の構造ができ，内部が血液細胞に，外側が内皮細胞になり，内皮細胞で

図1 血液細胞の起源

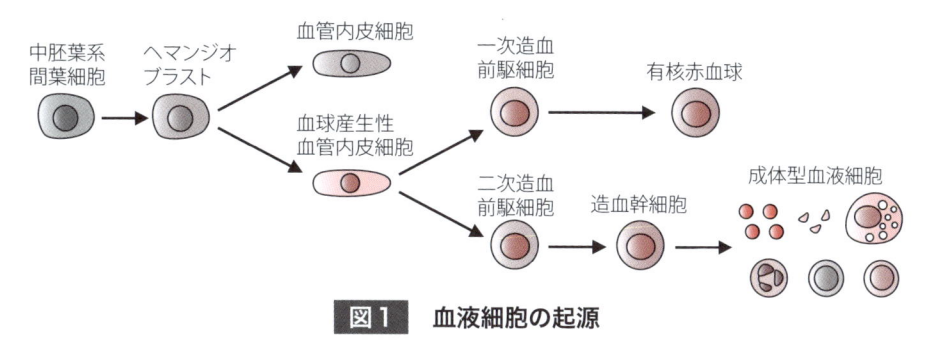

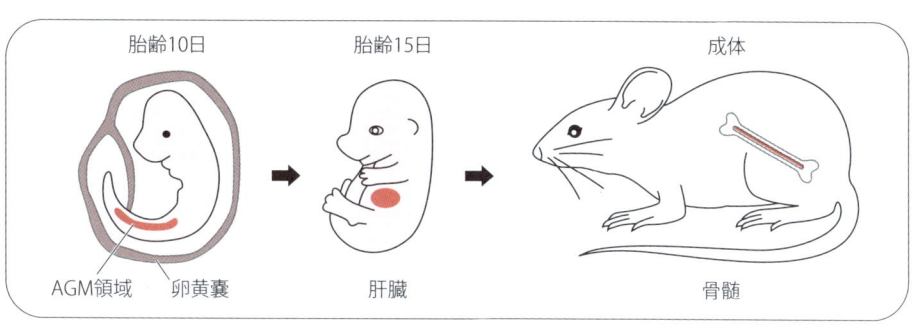

図2 主な造血の場

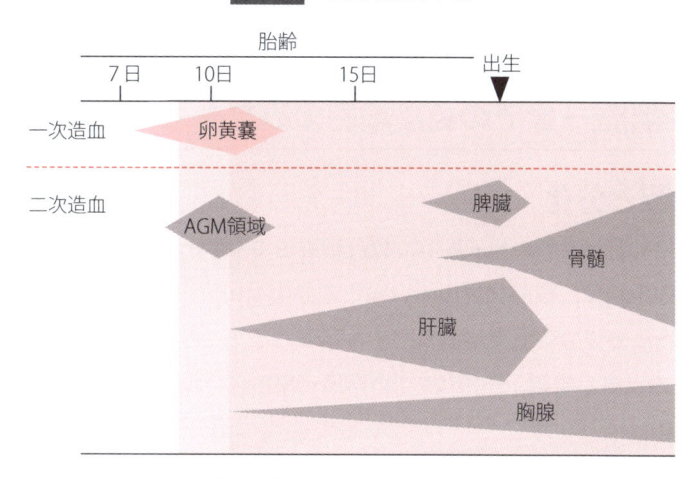

図3 造血の場の推移

囲まれた腔は互いにつながって血管になる．この一次造血では有核の赤血球が主につくられ，肝臓で二次造血の赤血球がつくられるまでの間，血流中の酸素の運搬役を担う．一次造血では他にも血小板，マクロファージもつくられるとされている．

やがて，マウスでいえば胎齢9日目頃から成体型の造血（**二次造血**）が起こり始める．大動脈とその近傍の生殖器や中腎の原基の周囲（あわせて「AGM領域」という）で発生すると一般的にはいわれてきたが，最近の研究により，血液細胞は動脈周囲の組織ではなく動脈壁の内皮細胞から直接生成していると考えられている．実際，この

ころの大動脈壁には造血系の細胞が塊状になって増えている様子がみられる．この体内の大動脈壁の内皮細胞が成体型造血細胞の主な供給源とされているが，卵黄嚢や胎盤で発生する細胞もあると報告されており，それぞれの部位の成体造血への貢献度はまだ不明である．なお，この血液系細胞をつくることのできる内皮細胞はヘマンジオブラストと区別して，通常はヘモジェニックエンドセリウム（血球産生性血管内皮）と呼ぶ．一次造血もヘマンジオブラストから直接血液細胞がつくられるのではなく，ヘモジェニックエンドセリウムという段階を経てつくられると考えられている．

3）造血の場は移る

さて，造血細胞は流浪の民である．発生の時期によって居場所がかわる（図3）．哺乳類の場合は肝臓，骨髄，脾臓である．AGM領域でつくられた二次造血前駆細胞は，間もなく肝臓に移住し，胎齢11日目以後の胎生期造血は主に肝臓で起こるようになる．造血幹細胞は肝臓に移住する前から少しつくられているが，肝臓中で爆発的に増える．胎生期の肝臓中では，主に赤血球がつくられるが，食細胞系の細胞やB細胞もつくられる．マウスでもヒトでも，出生の前後に，造血の場は肝臓から骨髄に移行する．脾臓は出生の前後に造血組織として働く．骨髄での造血が傷害されたときにも髄外造血は主に脾臓で起こる．

2 造血幹細胞―全ての免疫細胞のみなもと

1）自己複製と分化

造血幹細胞は全ての血液細胞，免疫細胞をつくり出すもとになっている細胞である．幹細胞の定義は，細胞分裂に伴い同じ未分化な状態のままの細胞をつくり出せることと，また一方で分化した細胞もつくり出せるという能力を兼ね備えた細胞のことである．「片方は**自己複製**，片方は分化へ向かう細胞」という**不均等分裂**をする細胞といえる（図4）．

Column　一次造血と胎仔肝造血

胎仔肝臓での造血は二次造血なのであるが，これを一次造血であると勘違いされることがある．確かに，胎仔肝造血は成体の骨髄造血と異なる点が多いので，そういう勘違いが起こるのであろう．例えば骨髄造血では赤血球系の細胞は30％程度なのに対して，胎仔肝臓造血では90％以上が赤血球系の細胞であるが，こういう際立った違いはむしろ造血環境の差を反映している点が大きい．環境の違いではなく，造血幹細胞自身の性格が異なるということも知られている．例えば，赤血球中のヘモグロビンのタイプが異なる，特定の種類のγδT細胞をよくつくる，B1細胞になりやすい，などである．ただし，こういった胎仔肝造血と骨髄造血の違いは，一次造血と二次造血の違いに比べれば，些細なことである．

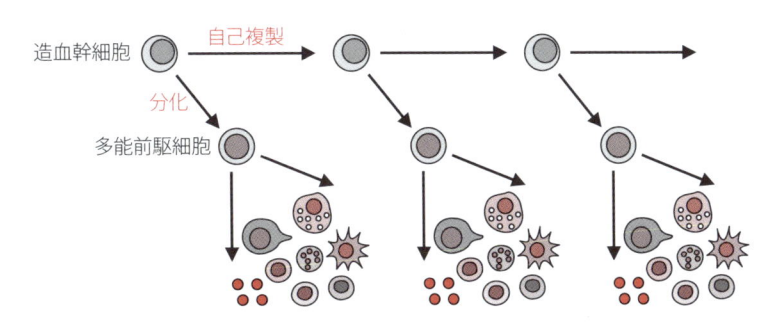

図4 造血幹細胞の分化と自己複製

2) ちょっと多すぎ？

造血幹細胞は，マウスでいえば骨髄細胞の1万個から10万個に1個くらいの頻度で存在する．マウスの体全体では数千個くらいとされている．数千個のうち造血に寄与しているのは数十個程度であり，それら以外は休眠している．造血に寄与した幹細胞も，原則的には自己複製して残るので，生涯，造血幹細胞の数は保たれることになる．この数は，よく考えたら大過剰である．例えば骨髄移植では10^6個程度の骨髄細胞（幹細胞は，この内数十個）でも個体の造血は完全に再構築できる．動物の自然な生活史において，出血で血が失われることはあっても，骨髄細胞が大量に失われることなどはなさそうなので，どうしてこんなに過剰にあるのか不明である．

☞ もっと詳しく

造血幹細胞の表面抗原※型

造血幹細胞の単離については，多くの研究者がしのぎを削ってきた．骨髄中の分化抗原陰性細胞分画（Lineage marker negative; Lin$^-$などと表す）の中に，c-kitとSca-1を発現する細胞がある（図5）．この分画は骨髄細胞の0.1％程度で，造血幹細胞が骨髄細胞全体からみると1,000倍ほどに濃縮されている．略称でよくKSL細胞（Kit$^+$Sca-1$^+$Lin$^-$の意）などと呼ばれるが，表面抗原型は絞り込む順序で並べるのが論理的だと思うので，筆者らはLKS細胞と表している．これらの中でさらに濃縮するマーカーとしては，中内啓光らが見出したCD34陰性という分け方が能率がよい．この方法で純化した細胞，すなわちLin$^-$c-kit$^+$Sca-1$^+$CD34$^-$細胞は，ほぼ純粋な造血幹細胞である．しかしCD34$^-$細胞は均質ではなく，最近，その中のCD150を出している細胞はより自己複製能の高い幹細胞であることが示された．

サイドポピュレーションという細胞濃縮のしかたもある．幹細胞は一般に細胞質内の分子を排出する能力に長けているという特徴を持つ．この性質を利用して，ある蛍

※ 表面抗原
細胞表面に出ている分子をその分子に特徴的に結合する抗体を用いて染色するとき，抗体の標的なので「抗原」と表す．

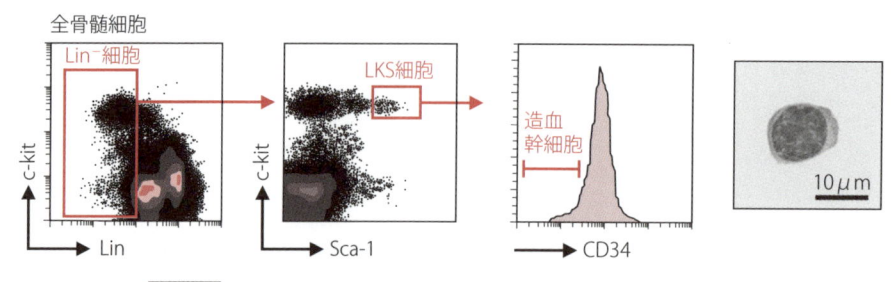

図5 造血幹細胞のフローサイトメーターによる純化

光色素で染色したときに，染まりのわるい分画（サイドポピュレーション）として単離できる．しかし，造血幹細胞の場合は，サイドポピュレーションには必ずしも効率よく濃縮されない．

3 造血幹細胞のニッチ—隠れ家でほっこり

1）ニッチとは

ニッチ（niche）とは，生体内微小環境という意味で用いられている言葉である．もともとはニッチとは，柱や壁に物を飾るためにつくられた窪みのことで，今でも建築用語として用いられている．細胞の分化，増殖，活性化などにはそれぞれ適した環境が必要であるが，ニッチというときは，その細胞が環境にぽこっとはまりこんで，一定の期間その場にとどまっているようなときに使われる．幹細胞は一般にあまり動きまわらず，特定の環境でじっとしているので，その環境をニッチと呼ぶことが多い．例えばT細胞分化などは分化ステージによって場所が次々と変わるので，それぞれの微小環境ということはあっても，ニッチとはあまり言わない．

造血細胞あるいは前駆細胞には，それぞれの分化ステージを支持する固有の環境（**造血微小環境**）があるという概念は随分前からあった．1978年に，Ray Schofieldは造

Column　造血幹細胞の中の性質の不均一性：本当に自己複製しているか

こういう疑問を投げかけると，骨髄移植が成立するのだから，自己複製することは自明じゃないかと思う人もいるかもしれない．また，一個の造血幹細胞の移植で，長期間骨髄を再建し，さらに二次移植まで行った例もある．したがって，片方をある程度未分化な状態にとどめておくような分裂はできるといえよう．それでも，「自己複製」と言えるかどうかは，まだ疑問が残る．それは，造血幹細胞が必ずしも均一ではないからである．造血幹細胞の中には，幹細胞を沢山つくれるスーパー幹細胞のようなものと，そうでないものが存在することが示されている．最近，それらの異なる性質の造血幹細胞を表面抗原で分けることができることも示されている．すると，「分裂しながらヒエラルキーを降りてきているのでは？」という疑問が生じて来る．もしそうであれば，厳密には自己複製とはいえないと考えざるをえない．

血幹細胞の微小環境に対してニッチ（niche）という言葉を用いた．それ以後，特に新しい役割が明らかになったという訳ではないが，言葉遣いがおもしろいので，よく使われるようになった．

2）造血幹細胞の2つのニッチ

その造血幹細胞ニッチであるが，現在2種類が考えられている（**図6**）．ひとつは，骨髄腔でいうと端の方や骨梁の表面の骨内膜において骨芽細胞により形成される環境で，**骨芽細胞ニッチ**（osteoblastic niche）といわれる．骨髄腔に面した骨の表面すなわち骨内膜には骨芽細胞や破骨細胞がいて，骨吸収と骨形成を繰り返して，カルシウムの恒常性を保っている．この骨芽細胞が造血幹細胞のニッチとして働いているとするものである．もうひとつは，静脈の周囲の間葉細胞により形成される環境で，**傍血管ニッチ**（perivascular niche）といわれている．この場合は脂肪細胞や線維芽細胞への分化能を持つ間葉系の幹細胞にあたる細胞が，支持細胞として働いている．なお，ニッチといえば何か構造体でもありそうだが，どちらも構造があるというわけではなく，骨芽細胞や間葉系細胞に造血幹細胞がくっついているだけである．

👉 もっと詳しく

ニッチの役割り

造血幹細胞はほとんどが休眠中で，分裂するのはごく一部である．分裂に伴い，片方が分化し片方が自己複製する．場合によってはどちらも分化するかもしれないし，どちらも自己複製することもありうる．幹細胞が休眠から目覚めて細胞分裂を開始す

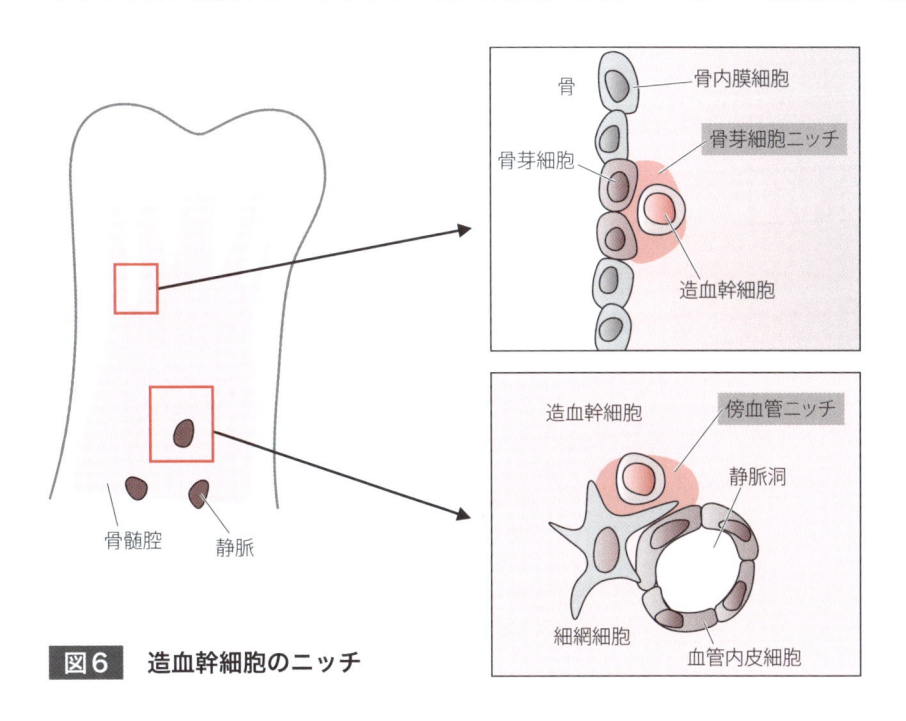

図6　造血幹細胞のニッチ

るかどうか，また自己複製するか分化するかという振る舞いは，ランダムに起こっているようにみえる．

　放射線照射をしたマウスに骨髄移植を施した後は，移植された造血幹細胞の数は著明に増加する．そのようなときは，明らかに自己複製が誘導されている．このことから，ニッチの容量が造血幹細胞の数を決めていると考えることができる．ニッチが埋まっていれば，分裂して増えたあと，そこからはみ出した細胞は分化するしかない．ニッチに余裕があれば，そこが埋まるまでは自己複製を繰り返すことができる，という考え方である．このような状況では，ニッチが幹細胞の振る舞いを規定しているといえよう．一方，定常状態での幹細胞の覚醒，自己複製／分化の決定などのランダムにみえる振る舞いも，ニッチが何らかの形で制御しているのかもしれないが，詳細は不明である．

　なお，本文にあるように骨芽細胞ニッチと傍血管ニッチという2種類のニッチがあるが，同じような機能を有しているのか，機能的に分業しているのかはまだ不明である．

4　系列決定の進行過程
─細胞分化の最もドラマチックな出来事

1）系列決定は不可逆的

　ここでは，筆者が専門分野とする話をするので，やや思い入れの強い文章になるかもしれないが，ご容赦いただきたい．

　分化とは，細胞が**不可逆的**に異なる性質に変じることである．分化の中の最も劇的な現象が，「**系列決定**」である．AにもBにも分化できる細胞がAにしかなれなくなるということである（**図7**）．これは，細胞にとっては一大事である．

　最近は，iPS細胞の話のように分化した体細胞から全能性の幹細胞に戻すことができる例が示されたりするものだから，「細胞の性質はどうとでも変わる」「分化は逆戻りできる」という，系列決定は不安定なものであるかのようなイメージを持つ人もい

Column　　造血幹細胞を *in vitro* で増やす技術は未確立

　遺伝子ノックアウトマウスの解析などにより，造血幹細胞の自己複製に関わるいろいろな環境因子，すなわちニッチで機能している分子が多数明らかにされている．にもかかわらず，体外で造血幹細胞を増幅することには成功していないし，体外で長期間維持することすらできていない．HoxB4という転写因子を強制発現すると増やせるという報告もあるが，そんなに効率はよくない．どうして難しいのだろうか．体の中では，造血幹細胞は増えているわけではないから，そもそも増やすのは難しいのでは，という意見もあろう．しかし，骨髄移植などの際には，造血幹細胞は数十倍に増える．ある試算では，骨髄移植を繰り返すことにより，計算上は8,000倍に増えたという報告もある．したがって，同じような環境を体外で再現できれば，数千倍という増幅も可能なはずである．研究者の挑戦は続けられている．

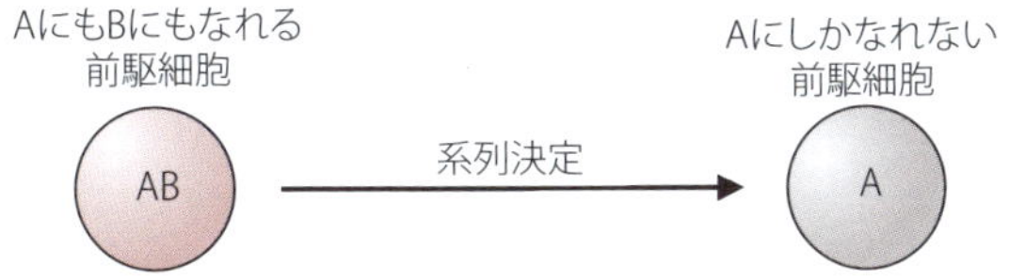

```
AにもBにもなれる          Aにしかなれない
 前駆細胞                 前駆細胞

   AB    ――系列決定――→    A
```

図7 系列決定は分化能が限定されること

るかもしれない．確かに，遺伝子操作を加えて転写因子などを操作すれば，細胞の分化を逆戻りさせたりすることはできる．しかし，生体内にある範囲内の環境因子を用いる限りは，一度決まった分化の運命は，変えられない．

2）血液細胞は系列決定の研究の恰好の素材

系列決定という現象を調べるにあたって，造血系細胞は，研究材料として大変適している．

系列決定という現象は，胎生期の初期には体中で旺盛に起こっているわけであるが，ひととおりの組織ができあがると，あまりみられなくなる．しかし，血液系だけは例外である．生後でも，多能細胞から数十種類もの細胞がつくられ続ける．幹細胞を有して生後もつくられ続ける組織は他にもあるが，血液系ほど多様な系列を生み出すような組織はない．血液細胞は，いわば個体発生を生後も恒常的に繰り返しているようなものである．しかも，血液細胞は，取り出して培養しやすい．したがって，系列決定の過程の分子機構を調べるのに，恰好の素材なのである．

👉 もっと詳しく

そもそも系列とは？

全能性の受精卵を出発点として多細胞生物の個体が形成される過程において，細胞分裂を経てさまざまな種類の細胞がつくられる．特定の性質を持つ集団を系列というが，系列には階層性があり，ある系列の中にはさらに細分化された系列が存在する．この系列の細分化は，特にT細胞では著しい．例えば，造血系の細胞は中胚葉という大きな系列の中のひとつである血液細胞系列に属するが，その中にT細胞系列，B細胞系列などたくさんの系列があり，さらにT細胞系列のなかにはキラーT細胞系列，ヘルパーT細胞系列などが含まれる．さらにヘルパーT細胞系列の中には，Th1，Th2などの系列がある．したがって，最終的に単一の系列の細胞になるまでに，段階的に何度も系列決定を経ることになる．

系列決定は2段階で起こる

発生学分野では，分化能が限定される過程は2段階に分けて表される（図8）．すなわち，細胞が特定の系列へ向かって分化能が限定されることをその系列への**拘束**（com-

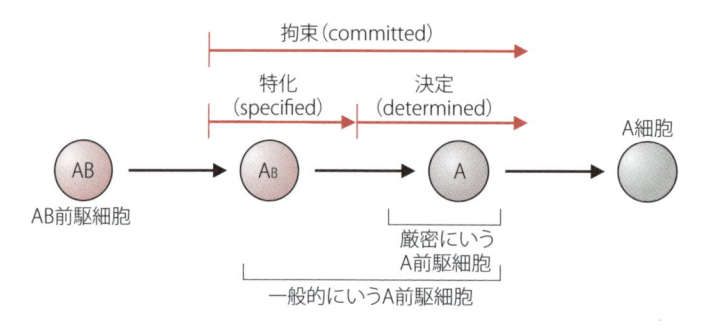

```
                     拘束（committed）
              ←――――――――――――――→
         特化            決定
      （specified）  （determined）
        ←――→         ←――→
   ┌──┐    ┌──┐    ┌──┐     ┌──┐
   │AB│ →  │AB│ →  │A │  →  │  │  A細胞
   └──┘    └──┘    └──┘     └──┘
  AB前駆細胞                    
                          厳密にいう
                          A前駆細胞
                  一般的にいうA前駆細胞
```

図8 系列決定は2段階で進む

mitment) といい，さらに拘束には**特化**（specification）と**決定**（determination）という2段階がある．特化した状態（specified）とは，分化の方向性はおおむね決められているが，まだ不完全である状態を表す．すなわち，前駆細胞が中庸な環境におかれたときには特定の系列の細胞をつくるように運命づけられているが，別な系列へ強く誘導するような環境におかれると他の系列へも分化し得るような状態をさす．決定された状態（determined）とは，いかなる環境に置かれても決定された系列以外の細胞に分化しないような状態のことである．

血液学/免疫学ではこれらの用語の使い方が研究者によってまちまちで，混乱ぎみである．たとえば国内外を問わずdeterminationのかわりにcommitmentを使っている研究者が多い．つまり，specified→committedというように系列決定が進行すると表現されることが多い．

系列決定の駆動には二つの様式がある

ABどちらにもなれる前駆細胞がどちらかに系列決定する方式を考えてみよう．ひとつは，環境からのシグナルを受けてそれに従って決める場合である．もうひとつは，細胞自身が自律的に決めて，環境からのシグナルはそれを支持するだけという場合である．前者を**指令的**（instructive），後者を**自律的**（autonomous）と表す．シグナルの作用の仕方という観点でみた場合は，前者はやはり指令的と表すが，後者は**選択的**（selective, permissive）と表す（図9）．

細胞分化を研究するにあたっては，はずすことのできない基本的な概念である．105頁コラムでもう一度論じる．

5　新しい造血モデル—ようやく骨組みがみえてきた

1）古典的モデル

免疫学者にとっても血液学者にとっても，自分達が日頃扱っている細胞がどういう

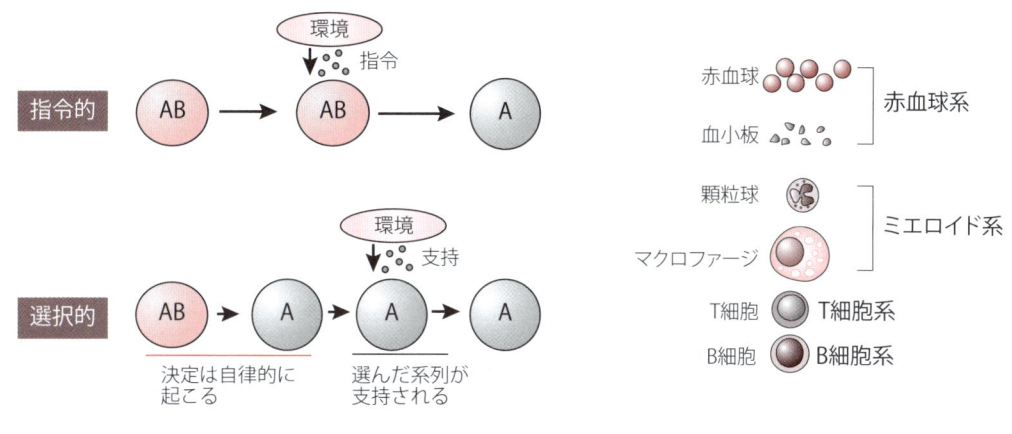

図9 系列決定の駆動の二つの様式

図10 血液細胞を大きく4つの系統に分ける

来歴なのかは，知っておいて損はなかろうと思う．いや，血液学／免疫学を包括的に理解するには，免疫細胞の分化的あるいは進化的な起原は，是非とも知っておくべきだと思う．

本項では，わかりやすくするため，血液系細胞を大きく4つに分ける（図10）．赤血球系と血小板系は合わせて赤血球系とし，顆粒球やマクロファージなどの食細胞はミエロイド系と呼ぶ．「ミエロイド」とは，「骨髄の」という意味である．T細胞とB細胞はそのままT細胞系，B細胞系とする．

血液系細胞の分化経路は，1977年に全ての血液細胞が共通の造血幹細胞に由来することが証明されてから，ほとんどの医学・生物学の教科書で，実験データに基づいたものではない「仮の分化経路図」が用いられるようになった．そのモデルでは，造血の最初の段階でミエロイド系列―赤血球系列に共通の前駆細胞とT-B系列に共通の前駆細胞（いわゆるリンパ系共通前駆細胞）に分岐するとされた（図11）．この造血モデルを「**古典的モデル**」と呼ぶ．このモデルの論拠は，「ミエロイド系と赤血球系細胞が近縁である」「T細胞系とB細胞は近縁である」という当時の既成概念に基づくものである．この概念は，もとをたどると100年以上前の顕微鏡観察に基づく分類に根ざしていた．ミエロイド系やエリスロイド系細胞は骨髄で分化することから，まとめて「骨髄系」とくくられた．100年前はT細胞やB細胞の区別はされてなかったが，細胞質の少ないことが特徴のこれらの細胞は，まとめてリンパ球と呼ばれた．

2）ミエロイド基本型モデル

この古典的モデルに対して，90年代の半ば過ぎに2つの異なる研究結果が提出された．1つは，筆者が桂義元教授と共同で行った研究によるもの．筆者らは，T細胞，B細胞，ミエロイド系細胞をつくる能力を1個ずつの細胞について解析できる実験法

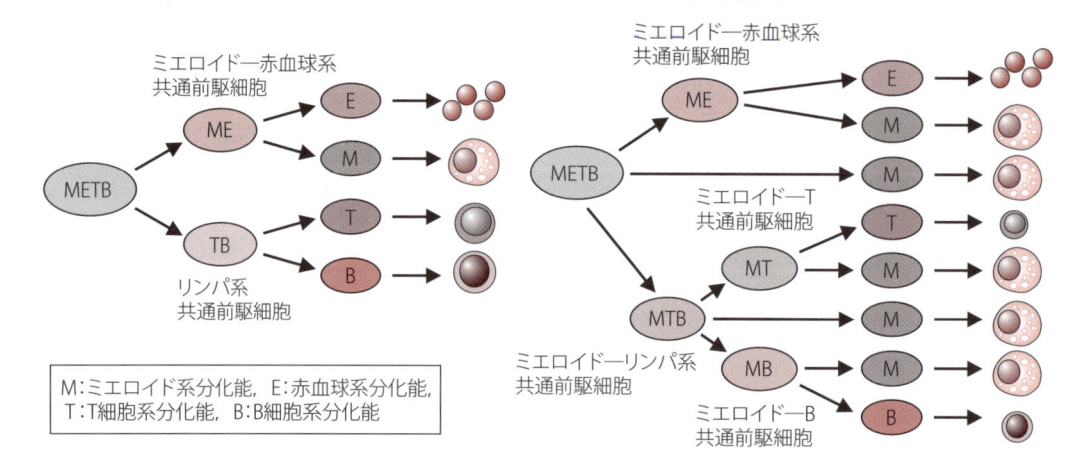

図11 造血モデル

(MLPアッセイ)を用いて、マウス胎仔肝臓(胎生期の造血器官)の造血前駆細胞を解析した。そして、「T細胞, B細胞, 赤血球への分化はミエロイド系細胞をつくる能力を保持したまま進行する」という「**ミエロイド基本型モデル**」(myeloid-based model)を提唱した(**図11**)。もう1つの研究結果は、筆者らの最初の報告の直後に、I. ワイスマンのグループによってなされた報告で、古典的モデルを支持するものであった。それは、成体マウスの骨髄中にリンパ系共通前駆細胞を同定したという報告だった。

3) ミエロイド基本型モデルの実証

2つの異なる研究結果を受けて、多くの研究者は、「ミエロイド基本型モデルは胎仔の造血過程にあてはまるが、成体では古典的モデルが正しい」と考えるようになった。しかし筆者らは、分化経路が胎生期と成体期で全く異なるということはないと考えた。

はっきりさせるために、筆者らは成獣胸腺中の最も未分化なT前駆細胞を調べることにした。それらはすでにB細胞への分化能を失っていることはわかっていた。そこで、筆者らはそのような前駆細胞1個ずつをストローマ細胞と共培養した。すると、T細胞とミエロイド系細胞であるマクロファージを共に生成するような前駆細胞が多数検出された。これは、「T前駆細胞はB細胞への分化能を失った後もマクロファージへの分化能を保持している」ということを示す確かな証拠だった(**図12**)。

4) 基本コンセプト

ミエロイド基本型モデルが提唱するコンセプトはどういうことなのか、ここで簡単に解説しよう。

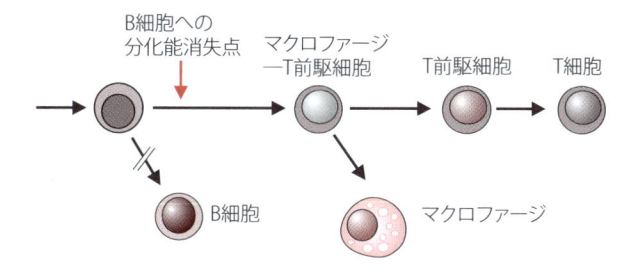

図12 T前駆細胞はB細胞をつくれなくなってからもマクロファージをつくる

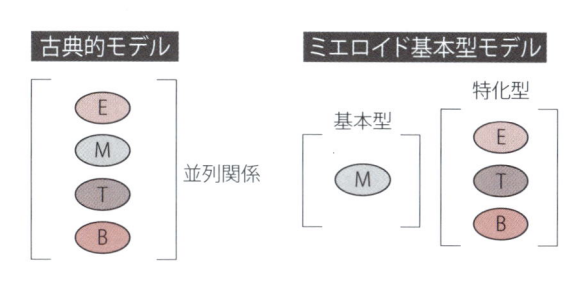

図13 ミエロイド基本型モデルのコンセプト

　古典的モデルでは，血液細胞の各系列を並列な関係で捉えている（**図13左**）．一方，ミエロイド基本型モデルでは，ミエロイド系を血液細胞のプロトタイプとして捉え，ミエロイド系細胞をつくることのできる状態を基軸として他の系列の細胞をつくるための分化プログラムが進行するというコンセプトを提示している（**図13右**）．

5）T細胞とB細胞は遠縁

　T細胞とB細胞は，抗原を特異的に認識するという共通点は有するが，その本質的な属性を考えると遠縁であることが理解できる．すなわち，T細胞はキラー細胞であり，B細胞は食細胞の一種といってよいほど食細胞的な性質を有している．B細胞は抗原レセプターに結合した異物を捕食するし，さらにマクロファージと同じようにT細胞に対して抗原提示を行ないT細胞を活性化するのである．また，培養しているうちにB細胞がマクロファージに変化するという報告は古くから数多くみられる．このようにB細胞とマクロファージの近縁性については，従来から多くの研究者が気づいていた．にもかかわらず，造血モデルを考えるときにその近縁性が考慮に入れられることがほとんどなかったのは，古典的モデルの呪縛があったからと思われる．

　T細胞とB細胞の進化的な起原を考えると，それぞれ，NK細胞のようなキラー系の細胞と，マクロファージのような食細胞から別々に進化したと考えられる．この点については別項（174頁）でもう少し詳しく述べる．

もっと詳しく

混合型白血病

　白血病の中には異なる系列の表現型を重ねて有するタイプがある．そうしたものの中では，ミエロイド-B型とミエロイド-T型が多く，T-B型はほとんどみられない．古典的モデルではこのような系列決定状態に対応する前駆細胞段階がないので，どの分化段階の細胞に由来するかは長らく不明であった．しかし，ミエロイド基本型モデルでは，起源ステージが想定できる．例えばミエロイド-T前駆細胞段階で白血病化したものは，ミエロイド系の遺伝子セットが発現しやすいので，ミエロイド—T型の混合型白血病になる，と理解できる（図14）．実際に，混合型白血病のステージの理解のために，このモデルに基づいた解釈がなされるようになってきている．

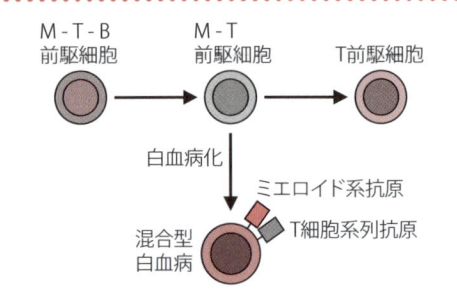

図14 混合型白血病の起源ステージ

血液細胞の分化経路マップ

　ミエロイド基本型モデルは主に分化能の限定過程マップとして描いている．その情報の方が分化研究には重要だからである．ここでは，実際の生理的な生成経路を描いておく．議論の分かれるところもあるが，現在優勢な議論に基づいた造血細胞分化経路を記す（図15）．生成経路でみても基本的にはミエロイド基本型モデルと合致している．

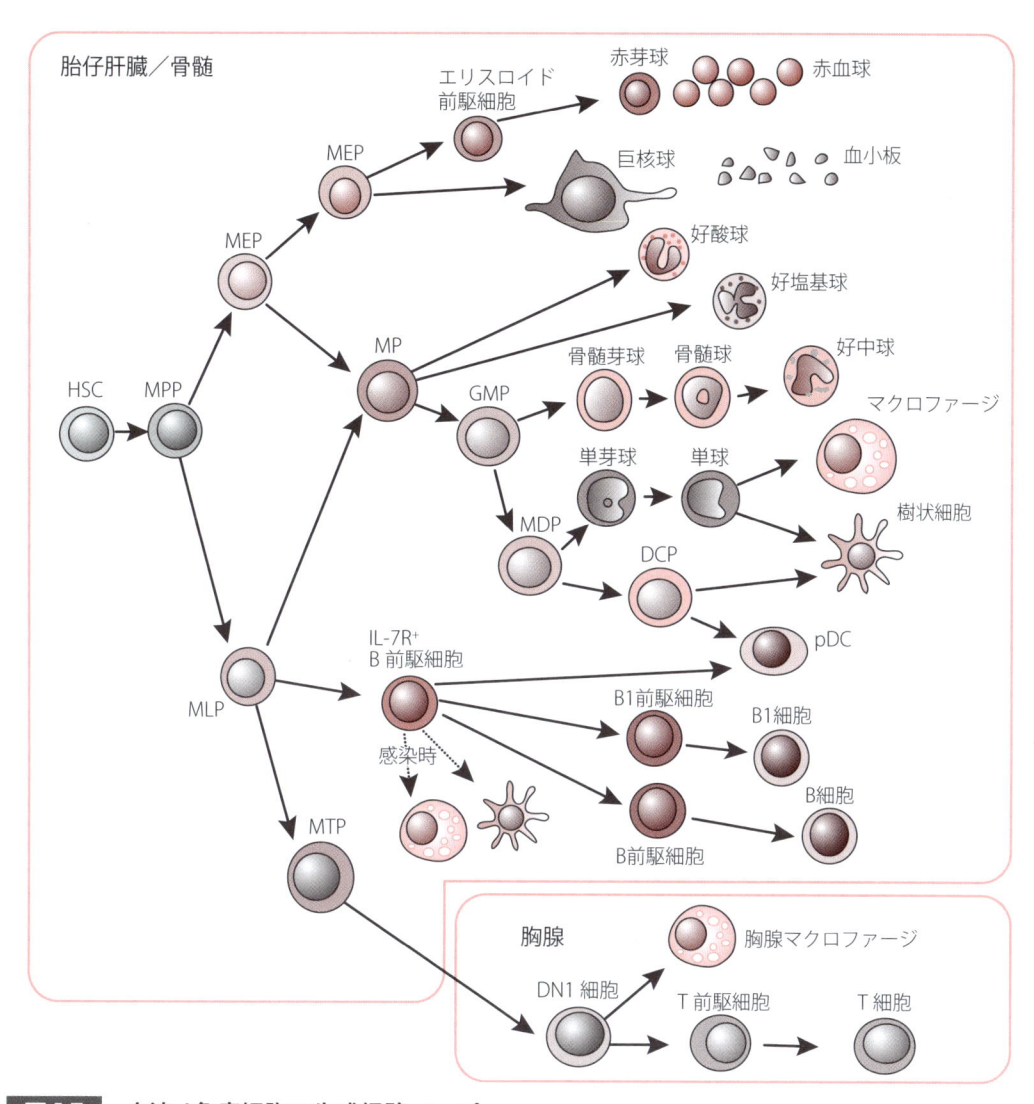

図15　血液／免疫細胞の生成経路マップ

　造血幹細胞はまず自己複製能の無い多能前駆細胞（multi-potent progenitors：MPP）になり，そこからミエロ―エリスロイド系共通前駆細胞（myelo-erythroid progenitor：MEP）とミエロ―リンフォイド共通前駆細胞（myelo-lymphoid progenitor：MLP）に分岐する．MEPとMLPは共にミエロイド系前駆細胞（myeloid progenitor：MP）をつくるが，どちらの経路が主なのかまだ議論が分かれている．MEPは，MPの他にメガカリオサイト―エリスロイド前駆細胞（megakaryocyte-erythroid progenitor：MeEP）をつくる．MeEPはメガカリオサイト系とエリスロイド系に分かれた後，それぞれ巨核球と赤芽球を経て，血小板と赤血球になる．MPからは顆粒球単球前駆細胞（granulo-monocyte progenitor：GMP）を経て好中球，単球／マクロファージ，好酸球，好塩基球などがつくられる．樹状細胞は単球からつくられる他，マクロファージ-樹状細胞前駆細胞（macrophage-dendritic cell progenitor：MDP）段階で分岐した樹状細胞固有の前駆細胞（dendritic cell precursor：DCP）からつくられると考えられている．形質細胞様樹状細胞（plasmacytoid dendritic cells：pDC）もDCPからつくられるとされている．

　MLPからは，ミエロイド―T前駆細胞（myeloid-T progenitor：MTP）とIL-7R$^+$B前駆細胞（myeloid-B progenitor：MBP）がつくられる．ミエロイド―T前駆細胞が胸腺へ移住し，胸腺でT細胞系列に決定される．IL-7R$^+$B前駆細胞からはB1細胞の前駆細胞とB前駆細胞がつくられ，それぞれB1細胞とB細胞になる．また，感染症が起こったときにはIL-7R$^+$B前駆細胞からマクロファージや樹状細胞がつくられる．pDCの一部はB細胞系の前駆細胞に由来すると考えられている．NK細胞とマスト細胞がどのステージから分岐するのかまだ不明である．

2章 展開編
免疫組織の発生とT細胞・B細胞の分化

多様性や自己寛容が形成されるメカニズムは基本編でひと通りみたが，この章では，もう少し詳しくみていこう．具体的には，T細胞とB細胞の分化過程，そしてその支持環境の生成過程をみていく．T細胞の分化過程では，第1部で学んだ正の選択と負の選択について，より詳しく解説する．

Key word 胸腺／胸腺上皮細胞／Notchシグナル／正の選択／負の選択

1 胸腺の発生──極性を失った上皮細胞の塊

1）胸腺はのどの上皮が凹んでつくられる

胸腺というのは不思議なつくられ方をする臓器である．発生過程で，のど（咽頭壁）の上皮細胞がくびれて袋状になり，それがちぎれてできてくる．したがって，内胚葉起源であり，上皮細胞性の臓器である．上皮細胞は頂端側と基底側という極性を持って基底膜の上にシート状に並ぶのが常であるが，胸腺上皮細胞は極性を失ってまるで間葉系細胞のようなスポンジ状の構造物をつくる（図1）．

発生過程をマウスの例でみていこう．胎齢10日目頃に胎仔の**第3鰓嚢**（さいのう）が嵌入して袋状になり，胸腺原基が形成される（図2）．**鰓嚢**は**咽頭嚢**ともいう．このステージにおいて，内胚葉由来である鰓嚢と外胚葉由来の鰓裂の上皮が出会う．胎齢11日目までは袋状構造が残っているが，胎齢12日目にはこの袋状構造は失われ，全体が塊状になる．この時期が，胸腺特有の「極性のない上皮」という構造の開始点といえる．

鰓嚢と鰓裂の出会いはいかにも思わせぶりである．いかにも，融合するとか，誘導がかかるとか，何かありそうに思える．実際，解剖学的な観察から長い間信じられていたことは，鰓嚢と鰓裂の上皮が出会ったときに内胚葉成分と外胚葉成分が合体し，やがて内胚葉成分が髄質に，外胚葉成分が皮質になるというシナリオである（図2，従来のモデル）．しかし最近の研究で，外胚葉成分は胸腺組織に貢献しないことが明らかになった（図2，新しいモデル）．また鰓嚢と鰓裂が出会うことも特に重要ではないとされている．

2）のどでつくられて胸部まで降りてくる

胎齢12日目には胸腺原基は咽頭壁から分離する．この後，胸腺は3日くらいかけて

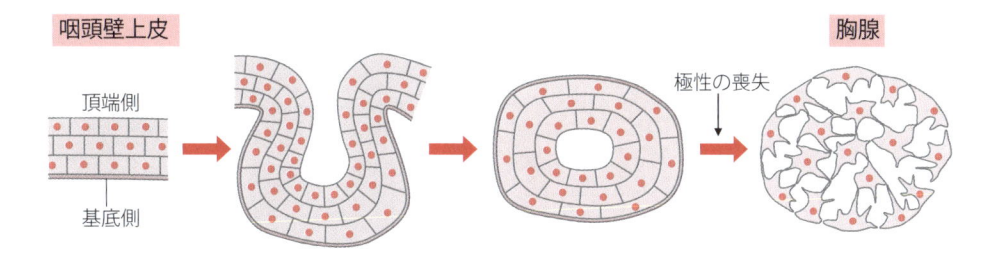

図1　胸腺は極性を失った上皮細胞

上皮細胞は普通は基底側と頂端側という極性をもっているが，胸腺上皮細胞は発生の過程で極性を失う

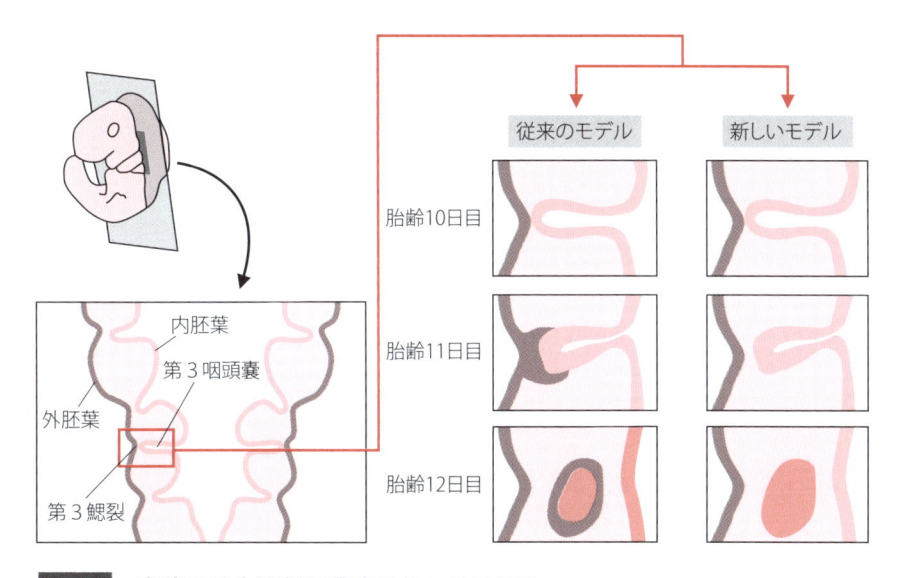

図2　胸腺の発生過程に関する2つのモデル

少し古い教科書には，皮質は外胚葉由来，髄質は内胚葉由来とされているが，現在はどちらも内胚葉由来ということがわかっている

頸部から胸部の心臓の上あたりまで下降していく．

皮質と髄質が形成されるのは早く，表面抗原型でみる限り胎齢13日目にすでに皮質様の領域と髄質様領域に分化している．胎齢15日くらいまでは，胸腺T細胞がなくても胸腺の皮質と髄質の形成は進行するが，その後は，胸腺T細胞からのシグナルに依存的になる．胸腺細胞と胸腺上皮細胞の相互作用（クロストーク）に関しては101頁を参照されたい．

👉 もっと詳しく

胸腺発生と転写因子

ヌードマウスという胸腺を欠如するマウスがいるが，その責任遺伝子は転写因子**Foxn1**であることがわかっている．すなわち，Foxn1は胸腺上皮細胞の初期分化に必須である．ただ，ヌードマウスでも，形態的には胎齢12日目にあたる胸腺原基は形成

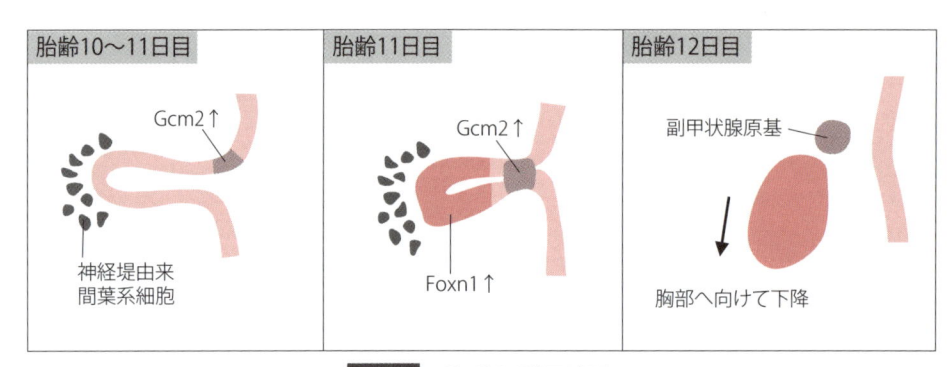

図3 胸腺と副甲状腺

胎齢10〜11日目：Gcm2↑、神経堤由来間葉系細胞
胎齢11日目：Gcm2↑、Foxn1↑
胎齢12日目：副甲状腺原基、胸部へ向けて下降

されるので，胸腺上皮への特化の最初のステップはFoxn1には依存しないと思われる．なお，図3に示すように，同じ第3咽頭嚢から，副甲状腺も生じる．副甲状腺は転写因子Gcm2の発現によって特化されると考えられている．

胸腺原基の周囲は神経堤に由来する間葉系細胞が取り囲んでいる．この間葉系細胞は胸腺組織の誘導や運命決定などに関わっているのではないかと考えられてきたが，今のところそういう証拠は示されていない．

頸部胸腺

ヒトでは頸部の気管の周囲にときに胸腺組織がみられることが知られていて，最近マウスでも高頻度に（50〜90％）頸部胸腺がみられることが報告された．これらの頸部胸腺は，発生過程で生じた異常により胸腺組織が頸部に残存したものと考えられる．これらの胸腺は小さい（細胞数は正常胸腺の0.1〜0.2％）とはいえ，T細胞が新たにつくれない状況をつくるために胸腺を除去するという実験手技を行うときなどには，頸部胸腺の存在に注意する必要がある．

Column　皮質細胞と髄質細胞は共通の前駆細胞から生成する？

皮質・髄質ともに内胚葉に起源を持つことは前述のとおりである．すると，次に問題になってくるのは，共通の前駆細胞は存在するかということである．この問題について，2006年に単一細胞レベルで皮質・髄質が共通の前駆細胞から生じることを示す報告がなされた．ただし，胎齢12日目の胸腺細胞のうちどれくらいの割合が共通前駆細胞なのか，全ての皮質/髄質細胞が共通前駆細胞に由来するのか，などの疑問は残っている．上記のように皮質と髄質の分極は胸腺原基ができて早い時期にみられるが，より詳しく観察すると胎齢12日目ですでに分極が始まっているようにみえるので，筆者の印象としては皮質と髄質はごく初期から個別に発生するように思える．

2 胸腺に移住する前駆細胞—胎生期の移住細胞は解明された

1）胎仔胸腺に移住する前駆細胞はT細胞系列に特化されている

　胸腺へ移住する前駆細胞はどんな細胞か，造血幹細胞そのものか，あるいはT細胞へ向けて分化の進んだ細胞か．これは免疫発生学上の大きな問題であった．胎生期の移住細胞については，筆者らの研究をもとにして，T細胞系列へ特化した前駆細胞であることがわかっている（図4）．ここでいう特化は，前述したように完全に決定したわけではないが，T細胞になるように分化能が偏向した状態のことである．ミエロイド系細胞，樹状細胞，NK細胞への分化能を有している．また，わずかであるが，B細胞をつくる能力も残存している．B細胞分化能は，胸腺の中に入るとすみやかに消失する．

　また，筆者らはこれらの胸腺に入る前の段階のT細胞系列へ特化した前駆細胞が特異的にPIR（paired-immunoglubulin-like receptor）という分子を発現していること，さらに胸腺に移住するとすぐにPIRを発現しなくなることを明らかにした．これらの知見は，胸腺に移住する前に，T細胞系列に固有の分化が始まっていることを示すものである．

　一方，成体期の前駆細胞については，筆者らを含めて多くの研究室がいろいろなデータを並べ立てているが，どれも状況証拠にすぎず，まだ決着はついていない．

👉 もっと詳しく

T前駆細胞の移行と移出

　胎齢11日目にはすでにT前駆細胞の移住は始まっているが，前駆細胞はまだ胸腺原基には侵入していない（図5）．また，副甲状腺原基と胸腺原基は切り離されていない．おもしろいことに，この時点では，前駆細胞は副甲状腺原基が発現するCCL21というケモカインに引き寄せられて胸腺近傍までくる．胎齢12日目には胸腺原基がCCL25を産生するようになり，胸腺原基の方へ前駆細胞が呼び寄せられ，胸腺原基の中への前駆細胞の移住が起こると考えられる．CCL21，CCL25に対して胸腺移住前駆

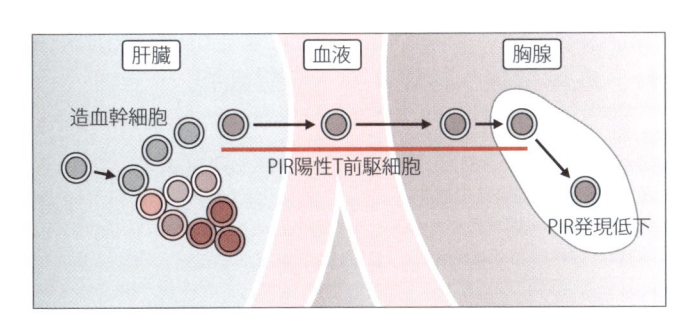

図4 胎生期の胸腺移住T前駆細胞

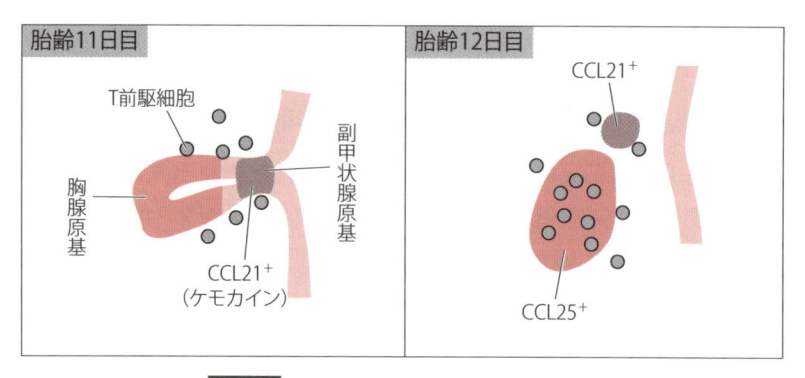

```
┌─────────────────────────────┬─────────────────────────────┐
│ 胎齢11日目                   │ 胎齢12日目      CCL21⁺       │
│         T前駆細胞            │                              │
│                     副甲     │                              │
│  胸腺                状腺     │                              │
│  原基                原基     │                              │
│         CCL21⁺               │         CCL25⁺               │
│        （ケモカイン）         │                              │
└─────────────────────────────┴─────────────────────────────┘
```

図5　最初の胸腺移住T前駆細胞

細胞が発現しているレセプターはそれぞれCCR7とCCR9である．

　成体胸腺でも同じケモカイン／ケモカインレセプターが移住に重要であることが示されている．また，血管内皮細胞に発現するP-セレクチンと前駆細胞上に発現するPSGL-1も重要である．ただ，これらの分子を欠損させることによって移住細胞が数％に激減しても，その後の増殖により補うことができるようで，胸腺細胞数にはさして影響しない．

　移出については，S1P（スフィンゴシン-1-リン酸）が関与している．成熟した胸腺細胞はS1Pに対するレセプターを発現するようになり，血流中のS1Pに引き寄せられて移出すると考えられる．

3　胸腺環境と骨髄環境の決定的な違い──実はNotchだった

1）T細胞は胸腺でしか育たない

　どうして胸腺でしかT細胞はできないのか．これは多くの免疫細胞分化研究者を悩ませてきた問題であった．骨髄の造血環境を支持する細胞（骨髄ストローマ細胞）を取り出してきて培養し，造血前駆細胞と共培養すると，ちゃんとミエロイド系細胞やB細胞が生成する．同じようなことを胸腺について行うとどうなるだろうか．胸腺環

Column　成体胸腺へ移住するT前駆細胞

　胎生期には，胸腺近傍に前駆細胞が移住してきたステージで組織ごと回収して前駆細胞を単離すれば，胸腺移住前駆細胞の性質を正確に調べることができる．しかし，成体の胸腺へ移住する前駆細胞の性質を調べるのは大変難しい．胸腺中にいったん入ると，その中の最も未分化と思われる前駆細胞を単離してその性質を解析したとしても，その細胞が本当に最も未分化という保証はないし，また移住してすぐに性質を変えてしまった可能性もある．また，その前駆細胞以外にも移住細胞はあるかもしれない．成体胸腺では，この問題が解決していないため，まだ確定的なことはいえない．

境の主な要素である胸腺上皮細胞を取り出して培養すると，単層培養はできる．しかし，その上で造血前駆細胞を共培養しても，T細胞分化は起こらないのである．胸腺を「組織ごと」培養すると，ちゃんとT細胞はできてくる．研究者は，三次元構造が大事とか，順序よく異なる環境に移ることが大事なのでは，などと考えていた．

なお，一昔前までは胸腺外で分化するT前駆細胞があるといわれていたが，今はそのようなものは事実上ないということになっている（108頁参照）．

2）NotchはT細胞分化を促進し，B細胞分化を抑制する

Notchは発生の局面で働く分子である．細胞表面にレセプターとして発現しているが，リガンド（レセプターに働きかける側の分子のこと）が結合すると，細胞質内の部分が切断されて核内に移行し，直接標的遺伝子の発現制御に関わる．つまり，細胞表面レセプターでもあり転写因子でもある，珍しい分子である．

Notch欠損マウスでは，二次造血が起こらないので胎生期致死である．そのため，T細胞系列での本来の役割りはすぐにはわからなかった．しかし，1999年に**Notch1**を造血系だけで欠損させると胸腺でT細胞がつくられなくなると同時に胸腺にB細胞が出現すること，Notch1を恒常的に活性化させると骨髄でB細胞がつくられずにT細胞がつくられることが示された．すなわちNotchシグナルはT細胞の分化を支持する一方で，B細胞の分化は抑制するのである（**図6**）．言い方を変えれば，「ここは胸腺です．T細胞をつくる場所です」という位置情報はNotchシグナルだったことが示されたのだ．この発見以後はT細胞初期分化の研究はNotchシグナルを中心に進められるようになった．

Notchとそのリガンドとして働く分子にはそれぞれ複数種類あるが，レセプター側がNotch1，リガンド側は**Delta-like 4**が主に働いていることがわかっている．

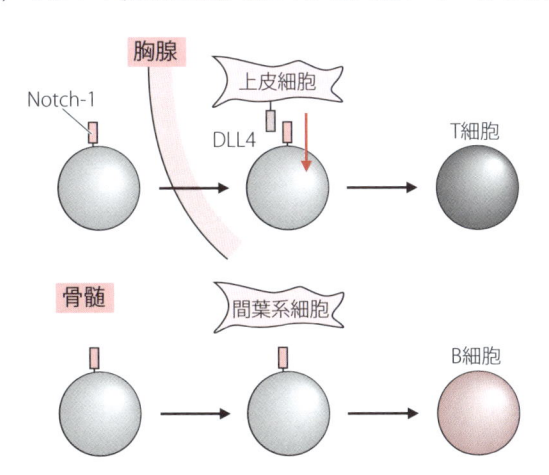

図6　胸腺と骨髄環境の違いはNotch

胸腺上皮細胞はNotch1のリガンドであるDLL4分子を強く出しているため，強いNotchシグナルが入り，それによってT細胞が分化する

4 胸腺内初期T細胞分化①
―胸腺でT細胞系列への完全な決定が起こる

1）分化段階の区分け

　胸腺の中でT細胞がつくられる過程のうち，初期の段階をみていこう．T細胞はT細胞レセプター（以降TCRと表示）を発現することが大事で，胸腺でのT細胞分化は「適正な」TCRを発現するようになる過程といってよい．したがって，分化段階の分け方もTCRの発現を軸とする．大きく分けるとTCRを発現する前と発現した後に分けられる．TCRを発現する前を，一般に初期分化段階と呼ぶ．この項ではこの**初期分化段階**をみていこう．一方，TCRを発現した後は，正の選択と負の選択が起こる．これについては次項で述べる．

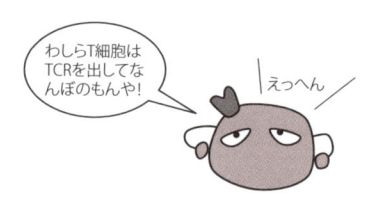

　胸腺内のT細胞分化過程は，CD4分子とCD8分子の発現を指標にして大きく分けることができる（**図7 A**）．胸腺細胞の初期分化段階ではCD4とCD8を発現しておらず，double negative（DN）段階と呼ばれる．DN段階の次に，CD4とCD8のどちらも発現するdouble positive（DP）段階に進み，そしてCD4とCD8のどちらかしか発現しないsingle positive（SP）段階へと成熟する．CD4SP細胞がヘルパーT細胞で，CD8SP細胞がキラーT細胞である．

　DN段階は**c-kit**と**CD25**の発現によってさらに4群に分けられ，DN1からDN4へと分化が進む．DN1からDN2段階にかけては1,000倍というオーダーの旺盛な増殖

Column　Notchシグナルだけが胸腺と骨髄の違いか？

　B細胞にとって，胸腺環境は，Notchシグナルさえ入らなければ成熟するまで分化できるような環境なのであろうか．T前駆細胞の全てがNotchシグナルを受けられない状況にしてしまうと，胸腺環境も傷害を受けて本来の胸腺環境でなくなってしまうので，上記の問題には答えが出せなくなる．しかし，最近，胸腺の一部の前駆細胞がNotchシグナルを受けられないようにしたマウスを用いた研究も行われた．そのような設定では，胸腺へ移住した前駆細胞からB細胞の前駆細胞まではつくられるが，その後の分化は起こらないということが示されている．つまり，胸腺環境は，Notchシグナルをなくしたとしても，B細胞の分化を支持できるような環境ではないということである．

　では，Notchシグナルはどの段階の前駆細胞に作用しているのだろうか．

　Notchシグナルは多能前駆細胞に作用してT細胞系列への決定を誘導し，B細胞やミエロイド系細胞への決定を抑制すると一般に考えられている．しかし，本当に運命の振り分けをしているのかどうか，実は不明である．運命決定自体は別なメカニズムで起こっていて，T細胞へ向けた分化を開始した前駆細胞の生存は支持し，B細胞に向かった前駆細胞を障害しているということかもしれないのである．

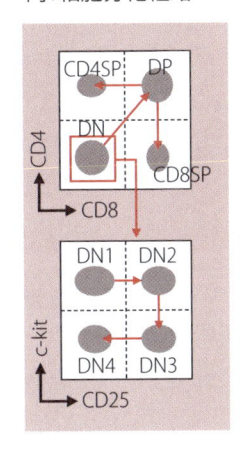

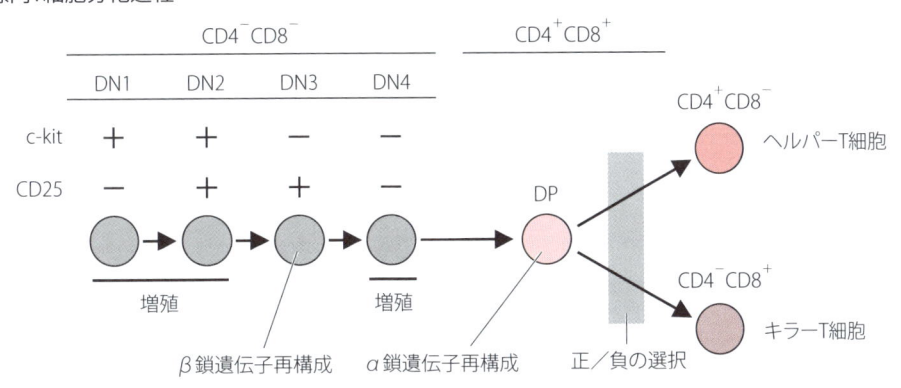

図7 胸腺内T細胞分化
A) 表面抗原でみた胸腺内T細胞分化経路
B) 胸腺内T細胞分化過程
C) 胸腺細胞の分化に伴う移住経路

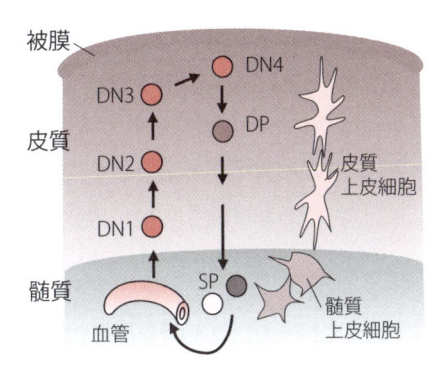

が起こる（図7B）．また，DN3段階で増殖は停止し，TCRβ鎖遺伝子の再構成が起こる．TCRβ鎖の再構成に成功した細胞の多くは，DN4段階で再び1,000倍というオーダーで増殖した後にDP段階へと分化を進める．DP段階に移行する過程でTCRα鎖遺伝子の再構成が起こり，表面にαβTCRを発現するようになる．

なお胸腺へ移住する前駆細胞は皮質と髄質の境界付近の血管から移住し，DN1からDN3段階までは外側へと向かう（図7C）．被膜下でDN4細胞として増殖し，皮質に広くDP細胞として分布する．ヘルパーT細胞とキラーT細胞になると一旦髄質へ行ってから血管を介して出て行く．

2）T細胞への完全な系列決定

すでに述べたように，胸腺の中のDN1前駆細胞はミエロイド系細胞，樹状細胞，NK細胞への分化能を有している．DN2段階の前半まではこれらの分化能は保持されるが，

DN2段階の後半で，これらの分化能はぴたっと消失する（**図8A**）．このステップをさかいにDN2段階を分け，それぞれDN2mt段階とDN2t段階と呼ぶ．mtはミエロイド-Tという意味である．筆者らは最近このステップが分化のチェックポイント（Column参照）であること，さらにこのステップを先に進ませるのには**Bcl11b**という転写因子が必須であることを明らかにした．こうして，T細胞系列へ完全に決定される過程に関しては，大きく理解が進んだ．

A) 完全なT細胞系列への決定はDN2ステージの半ばで起こる

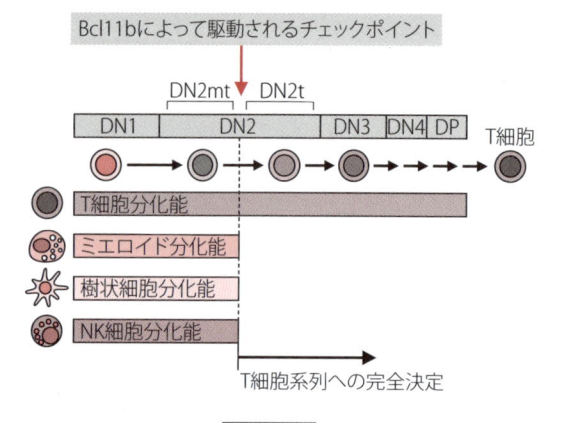

Bcl11bによって駆動されるチェックポイント

DN1 → DN2（DN2mt｜DN2t）→ DN3 → DN4 → DP → T細胞

- T細胞分化能
- ミエロイド分化能
- 樹状細胞分化能
- NK細胞分化能

T細胞系列への完全決定

B) 分化を停止したDN2mt細胞は自己複製サイクルに入る

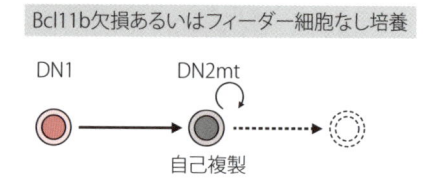

Bcl11b欠損あるいはフィーダー細胞なし培養

DN1 → DN2mt ⟳ ⇢
自己複製

図8 胸腺内で起こるT細胞系列への完全な決定

Column　分化のチェックポイントとは？

　チェックポイントとは何かを説明しよう．細胞分化は，ある定常状態から次の定常状態へと段階的に進む．その間のステップでは，外からの特定のシグナルとそれに連動して起こる細胞内の特定の遺伝子の発現が必要である．このような分化の「節目」となるステップを，分化の"チェックポイント"（checkpoint：関門や検問所という意味）と呼ぶ．あるステップが重要なチェックポイントであることは，例えば，ある培養条件，あるいはある遺伝子改変条件の下で，特定の分化ステップに進む直前の段階で分化が停止することで判別できる．さらに細胞が自己複製を行うことでより明白になる．

　B細胞への分化過程では，転写因子PAX5，E2A，あるいはEBFを欠損させるとB細胞系列に決定される直前の多能前駆細胞段階で分化が停止し，自己複製サイクルに入ることが以前から報告されていた．一方，T細胞では，そのような系列決定前段階の分化停止例は知られていなかった．筆者らはまず，フィーダー細胞[※1]を用いずに固相化[※2]したNotchリガンドとサイトカインだけの培養法でマウスの造血前駆細胞を育てると，培養細胞はDN2mt段階で分化を停止して，その停止した前駆細胞が自己複製サイクルに入ることを見出した（**図8B**）．そして，Bcl11bを欠損したマウスでも，同じ段階での分化停止と自己複製細胞の出現を明らかにした．この結果は，Bcl11bはT細胞系列をつくるためのマスター遺伝子であることを示すものである．また，ミエロイド-Tという前駆細胞段階を自己複製細胞として固定したことになり，ミエロイド基本型モデルを，分子メカニズム面から支持する結果でもある．

※1　フィーダー細胞
　ある細胞の分化/増殖を支持することのできる別の細胞．

※2　固相化
　分子をプレートの底面に直接結合させること．

5 胸腺内初期T細胞分化②
—TCR β鎖再構成のチェックポイント

1）9分の4の割合で脱落する

　前項で分化のチェックポイントという言葉が出たが，この項ではチェックする対象がはっきりしているから，もっとわかりやすいはずだ．T細胞レセプター（TCR）はα鎖とβ鎖から成り，前述のようにT細胞分化の過程で，β鎖の方が先に再構成する．β鎖の再構成は，DN3という段階で起こる．DN3段階から次に進むステップは，β鎖の再構成がうまくいったかどうかのチェックポイントとして働いている．

　常染色体上の遺伝子は必ず2つあり，それぞれを，**対立遺伝子（allele）**という．β鎖の再構成は，ひとつの対立遺伝子について成功する確率は3分の1である（図9）．どうして3分の1なのか説明しよう．DNAは3個でひとつのアミノ酸をコードするので，再構成でエクソンの断片が組み合わされるときフレームがずれてしまうと，ちゃんとしたタンパク質にならない．遺伝子再構成では，つなぎあわせるときにDNAの一部が欠けたり（欠失），ランダムに新しい配列が付け加わったり（挿入）する（48頁参照）ので，結果的には3分の1しか成功しないことになってしまうのである．この欠失や挿入がなければ再構成後にフレームが合うようにすることはできるのであろうが，3分の2で失敗するという無駄をすることになろうとも，欠失/挿入という過程は多様性をつくり出すのに重要なのである．

　対立遺伝子は2つあるので，片方で失敗しても，もう片方が成功すればよいことになる．どちらも失敗する確率は［3分の2］×［3分の2］で，9分の4である．したがって，9分の4の細胞は，DN3段階のまま死んで行くのである．残りの9分の5の細胞は，遺伝子再構成に成功してβ鎖を発現する．

2）プレT細胞レセプター

　DN3段階では，α鎖はまだ発現していないから，β鎖があってもTCRはつくれない．しかし，DN3段階ではα鎖の代わりになる**pTα鎖**と呼ばれる分子が発現してい

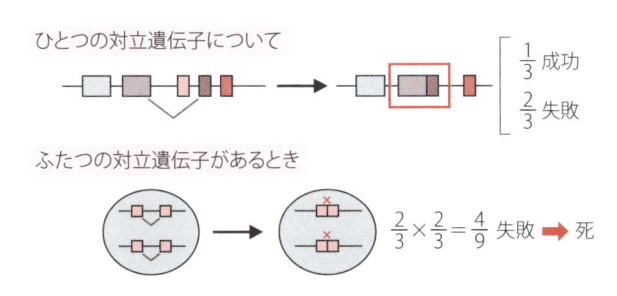

図9 β鎖の遺伝子再構成は9分の4の細胞で失敗する

る（図10）．pTα鎖では遺伝子再構成は起こらない．できたてのβ鎖は，pTα鎖と会合して**プレTCR**という受容体を形成する．CD3分子群も発現しており，プレTCRと合わさってプレTCR複合体を形成している．プレTCR複合体は，リガンドが結合しなくてもシグナルを入れることができる．抗原受容体分子は，沢山の分子が集まること（凝集あるいはオリゴメライゼイションという）でシグナルが発生するようにできている．pTα鎖はお互い同士でくっつきやすい性質を有しているので，プレTCR複合体は形成されると自動的に凝集してシグナルが入るようになっているのである．

3）どうして2回にわけて再構成するのか

目一杯増やしてからβ鎖とα鎖を同時に再構成すると，β鎖の再構成の成否だけで9分の4の細胞が始めから無駄になることになる．β鎖だけ再構成して，成功したも

Column　対立遺伝子排除とは

基本編で述べたように，「ひとつの細胞に一種類の抗原レセプター分子」という基本ルールがある．2つ以上発現していると，例えば外来抗原に対して適正に活性化されたT細胞が，自己抗原に対するレセプターも有していた場合，自己抗原に対して反応を起こしてしまうかもしれない．

2つの抗原レセプターが発現することが有害だとすると，そもそもその遺伝子が2つあることは，潜在的に大変危険なことということになる．2つのうち片方の対立遺伝子しか使われないようにする機構があるはずで，それが免疫にとって極めて重要なはずだ，と免疫学者はずっと考えてきた．片方の対立遺伝子しか使われないようにする機構を，**対立遺伝子排除**（allelic exclusion）という．重要な問題なので，やや専門的な話になるが解説する．

実際，TCRのβ鎖や免疫グロブリンの重鎖では，対立遺伝子排除の仕組みがうまく働いている．TCRのβ鎖でみていこう．再構成は，2つのβ鎖の対立遺伝子で同時に起こるのではなく，まず片方で起こる（図11A）．もし再構成に成功すれば，プレTCRからのシグナルが入り，細胞は分化を開始するとともに，もう片方のβ鎖遺伝子は再構成しないよう抑制されるとされている（図11B）．もし再構成に成功しなければ，しばらくしてもう片方のβ鎖遺伝子で再構成が起こる．このような仕組みが働いているので，β鎖が2種類つくられる細胞はできてこないのである．

よくできた仕組みに思えるが，遺伝子が同時ではなく片方だけ先に発現するという現象自体は珍しいことではない．また，片方が再構成されたときに，もう片方の対立遺伝子が再構成されないように積極的に抑制するというフィードバックメカニズムがあると言われているが，プレTCRからのシグナルが入ると分化/増殖が起こり，遺伝子再構成に必要なRag分子は一旦発現しなくなる．すなわち，特にフィードバックメカニズムが働かなくても，もう片方が再構成されることは無さそうである．したがって，図11Bのようなメカニズムが本当に働いているのかどうかは，もう少し明快な研究成果を待つ必要があろう．

また，遺伝子再構成レベルでの対立遺伝子排除は，TCRα鎖の再構成の際には働かない．すなわち，両方の対立遺伝子で再構成が起こる．ヒトでもマウスでも30%くらいのT細胞でα鎖は両方とも再構成に成功しているという．片方のα鎖しか使われないのは，β鎖との結合しやすさに差があって，結合しにくい方はすぐに分解されるからと考えられている．それでも，数%のT細胞は2種類のα鎖を出している．2種類のTCRを出しているとしても，どちらかが自己反応性であればDP細胞の段階で負の選択で除去されるので問題ない．末梢に出て来ているということは少なくとも片方は正の選択を受けたということである．もう片方がもし正の選択も受けてないようなTCRだとすると，MHC-ペプチドを認識するTCRとして働けないということであり，そんなものが危険なものである確率は極めて低いであろう．実際，こういった細胞が自己免疫疾患につながるのかどうかはまだ明らかにされていない．したがって，「1つの細胞に2つの抗原レセプター＝悪」とは限らないかもしれない．

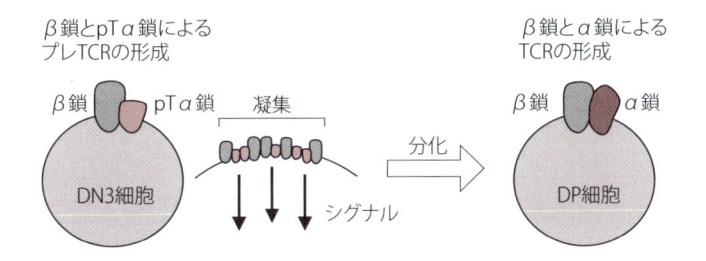

図10 β鎖の再構成に成功した細胞は，プレTCRを形成することにより分化を進める

A) β鎖の遺伝子再構成の順序

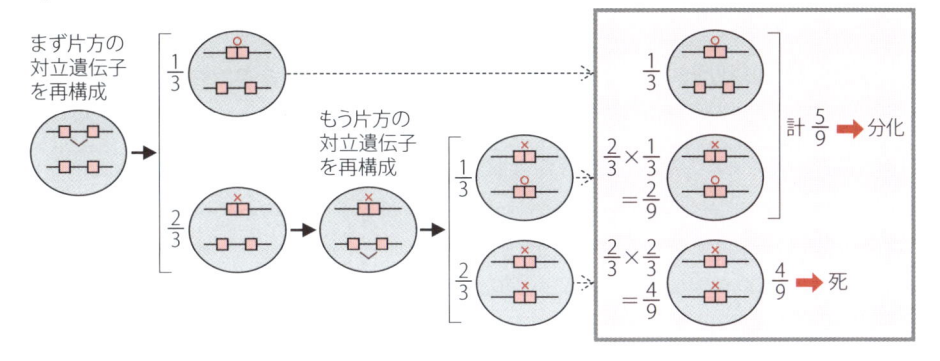

B) プレTCRからのシグナルがもう片方の遺伝子の再構成を抑制する

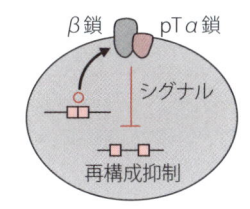

図11 対立遺伝子排除のメカニズム

のだけを増やして，その後α鎖を再構成する，という手順を踏むことにより，無駄をなくしているのだろうと思われる．

👉 もっと詳しく

D–J再構成は両方の対立遺伝子で起こるがV–DJ再構成は片方ずつ起こる

　50頁でみたように，TCRのβ鎖の遺伝子はV，D，Jという3つの遺伝子を組み合わせてつくられ，再構成はまずDとJとの間で起こり（D–J再構成），次にVとDJ間で起こる（V–DJ再構成）．最初に起こるD–J再構成は両方の対立遺伝子で同時に起こる．次のV–DJ再構成は両方の対立遺伝子で同時には起こらない．まず片方の対立遺伝子，次にもう片方，というように起こる．この順序は免疫グロブリンのH鎖遺伝子でも同じである．

　なお，まずD–J次にV–DJというように再構成が2回起こるなら成功率は9分の1

になるのでは，と思われる方がいるかもしれない．しかし，そうはならない．何回再構成でつなげようと，最終的に結合部より下流の部分に対してフレームが合うかどうかという問題なので，3分の1でいいのである．

6 正の選択の基本原理は？―いまとてもhotな話題

1）負の選択はわかりやすいが正の選択はわかりにくい

負の選択の原理は，比較的簡単である．自己のペプチドとMHCの複合体に反応するようなTCRをつくってしまったT細胞は，除去される．概念的にも問題はなく，実験的にもきれいに示されている．一方，正の選択の方はそう簡単ではない．

骨髄でB細胞がつくられるときは，正の選択は起こらず，自己反応性のB細胞を除く負の選択だけが起こる．T細胞でもそうしてもよさそうなものであるが，TCRの場合はMHCとペプチドの複合体を認識するから，そもそもMHCと結合できないようなT細胞をつくっても仕方がない．そういう無駄を排するためにあるのが正の選択という機構である．しかし，どうやってそういう機構を働かせるのだろうか．

2）2つの基本的なモデル

すでに51頁に多くの教科書に書いてある通説を書いたが，実際はまだその説で確定しているわけではない．そんな基本的なことが確定してないとは驚きであろう．ここで，あらためて考えてみよう．ちょっと難しい話になるが，現在進行形の話題なので，是非がんばって読んでいただきたい．

少し前の教科書では，正の選択はMHCを認識できるTCRを発現する細胞を選び出す過程で，そうして選ばれたTCR発現細胞の中で自己ペプチド−MHC複合体を認識できるものを除去するのが負の選択である，というように書かれていた．これだと，正の選択のときはMHC分子上に乗っているペプチドは何でもいいことになるが，実際はペプチドも含めて正の選択に関わっていることがわかっている（99頁のもっと詳しくのコーナー参照）．

さて，ではどのようなモデルが想定されているのだろうか．ひとつめは，前述のように通説とされているモデルで，TCRと自己ペプチド−MHC複合体の結合力の強さが運命を決めるというモデルである（図12）．強い結合によりTCRから強いシグナルが入ると負の選択が起こり，細胞は死ぬ．弱い結合では適度なシグナルが入り，正の選択が起こる．全く結合しない場合はシグナルが入らないので死ぬ．TCRは遺伝子再構成によっていろいろな形のものができるから，強い結合力，弱い結合力，結合力なしなどの差が出ると説明される．

もうひとつのモデルは，正の選択のときのペプチドの種類と負の選択のときのペプチドの種類が違うときに，正の選択で選ばれた細胞が生き残れるとするものである（図13）．

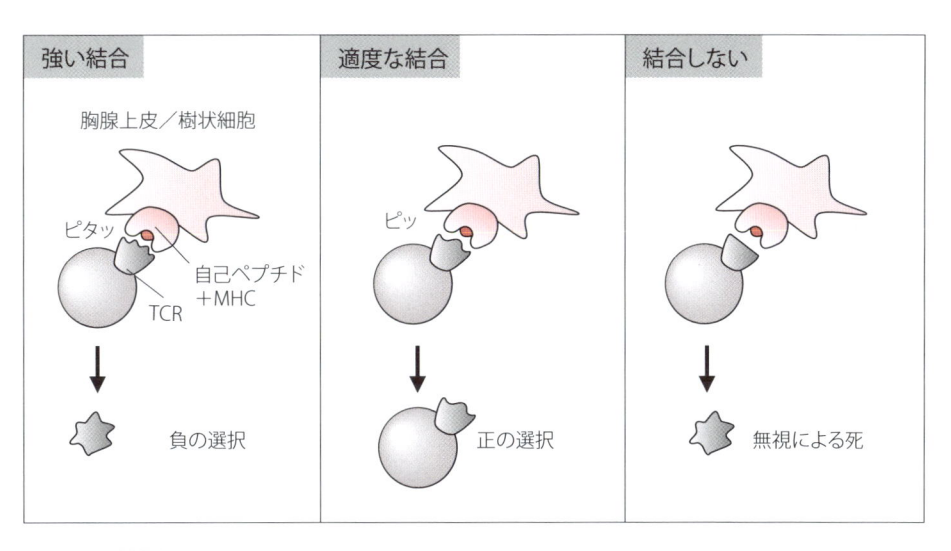

図12 TCR-MHCの反応の強度が正／負の運命を分けるというモデル

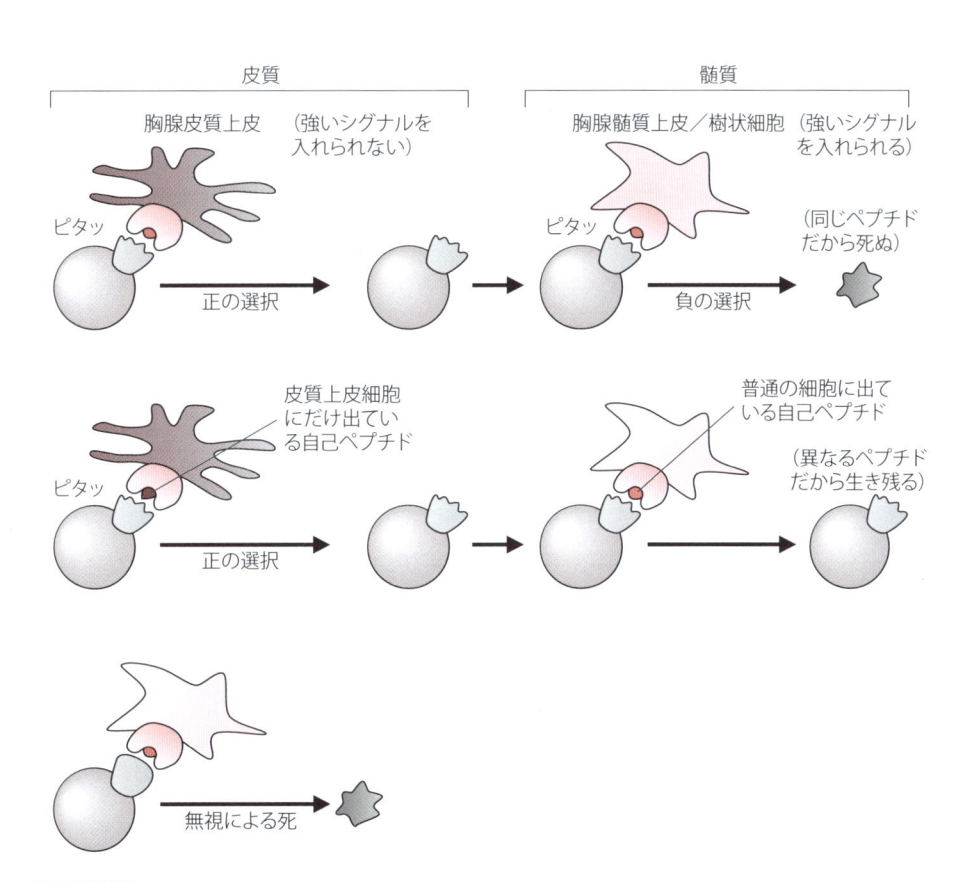

図13 正の選択と負の選択でペプチドの種類が違うことにより正の選択を受けた細胞が生き残れるというモデル

皮質上皮細胞はあまり強いシグナルを発することはできないと想定する．すると，皮質上皮細胞が出している自己ペプチド-MHCに結合できる細胞は生き残る．これが正の選択である．次に，髄質で髄質上皮細胞や樹状細胞で負の選択を受ける．もしもこれらの細胞が皮質上皮細胞と同じペプチドのレパートアを有していると，せっかく正に選択された細胞が，全て負に選択されてしまうことになり，細胞が残らない．しかし，皮質上皮細胞が有していたペプチドの中に髄質上皮細胞や樹状細胞に出ていないものが有る場合，そのペプチドへの反応性で正の選択を受けた細胞は負の選択を受けずに済む．そして末梢に出て行くことができるのである．

3）どちらが正しいか

胸腺でTCRのシグナルが強く入る場合は負の選択が起こることは間違いない．またシグナルの強度が弱いと正の選択を受けるということを示す実験データも沢山ある．したがって，図12のモデルでほぼ説明がつくとされていた．

しかし，図12のモデルのままでは説明できないことがみつかってきた．胸腺皮質上皮細胞に特有の**β5t（ベータファイブティー）**と呼ばれる**プロテアソーム構成分子**があることが最近明らかになった．クラスⅠ分子に乗るペプチド鎖はプロテアソームでタンパク質が裁断されることによってできる（37頁参照）が，β5tがあるときは通常つくられないようなペプチドがつくられてしまう．したがって，胸腺皮質上皮細胞には他の細胞ではみられない種類のペプチドを乗せた自己ペプチド-MHC複合体が発現しているのだ．

では，β5tを欠損させるとどうなるか．皮質上皮細胞は他の細胞と同じようなペプチド鎖をつくるようになる．すると，胸腺でつくられるキラーT細胞の数が5分の1くらいに減ってしまうのである．つまり皮質上皮細胞が普通のペプチドをつくると正の選択の効率がとても悪くなるのである．図12モデルではTCRの形の多様性によって弱い結合力のTCRもできてくると説明したが，それは正しくないということになってしまう．

これまでの文脈に沿って考えると，β5tの話は，むしろ図13の胸腺皮質上皮特有のペプチドがあると仮定するモデルに合うように思える．では図12の結合の強度のモデルが間違いで，図13のモデルが正しいのか？ いや，まだそこまでは言えない．図12のモデルで，「TCRの形の多様性が結合力の強弱の幅をつくる」とした部分が間違いである可能性は高いが，TCR―MHCの結合の強度が運命を分けるという部分は正しいかもしれない．すなわち，「β5tによって裁断されたペプチドがMHCに乗ると，TCRと弱い結合をしやすくなる」という説明をすることができる．実際β5tによって裁断されたペプチドはMHCの溝にピタッとくっつきにくく，不安定なので，TCRも強く結合しにくいのだろうと一部の研究者は推測している．

こういうパズルのような難問が，現在でも本質的な課題に関連して出てくるから，免疫学はまだまだおもしろいのである．

もっと詳しく

MHC分子に乗ったペプチドは正の選択に影響しているか

例えば，遺伝子工学的にMHC分子上に1種類のペプチドだけが乗るようにすると，成熟T細胞数は激減することが報告されている．すなわち，T細胞はMHC分子の部分だけをみて正の選択を受けているわけではないことがわかる．また，そのようなマウスでTCRのβ鎖を遺伝的に1種類だけに固定すると，正の選択を受けるT細胞においてα鎖の使われ方が偏るという．この知見もまた，ペプチド鎖が選択されるTCRのレパートアに影響しているということを支持している．

結合力の強さとは？

本文では結合力の強さとあらっぽく書いた．基本概念の理解にはそれで十分であるが，もう少し詳しくみよう．

TCRと自己ペプチド–MHC複合体の結合力は，個々の結合力（アフィニティー）と，結合力の総和（アビデイティー）という表し方がある．アフィニティーが弱い組み合わせでも，抗原ペプチドが沢山存在していれば，アビディティーは強くなる．正／負の選択はどちらに基づいているのだろうか？自己抗原に強く反応するTCRをモニターするシステムとしては，アフィニティーだけを感知するシステムの方がよさそうなものである．とはいえ，胸腺で頻度の高い抗原とは，末梢でもやたら出会うことになるだろうから，そういう抗原に対しては低目のアフィニティーのTCRをもつT細胞でも胸腺で除去した方がよいかもしれない．そういう意味では，アビディティーに基づく選択も悪くなさそうである．おそらく，正／負の選択はどちらの要素も入った形で起こっているのであろう．

Column　ヘルパーT細胞についても正の選択モデルは未解決

β5tは，キラーT細胞の正の選択に関わるものだった．ではヘルパーT細胞ではどうだろうか．胸腺皮質上皮細胞は，クラスⅡ分子上にも他の細胞と異なるペプチドのレパートアを提示しているのだろうか．その可能性を支持するデータがある．前述のように，クラスⅡには食作用で取り込んだタンパク質から裁断されたペプチド鎖が乗っかる（37頁）．タンパク質を裁断するのはカテプシンという一群のタンパク質分解酵素である．クラスⅡ分子にペプチド鎖が乗る直前まで，その溝の部分に蓋をする役割りの分子が乗っている．それがインバリアント鎖といわれる分子や，その断片であるCLIPというペプチド鎖である．カテプシンは，この蓋の役の分子を分解して蓋を開ける役割りもする．

カテプシンLの欠損マウスではヘルパーT細胞が3分の1程度に減る．そのカテプシンLは胸腺皮質上皮細胞に特異的に発現している．β5tと似た状況である．どうしてヘルパーT細胞の数が減るのであろうか．他の細胞に出ているカテプシンSに比べてカテプシンLは酵素活性が低いという．カテプシンLで裁断されたペプチド鎖に何か違いがあるのかもしれない．また，胸腺皮質上皮細胞には未消化のCLIPが乗ったままのクラスⅡ分子の割合が多いというので，CLIPが乗ったままのクラスⅡ分子が何かの役割りをしているのかもしれない．

TCRを介するシグナルは，集まって凝集するという形をとることにより，効率よくシグナルが入る．結合力の強さは，凝集の度合いという形で現れ，細胞内に伝わるシグナルの強度に転換される．次項で触れるが，キラー細胞になるかヘルパー細胞になるかという運命の振り分けのときには，さらにシグナルの持続時間という要素が入る．

7 組織固有の抗原に対して胸腺で起こる負の選択
―胸腺髄質に末梢組織が映し出されている

1）胸腺の髄質上皮に末梢組織の抗原が発現

末梢の臓器でしか発現していないタンパク質に対しては，どうやって負の選択が起こるのだろうか．従来は，末梢で初めて出会う自己の分子に対しては，末梢で抗原特異的な自己寛容が誘導されるとされていた．52頁で少し触れたが，最近，胸腺髄質上皮細胞がいろいろな組織に固有なタンパク質を多種類にわたって発現していることが明らかになった．

これは，胸腺における負の選択の役割りを大幅に拡大するものである．胸腺の中に末梢の組織が映し出されているというイメージであり，なかなかよくできた話である（**図14**）．実際に報告されたデータをみると，消化器系，呼吸器系，内分泌系の臓器や神経組織など，ほとんどの組織のタンパク質分子が出ている．これらの分子に対して負の選択が起こることにより，末梢の組織で自己免疫疾患を起こしうるような自己反応性T細胞が取り除かれていると考えられている．

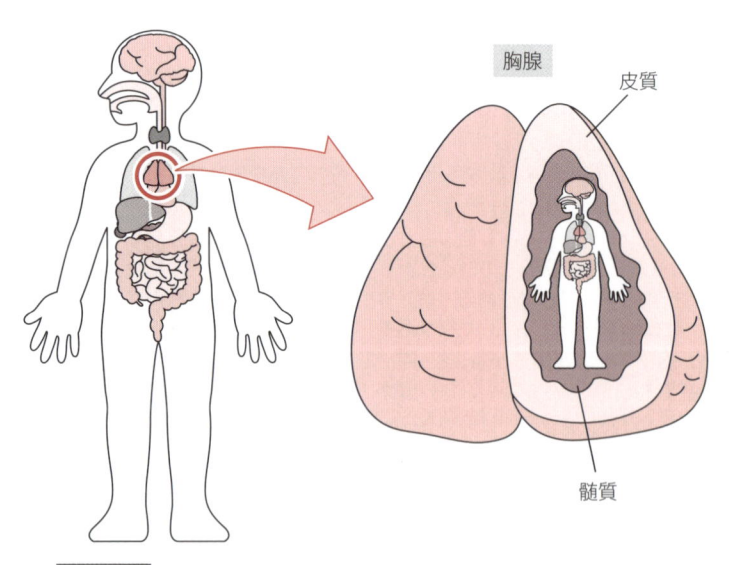

図14 胸腺髄質には体の種々の臓器が投射されている

2) AIRE が関与している

AIRE という分子がある．転写因子と考えられている．ヒトの遺伝性疾患の原因遺伝子としてみつかったもので，この分子が機能しないと，多臓器にわたる自己免疫疾患を起こす．マウスでも，この遺伝子を欠損させると，ヒトと同様の自己免疫疾患様の病態を起こす．

AIRE は胸腺髄質上皮細胞に特異的に発現している．AIRE の欠損マウスでは，上記の組織特異的なタンパク質分子の発現が非常に低下していることが明らかにされた．すなわち，組織固有のタンパク質分子が胸腺で発現することが重要であることを示している．ただし，次頁の Column で論じるが，AIRE の機能はまだよくわかっていない．

👉 もっと詳しく

胸腺髄質細胞と胸腺細胞のクロストーク

胸腺上皮細胞によって形成される胸腺環境は，胸腺細胞の分化を支持し，正/負の選択を誘導する大事な働きをする．一方，胸腺細胞が胸腺上皮細胞の分化を誘導することも知られている．この相互作用は**胸腺クロストーク**と呼ばれている（図15）．

この現象は特に髄質では顕著である．髄質は CD4SP 細胞や CD8SP 細胞の居場所であるが，TCR 遺伝子の欠損などによりこれらの細胞が生成しないマウスでは，髄質がほとんど形成されないのである．最近，その分子機構が明らかにされた．SP 細胞の出す RANKL と CD40L により，髄質上皮前駆細胞の出す RANK および CD40 にそれぞれシグナルが入ることが，髄質上皮細胞の分化/増殖に必須であることが示されたのである．この仕組みは後述するリンパ組織の発生過程に少し似ている（116頁）．

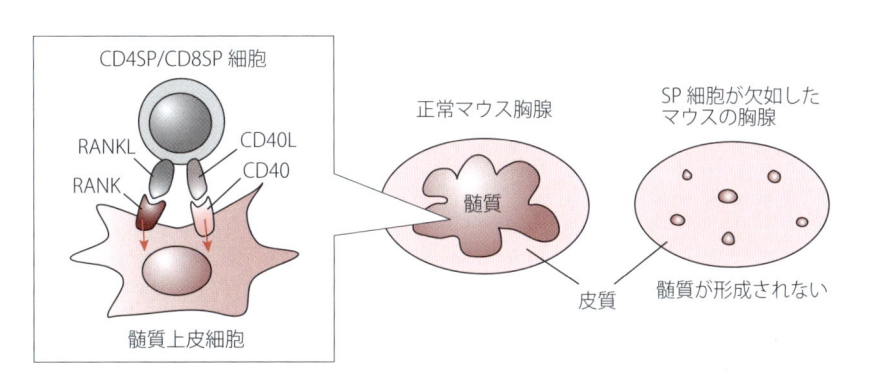

図15 胸腺髄質の形成は胸腺細胞によって誘導される

8 ヘルパーになるかキラーになるかの運命を選ぶとき —動的シグナルモデルとは？

1）T細胞の2大系列，ヘルパーとキラー

　　　T細胞の2大系列は，基本編ですでに登場しているように，ヘルパーT細胞とキラーT細胞である．なお，γδT細胞や，その他のT細胞の系列については次項で解説する．さて，90頁でみたように，ヘルパー，キラーの2種類とも，胸腺で生成する．CD4だけ発現する細胞がヘルパーT細胞で，CD8だけを発現する細胞がキラーT細胞である．

2）クラスⅠ，クラスⅡのどちらに反応するかで運命が決まる

　　　基本編ですでにみてきたように，ヘルパーT細胞はクラスⅡ分子上，キラーT細胞はクラスⅠ分子上に提示された抗原と反応する．したがって，胸腺でつくられるときに，クラスⅡと結合できるTCRを発現する細胞はヘルパーに，クラスⅠと結合できるT細胞はキラーになるような仕組みになっている（図16）．

3）動的シグナルモデル

　　　ヘルパーかキラーかという分岐そのものは獲得免疫系の基本原理にあまり関係がないので，図16に描かれている原理だけ知っておけば，免疫学の入門書としては十分である．しかし，ヘルパーかキラーの分岐は，DP段階からスパッときれいに分かれるので，細胞の運命決定の研究の絶好のモデルとして，多くの研究者を魅了してきた．せっかくなので，もう少し掘り下げてみよう．

Column　AIREは何をしているのか？

　AIREはAutoimmune Regulatorの略である．AIRE遺伝子変異によって発症するヒトの疾患名は，自己免疫性多腺性内分泌不全症Ⅰ型（Autoimmune polyendocrinopathy-candidiasis-ectodermal dystrophy：APECED）である．

　AIRE欠損マウスの胸腺髄質上皮細胞で，組織固有のタンパク質の発現が低下していることが明らかにされた当初は，AIREが直接それらの発現を誘導しているようなモデルが提唱されていた．しかし，どうもそういうものではなさそうである．髄質上皮細胞の全てで同じように多種類の組織固有タンパク質が発現しているという感じではなくて，上皮細胞が数個単位のクラスターを形成して，ここのクラスターでは膵臓関連タンパク質，そこでは神経系関連タンパク質というように，ある系列に偏ったタンパク質を発現する細胞が，そこここに偏在している．このような状況はAIRE単独の転写因子としての活性だけで説明できそうにない．また，AIREが発現すると髄質上皮細胞は死に，死ぬことによって自己抗原を樹状細胞に受け渡すなどという説も出されている．

　諸説ある中で正しそうに思われるのが，AIREが髄質上皮細胞の分化を誘導する因子であるという説である．AIREの欠損マウスの髄質上皮細胞は形態的にも配置的にも未分化な状態にとどまっているという．この説は，AIRE欠損マウスで組織特異抗原の発現が低下していることも説明できる．

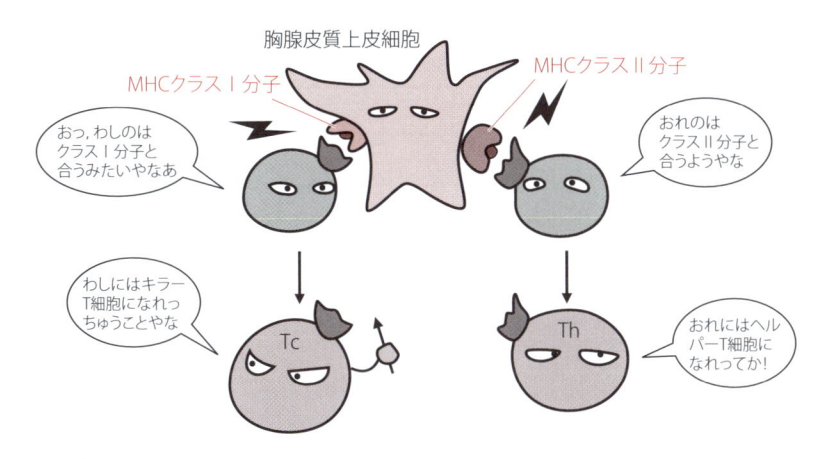

図16 クラスIに合う細胞はキラーに，クラスIIに合う細胞はヘルパーに

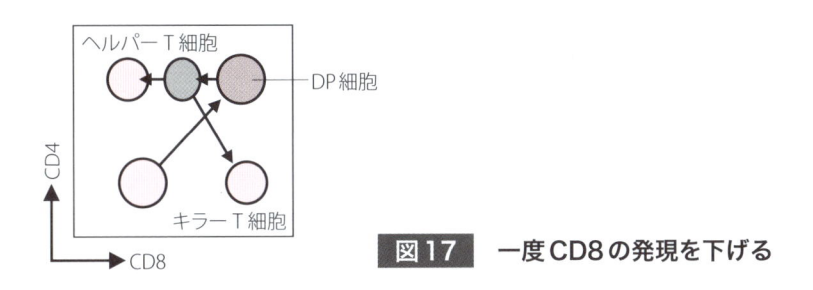

図17 一度CD8の発現を下げる

　では，どうやって胸腺細胞は自分の発現しているTCRがクラスIとクラスIIのどちらと結合できるのかを見分けているのだろうか．これにはCD4とCD8が関わっている．CD4はクラスIIとだけ結合でき，CD8はクラスIとだけ結合できる．それなら，ことは簡単そうにみえる．CD4とCD8とで，結合したときに細胞の中に違う種類のシグナルを入れるような仕組みにしたらいいことになる．

　しかし，実際にはそのようにはなっていない．CD4もCD8も，その下流にはlckという同じ分子をシグナル伝達分子として用いる．そのため，どのようにして見分けるのか，難しい．歴史的にはいろいろな説が出されてきた．最近，ひとつのモデルが優勢である．それが，動的シグナルモデル（カイネティックシグナリングモデル）である．

　その動的シグナルモデルを紹介しよう．まずDP細胞からヘルパーとキラー細胞に至る分化の道筋をCD4とCD8の発現パターンでみてみよう．CD4とCD8をどちらも発現する状態（DP細胞）から出発する（**図17**）．次に，CD8の発現だけが一旦低下する．その後，CD4だけを出すヘルパー細胞と，CD8だけを出すキラー細胞に分かれる．

　さて，この「CD8の発現を一旦低下させる」ところが，このモデルの肝要な点である．こうすることにより，自分の出しているTCRが，クラスIと結合しているのかクラスIIと結合できるのか，細胞は知ることができるのである．

　図を使って説明しよう．あるDP細胞がクラスI分子と結合できるTCRを発現する

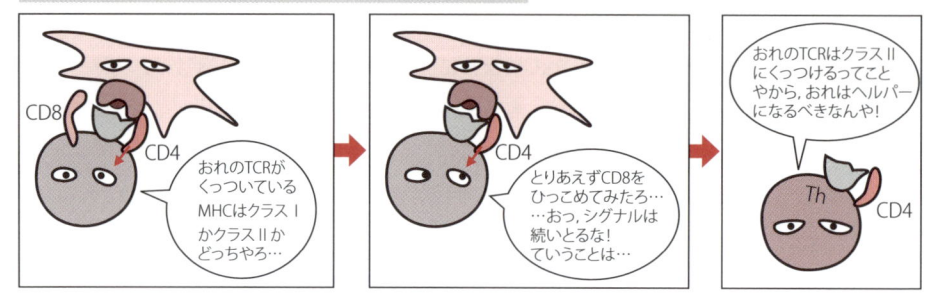

図18 動的シグナルモデル

ようになったとする（図18上の段）．このTCRが胸腺皮質上皮細胞のクラスⅠ－ペプチド複合体と結合するとき，細胞表面に出ているCD4とCD8のうちCD8の先の方がクラスⅠ分子の側面にくっつく．この結合により，CD8は細胞内にシグナルを入れることができる．しかし，細胞にとっては，そのシグナルがCD4から来たのかCD8から来たのか，区別がつかない．

そこで，細胞はCD8をひっこめてみるのである．すると，さっきまであったシグナルがなくなってしまう．シグナルを受けていた時間の長さは，短かったことになる．このようなときに，細胞はキラーT細胞に分化するプログラムを発動させて，キラーT細胞になる．そして，CD4をひっこめて，CD8を再度発現する．

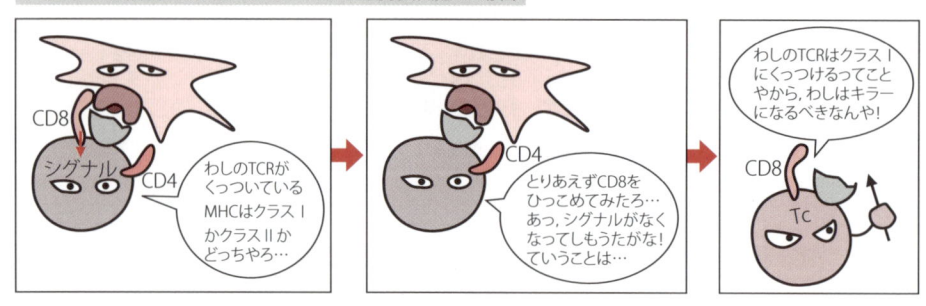

一方，別なDP細胞がクラスⅡ分子と結合できるTCRを発現するようになったとする（図18下の段）．このTCRが胸腺皮質上皮細胞のクラスⅡ－ペプチド複合体と結合するとき，CD4がクラスⅡ分子の側面にくっつく．この結合により，CD4は細胞内にシグナルを入れることができる．しかし，CD8の時と同様，細胞にとっては，そのシグナルがCD4から来たのかCD8から来たのか，区別がつかない．

そこで，細胞はCD8をひっこめてみる．それでも，シグナルは持続する．このようなときに，細胞はヘルパーT細胞に分化するプログラムを発動させて，ヘルパーT細胞になる．そして，そのままCD4だけを発現する細胞になる．

すなわち，CD4やCD8から発せられるlckを介したシグナルの長さ（duration）で，

ヘルパーかキラーかの運命が決まる．なお，このシグナルの持続時間の長さは，大体1日で途切れたらキラーに，2日続けばヘルパーになる，というオーダーの長さと考えられている．

👉 もっと詳しく

ヘルパー／キラーの運命決定と転写因子

ヘルパーT細胞については，その系列を決定する重要な転写因子としてThPOKが同定されている．一方，CD8キラー系列への分化を決定する転写因子は同定されていない．CD8キラー系列への分化には，ThPOK転写因子を発現しないことが重要であるとも考えられる．つまり，デフォルトの運命としてはキラー系列であり，TCRとMHCの結合が持続してCD4からのシグナルが入り続ければ，ThPOKの発現が誘導されてヘルパー系列になると考えられる．

9 胸腺でつくられる他のT細胞 — T細胞はヘルパーとキラーだけじゃない

1）T細胞の中のいろいろな細胞種

T細胞の系列をここで整理しておこう．前項ではT細胞の2大系列をヘルパーとキラーと表現したが，実はT細胞にはもっと根元でわかれた大きい系列がある（図19）．それが$\alpha\beta$T細胞と$\gamma\delta$T細胞である．$\gamma\delta$T細胞は獲得免疫系ではあまり重要でないので，前項までは$\alpha\beta$T細胞をT細胞として扱ってきた．$\gamma\delta$T細胞は，用いる抗

Column　指令モデルと確率モデル

ちょっとややこしい話をしよう．少し前まではヘルパーかキラーかの運命決定は指令的（instructive）か確率的（stochastic）かという議論が中心だった．「DP段階で，CD4とCD8からのシグナルがそれぞれヘルパーやキラーになるような誘導する」というのが指令モデルである．一方，「ヘルパーやキラーになる運命はDP段階でランダムに決まって，ヘルパーになると決めた細胞はCD4SPに，キラーになると決めたCD8SPになって，もしもシグナルが入り続けたらそのまま生き残り，シグナルが途切れたら死ぬ」というのが確率モデルである．現在は，指令モデルも確率モデルも正しくなくて，本項で説明した動的信号モデルが正しい，という論調になってきている．

しかし，そういう議論は論点がずれてしまっている．78頁でも論じたが，運命決定における外的因子の役割りは，本来は「指令的」か「選択的」かという対峙で考えるべきである．それなのに，この問題では指令的か「確率的」かという対峙にしてしまった上，確率モデルの方をひとつの例（DPから直接CD4SPとCD8SPになるというモデル）だけで代表させてしまったため，議論が本質から遠ざかってしまったのだ．

動的信号モデルでは，長いシグナルと短いシグナルがヘルパーとキラーを振り分けているが，では，これらのシグナルは指令的か選択的か，どちらに働いているだろうか．本文の説明では，シグナルの長さに基づいて細胞が運命を選ぶような，つまり指令モデルのような書き方をしたが，実はこの点はまだ不明であり，選択的モデルの可能性も残っている．

```
                    ┌─ γδT細胞
                    └─ αβT細胞 ─┬─ ヘルパーT細胞 ─┬─ Th1細胞
                                │                  ├─ Th2細胞
                                ├─ キラーT細胞     ├─ Th17細胞
                                ├─ 制御性T細胞     └─ Tfh細胞
                                ├─ NKT細胞
                                └─ CD8ααT細胞
```

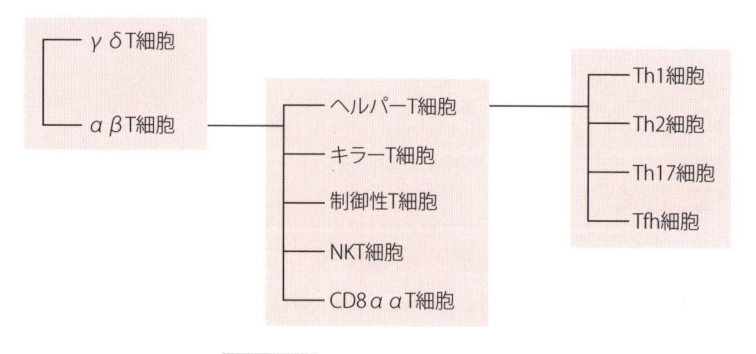

図19 T細胞の主な系列

原レセプター遺伝子がαβT細胞とは異なり，明らかな独立種である．αβT細胞の中には，ヘルパーとキラーT細胞以外に，制御性T細胞，NKT細胞があり，これらも独立した細胞種とみなされている．他にややマイナーな細胞種として，CD8ααT細胞という腸管に多い細胞がある．ヘルパーT細胞の中には，産生するサイトカインの種類によってさらに細かく系列にわけられている．現在のところ，系列とみなされているのはTh1細胞，Th2細胞，Th17細胞である．他に，濾胞ヘルパーT細胞（Tfh）という二次リンパ器官の胚中心でB細胞の分化を補助する細胞も，独立した系列と考えられている．

2）γδT細胞の分岐点

γδT細胞はγ鎖とδ鎖で形成されるTCRを発現している．γδT細胞の機能については164頁で解説する．

γδT細胞とαβT細胞がどの分化段階でどのように分岐するのかについては，数多くの報告があるにもかかわらず，まだ不明確である．ただ，多くの研究者達はDN3段階で分岐すると考えるようになってきている．DN3段階までは，T前駆細胞は両方の系列に分化できる能力を保持している．DN3段階で，β鎖の再構成が起こるとともにγ鎖とδ鎖の再構成も起こる（図20）．β鎖は前述のようにpTα鎖とともにプレTCRを形成し，γ鎖とδ鎖はγδ型TCRを形成する．ここでプレTCRとγδTCRのせめぎ合いが起こる．どうやって細胞は自分がどちらのTCRを出しているのかを知るのだろうか．

プレTCRは前述のようにこれが形成されるだけで自動的にシグナルを入れることができる．そのシグナルは相対的にみると弱い．一方，γδTCRのシグナルを入れるには何らかのリガンドが必要である．分化途上でどういうリガンドが必要なのかはまだ不明であるが，その不明のリガンドからシグナルが入ると，γδTCRの方が強いシグナルを発することができる．こうして，DN3段階で，弱いシグナルがはいるとαβT細胞へ，強いシグナルだとγδT細胞へというように運命が振り分けられるとされて

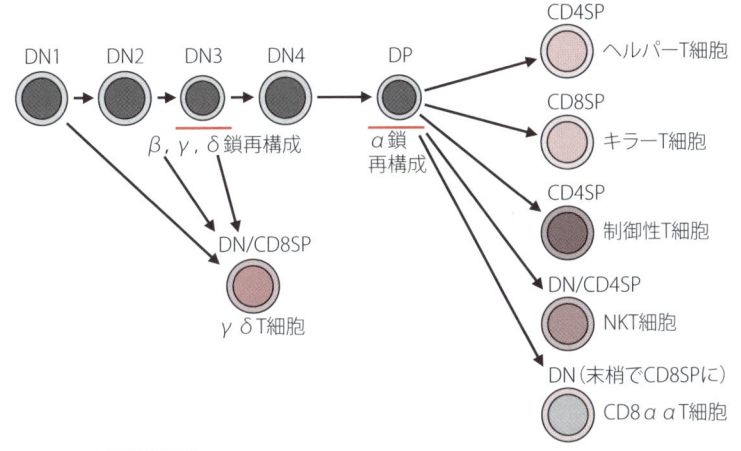

図20 胸腺における各系列のT細胞の生成経路

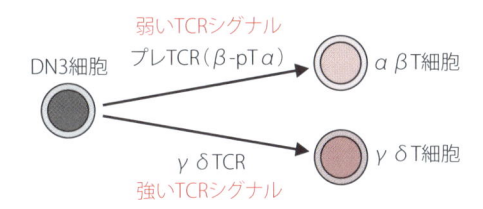

図21 αβT細胞とγδT細胞の運命の振り分け

いる（図21）．ただし，γδT細胞の生成経路として，DN1，DN2段階で分岐するという可能性も考えられている．

なお，γδTCRの生成に何らかのリガンドが必要ということは，正の選択にあたるような過程があることを意味している．しかし，自己抗原に強く結合するような場合に負の選択が起こるのかどうかは不明である．

3）NKT細胞の分化経路

NKT細胞はαβ型TCRを発現するのでαβT細胞に属する．NK細胞に特有の表面抗原を発現するので，NKT細胞と呼ばれる．NKT細胞の役割りについては，165頁で解説するとして，ここでは生成過程だけをみよう．NKT細胞のTCRはマウスの場合V遺伝子としてはVα14，J遺伝子としてはJα18遺伝子しか用いられない．β鎖の方はVβ7，Vβ8など，ある程度の幅がある．この組み合わせでつくられたTCRは，MHCクラスI分子ではなくCD1dという分子を認識する．クラスI分子はペプチド鎖を乗せるが，CD1dは糖脂質抗原を乗せる．

生成経路としては，DP段階の細胞からつくられると考えられている．NKT細胞が分化するには，TCRからのシグナルを受ける必要がある．DP細胞はCD1dを発現しているので，胸腺上皮細胞ではなくDP細胞がNKT細胞の分化を支持していると考え

られている．このとき，CD1dには何らかの糖脂質が乗っているはずだが，それが何なのかはまだ確定していない．

遺伝子再構成が全くランダムに起こるとしたら，NKT細胞特有のTCRがつくられる確率は数万分の1と考えられる．そうしてつくられたTCRを発現するT細胞が，CD1dと結合したとき，NKT細胞になるという分化プログラムが発動すると考えられている．

ただし，別な経路も想定されている．DP段階より以前にNKT細胞になるよう運命づけられた前駆細胞が存在していて，そういう前駆細胞は選択的にVα14-Jα18の遺伝子再構成を行うという説である．

4）その他のT細胞の分化経路

制御性T細胞はDP段階から分岐すると考えられている．しかし，どういう仕組みで生成するのか，まだよくわかっていない．おそらく自己抗原と反応して本来は負の選択を受けるような細胞の一部が，制御性T細胞になるのであろうとされている．どのようにして，その「一部」の細胞が決まるのだろうか？制御性T細胞に誘導されるようなTCRのシグナルの強さの枠があるという説がある．また，胸腺内に特殊な環境があって，そこでは自己抗原と反応しても負の選択が起こらずに制御性T細胞になるという説もある．

一方で，系列決定は自律的に起こるとする考え方もある．すなわち，制御性T細胞への決定は，DP細胞内で自律的に一定の割合で起こって，そういう細胞は負の選択を受けるような強いシグナルで生存するようにプログラムされているという考えである．また，DN段階で制御性T細胞になるような分化決定はすでに起こっているという考えもある．

Column　胸腺外分化T細胞はあるか？

一昔前の教科書には胸腺外分化T細胞の項目があったし，研究者の間でも長い間そういうものがあると一般に考えられていた．それは，胸腺を欠損するヌードマウスでも，粘膜など特殊な所にはγδT細胞やCD8ααT細胞などのT細胞が結構沢山存在するからである．また骨髄や腸粘膜でT細胞がつくられているとする報告もほんの10年くらい前までかなり多くみられた．しかし，本項で解説したように，今では全てのT細胞が胸腺でつくられていると考えられている．

どういう実験でそれがわかったのか解説しよう．

遺伝子再構成に必須の分子であるRAGの発現をGFPで可視化したマウスを用いて調べたところ，胸腺以外ではT細胞の遺伝子再構成が起こっている場所がみつからなかったのである．ではヌードマウスのT細胞はどこでつくられるのであろうか？ヌードマウスのようにT細胞が胸腺でつくられない場合，限定的ではあるが腸間膜リンパ節などでT細胞がつくられるということも示されたので，それで説明がつく．また，DP段階で発現する遺伝子を用いた「フェイトマッピング」という手法により，NKT細胞やCD8αα細胞がDP細胞由来であることも示された．

腸管のαβT細胞の約半分はCD8α鎖のホモダイマーを発現しており，CD8ααT細胞と呼ばれている．この細胞の生成経路としては，胸腺のDP段階の細胞由来と考えられている．ただし，胸腺内でDP段階ではすでに分かれているという報告もあり，したがってその直前の段階に分岐点があるという考えもある．

10 B細胞のつくられ方
―抗原レセプターのつくられ方はT細胞と似ている

1) B細胞の分化過程の概説

B細胞の抗原レセプター（BCR）が発現してからの負の選択の話（53頁）や，その後の二次リンパ器官でのさらなる成熟の話（123頁）は別項に記すので，ここでは初期の系列決定の過程と，BCRを発現するまでの過程をみていこう．

まずマウス骨髄におけるB細胞の分化過程を概説する．造血幹細胞から多能前駆細胞となり，次いでミエロイド系とT細胞，B細胞だけに限定された分化能をもつ細胞（ミエロ–リンフォイド前駆細胞）になる（図22）．この細胞はFlt3という分子を発現している．次のIL-7Rを発現した集団は一般に共通リンパ系前駆細胞（common lymphoid progenitors：CLP）などと呼ばれているが，実際はこの細胞は胸腺へは行かずにB細胞になるように運命づけられているという説が有力である．なお，この段階ではT細胞への分化能とともに顕著にミエロイド系細胞への分化能を有しているので，そういう点でもCLPと呼ぶのは好ましくない．本書ではIL-7R$^+$前駆細胞と呼ぶ．この段階までは系列特異的分化マーカーを発現していない分画（Lin$^-$）中に存在する．

B220を発現したばかりの細胞はプレプロB細胞と呼ばれる．プロB細胞の前の段階という意味で一般にそう呼ばれるが，ちょっとややこしい名前だ．その次のプロB細胞と呼ばれるステージではCD19を発現し，H鎖の遺伝子が再構成される．次のステージでH鎖と代替L鎖がプレBCRを形成する．このプレBCRを発現した細胞はプレB細胞と呼ばれ，旺盛に増殖する．次のステージでL鎖が再構成され，IgM型のBCRを発

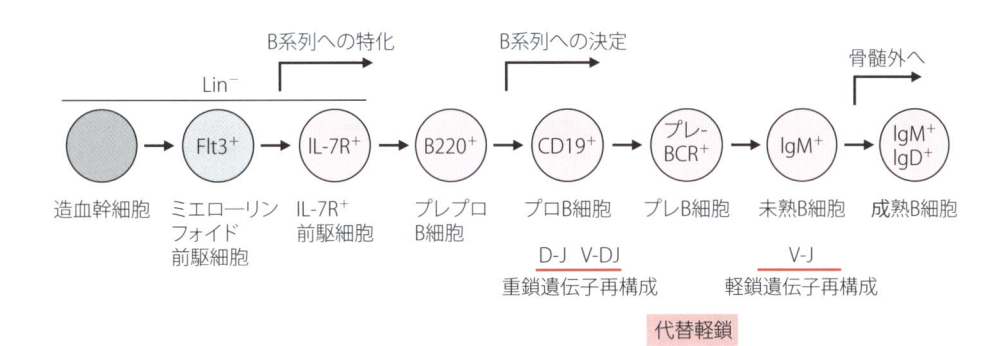

図22　B細胞の分化過程

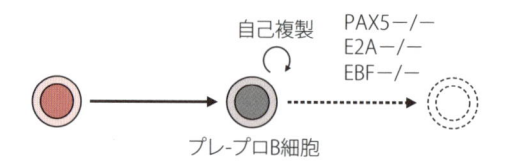

図23 E2A，EBF，PAX5はB細胞系列への決定に必須

現する未熟B細胞となり，骨髄を出て行く．骨髄を後にしたB細胞は，二次リンパ器官で成熟B細胞へと分化する．

以下にもう少し詳しく解説する．

2）B細胞系列への決定

前述のように，プレプロB細胞の段階ではまだミエロイド系とT細胞系列への分化能を有しており，プロB細胞になってCD19を発現すると，他の系列への分化能はなくなる．したがって，プロB細胞になる時がB系列への完全な系列決定の起こるときである．完全にB系列に決定されるまでに，T細胞分化能とミエロイド細胞分化能のどちらが先に消失するかは，まだ決着がついていない．

転写因子であるE2A，EBF，Pax5を欠損したマウスは，いずれもプレプロB細胞からプロB細胞段階の前後で分化が停止する（図23）．そして，停止した前駆細胞は自己複製サイクルに入る．この自己複製細胞はミエロイド系とT細胞系列への分化能を有している．92頁で述べたが，このステップにおける分化停止や自己複製細胞の出現は，このステップが分化のチェックポイントであることを示している．E2A，EBF，Pax5は，いずれもがB細胞系列への完全な決定に必須の因子である．ただし，B細胞へ向かう特化の過程はもう少し前のIL-7R$^+$前駆細胞段階から始まっていると思われる．その方向付けを制御している転写因子はまだ不明である．

最近，B細胞への系列決定に**polycomb複合体**というエピジェネティックな制御※に関わる抑制性の分子複合体が作用していることが示された．すなわち，polycomb複合体は初めはEBFやPax5を抑制していて，この抑制が解除されることでB細胞へ向けた分化が始まると考えられる．

3）プレBCRの形成からBCRの形成まで

B細胞の抗原レセプター遺伝子の再構成過程は，T細胞におけるTCR遺伝子の場合

※　エピジェネティックな制御
　ヒストンのメチル化やアセチル化，さらにDNAのメチル化などによって遺伝子発現が制御されること．一般には遺伝子の発現は転写因子がエンハンサー/プロモーター/サイレンサーなどに結合することで制御されるが，それとは違うレベルでの発現の制御機構である．例えば不要になった遺伝子がヒストンの修飾やDNAのメチル化によってエピジェネティックに不活性化されると，その後は転写因子で抑制しなくても，その遺伝子は発現しなくなる．

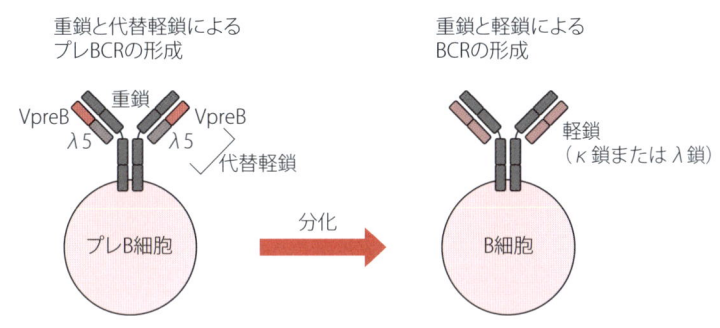

図24 まずプレBCRがつくられ，その後BCRがつくられる

とよく似た過程をとる．BCRは2本の重鎖と2本の軽鎖からなるが，分化過程では，まず重鎖がつくられ，その時に軽鎖の代わりとして代替軽鎖がつくられて，重鎖とともにプレBCRを形成する（**図24**）．代替軽鎖は，VpreB（ブイプレビー）とλ5（ラムダファイブ）という分子で構成される．プレBCRは形成されるとシグナルを発し，分化して次のステージに進むことができる．TCR β鎖の場合と同じように，9分の4の細胞は再構成に失敗して脱落する．また重鎖でも対立遺伝子排除の仕組みが働き，2種類の重鎖が発現することはない．

次のステージでは，軽鎖の再構成が起こる．軽鎖にはκ鎖とλ鎖があり，個々の細胞ではどちらか一方が使われる．κ鎖とλ鎖は，TCRのα鎖と同じように何度も再構成できる構造になっている．53頁で解説したように，自己抗原に反応してしまうBCRをつくったB細胞は，そのシグナルが強すぎると死ぬ（負の選択）が，それほど強くないときには，もう一度再構成をやり直すこと（レセプター再編成）ができる．このレセプター再編成は，軽鎖で起こる．

3章 展開編 さまざまな免疫応答の機序
—抗原特異的反応を修飾するさまざまな要素

　この章では，免疫反応が実際にどこでどうやって起こっているのかをみていこう．基本編で，本質的な仕組みはみてきた．本章では，どこで起こっているかという解剖学的な詳細であったり，反応の効率をよくするなどの修飾要素の話が出てくる．すなわち，詳細情報が要素として沢山出てくるが，基本骨格が理解できていれば，難しくはないはずである．

　むしろ，ここではその詳細な情報を楽しんでいただきたい．基本骨格をわかった上で読むと，それを動かす仕組みの巧妙さに感心することになろう．リンパ節の構造ひとつをとっても，「何てよくできているんだ」と唸ってしまうくらいだ．

Key word　リンパ節／脾臓／パイエル板／ケモカイン／サイトカイン／クラススイッチ／親和性成熟／T細胞サブセット

1　リンパ節／脾臓の構造と機能—免疫細胞の出会いの場

1）リンパ液とリンパ球の流れ

　二次リンパ器官の構造を紹介する前に，まずはリンパ液とリンパ球の流れをみていただこう（図1 A）．ここでは「リンパ液の流れとリンパ球の流れは異なる」というのがポイントである．血液の循環はご承知のように心臓から出て末梢で毛細血管を通って静脈血になって戻ってくる．肺で酸素を取り込む点はこの図では省略している．

　リンパ液は，毛細血管から組織液としてにじみだしてくる．リンパ管は，先端の閉じた管として組織中に張り巡らされていて，組織液はリンパ管壁の内皮細胞の間を通ってリンパ管の中に流れ込む．このリンパ管に流れ込んだ組織液を，リンパ液という．この時点では，リンパ球はほとんどいないということに注意していただきたい．リンパ管には弁がついていて，運動等によって圧力が加わると中枢方向へ流れが生じるようになってる．「リンパマッサージでむくみを取る」という話があるが幾分は理にかなっているといえよう．リンパ管は，体中にはりめぐらされている（図1 B）．

　リンパ系の主な役割りは，組織液を体の循環に戻すための循環系で，また腸管から脂肪を回収するルートとしても重要である．リンパ球を循環させるためにあるというよりも，体液の循環系にリンパ球がうまくのっかっているということであろう．

A）リンパ液とリンパ球の循環　　B）全身に張り巡らされているリンパ管網

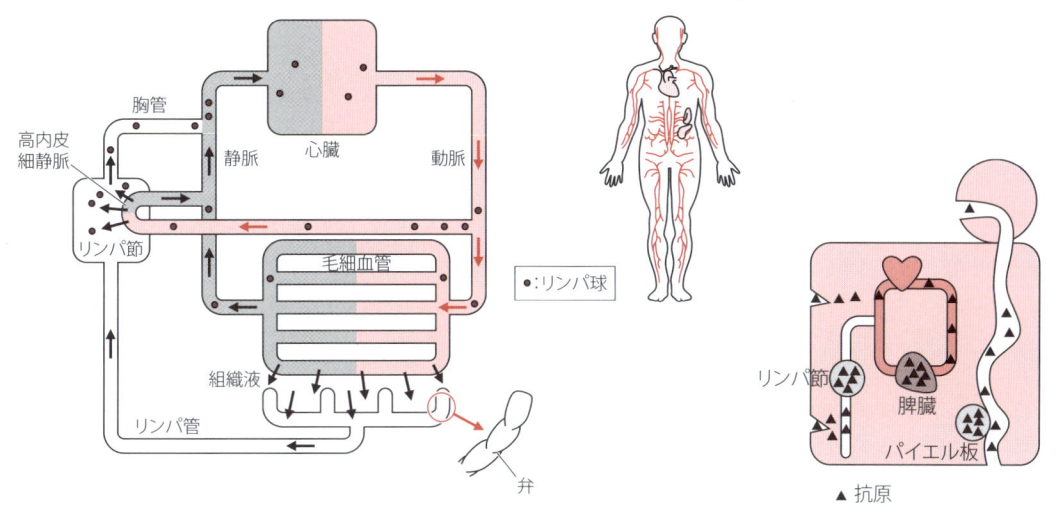

図1　リンパ液・リンパ球の流れと抗原の捕捉

図2　二次リンパ器官における抗原の捕捉

2）抗原の取り込み

　これまで本書ではリンパ節と脾臓のことしか書かなかったが，その他に，パイエル板が二次リンパ器官に含まれる．ここからは，パイエル板も含めて，それぞれの二次リンパ器官の役割りの違いをみていこう．

　二次リンパ器官は免疫反応を起こす器官である．「免疫細胞が効率よく出会える」ということがもちろん大事であるが，「抗原を取り込む」という点ももうひとつの重要な働きである．抗原の取り込みという点では，この3者はうまく分業している．例えばけがをして，抗原（この場合病原体）が入って来たとき，リンパ液の流れに乗ったものはリンパ節で捕捉する（**図2**）．血流中に流入した抗原は，脾臓で捕捉する．腸管の場合はけがをしなくても圧倒的に大量の微生物がいるので，常に抗原として取り込んでチェックする必要がある．パイエル板がその役割りを担っている．うまくできたものである．

3）リンパ節の構造とリンパ球/抗原の流れ

　二次リンパ器官の構造を順にみていこう．まずはリンパ節である．リンパ節は，リンパ管の集まる中継地点につくられる．間葉系の細胞でつくられたスポンジのような構造の中にリンパ球がびっしりと詰まっている．リンパ液は**輸入リンパ管**から入って**輸出リンパ管**から出ていく（**図3**）．輸入リンパ管側にB細胞が多い領域（**B細胞領域**）があり，輸出リンパ管側にT細胞の多い領域（**T細胞領域**）がある．B細胞領域を**濾胞**ということもある．T細胞領域の中の静脈の一部は高内皮細胞という特殊な内皮細

胞でできていて，**高内皮細静脈**（high endotherial venules: HEV）といわれる．T細胞とB細胞はこの高内皮細静脈から入る．入って来たT細胞とB細胞はそれぞれの領域に一旦おちつくが，やがて出て行く．出て行くときは輸出リンパ管を介し，胸管を通って循環系に戻る．上流に別なリンパ節があるようなリンパ節の場合は，リンパ球は輸入リンパ管からも入って来ることになる．

抗原は樹状細胞に取り込まれて運ばれてくることもあるが，リンパ液の流れに乗った抗原は輸入リンパ管から直接入って来る．

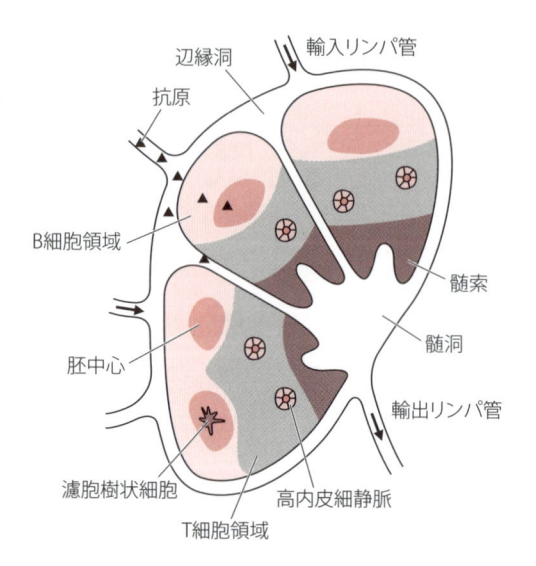

図3　リンパ節の構造

4）胚中心

B細胞領域の中には**胚中心**という構造があり，**濾胞樹状細胞**（follicular dendritic cells）と呼ばれる細胞突起を長く延ばした細胞がみられる．樹状細胞という名前がついているが，血液系の細胞ではなく，間葉系の細胞と考えられている．活性化されたB細胞は胚中心に行き，ここでB細胞の親和性成熟が起こる．また，特異性を維持したまま異なる機能をもつ抗体分子へ変化するという現象が起こる（クラススイッチ）．これらの出来事には，濾胞樹状細胞の表面に抗原が捕捉されていることと，胚中心にやって来たヘルパーT細胞の存在が必要である．B細胞はその後髄索あるいは骨髄へ移住し，**形質細胞**という抗体産生細胞になって抗体を産生する．胚中心でB細胞のクラススイッチや親和性成熟を助けるヘルパーT細胞を，最近は特別に**濾胞T細胞**（follicular helper T cells：Tfh）と呼ぶが，やっていることは本来のヘルパーT細胞の業務なので，特に新しい機能が加わった訳ではない．

5）脾臓の構造とリンパ球の移住

脾臓は，二次リンパ器官であると同時に，古くなった赤血球を破壊する役割りも持っている．また，造血組織のバックアップ機能も持っていて，造血の場が胎仔肝から骨髄に移る途上や，放射線照射のあとの造血の立ち上がりの一時期，あるいは骨髄の造血の具合が悪いときなどに，造血組織としても働く．本項では，脾臓の二次リンパ器官としての働きだけをみていこう．

まず，脾臓の構造をみよう．赤血球の処理が行われている部位は赤脾髄とよばれ，その中に白脾髄といわれるリンパ器官が島状に存在する（**図4**）．脾臓にはリンパ管は

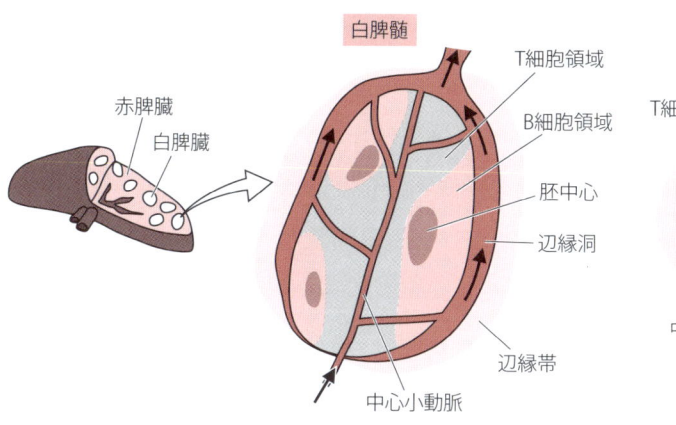

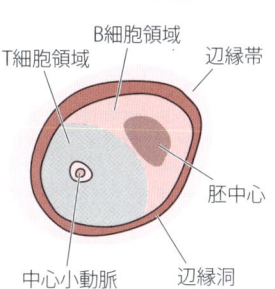

図4 脾臓の構造

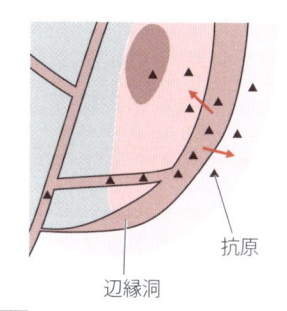

図5 抗原は辺縁洞から流入する

なく，リンパ球は血流から移入し，血流へ出て行く．また，前述のように脾臓は血液中の抗原の濾過装置として働いている．

白脾髄の中には中心小動脈が走っていて，この動脈を取り巻くようにT細胞領域が存在し，その外側がB細胞領域になっている．静脈は外側を取り囲むように辺縁洞を形成している．そのまわりには辺縁帯といわれるマクロファージとB細胞で形成される領域がある．

二次リンパ器官としての脾臓の働きをみていこう．抗原は辺縁洞からリンパ組織に流入する（図5）．また流れているうちに，辺縁洞の壁に居並ぶマクロファージやB細胞に捕捉されるものもある．リンパ球も，樹状細胞も，辺縁洞から白脾髄や辺縁帯に入る．出て行くときには辺縁洞から血流に戻る．

このように抗原やリンパ球の流入経路は，リンパ節とかなり異なる．例えば抗原を静脈注射で投与すると，主に脾臓で捕捉されるため，その後の免疫反応（胚中心の形成，リンパ組織の腫大など）も，主に脾臓で起こる傾向がみられる．もっとも，そういう解剖学的な差からくる細胞や抗原の流れの差を除けば，T細胞領域，B細胞領域，胚中心で起こっていることは，リンパ節と本質的な違いはない．

ただし，辺縁帯のような構造はリンパ節にはなく，またそこに存在しているB細胞は，B細胞領域にいるB細胞とかなり性質が異なることから，**辺縁帯B細胞**（marginal zone B cells）と呼ばれている．辺縁帯B細胞はT細胞がなくても抗体をつくることができ，IgM型の自然抗体（166頁参照）を産生するとされている．

6）パイエル板の構造

　パイエル板には輸入リンパ管がない（図6）．前述のように，腸管内の抗原を取り込むのが仕事である．どうやって抗原が入るかというと，それが**M細胞**を介する仕組みである．M細胞は腸管内の抗原を積極的に取り込んで受け渡す役割を果たしている．M細胞については腸管免疫の項（136頁）で解説する．また，樹状細胞が腸管に手を伸ばして直接抗原を捕捉しているともいわれている．

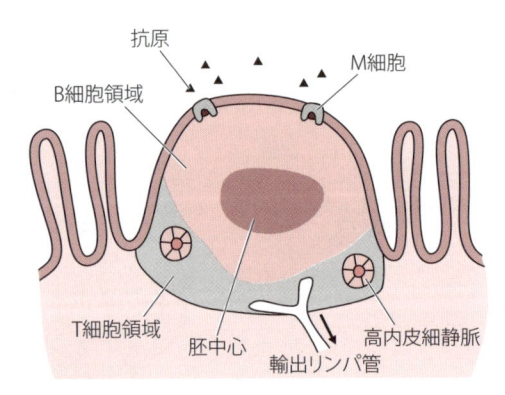

図6　パイエル板の構造

　なお，腸管の上皮細胞間には多数のリンパ球が存在するが，パイエル板には輸入リンパ管がないので，これらの上皮細胞間リンパ球はすぐ近くにあるにもかかわらずパイエル板に直接流れ込むことはない．またパイエル板のリンパ球もまわりの粘膜面に流れ出て行くわけではない．パイエル板のリンパ球は，一度輸出リンパ管そして胸管を通って血流に流れ出てから，腸管に戻ってくるのである．

　粘膜には，他にもいろいろな部位に二次リンパ組織がみられる．例えば鼻粘膜にある鼻粘膜関連リンパ組織（nasal-associated lymphoid tissue：NALT），咽頭壁にある扁桃腺やアデノイドなどである．これらの組織におけるリンパ球の動態は，パイエル板におけるものと同様であるとされている．

👉 もっと詳しく

リンパ節/パイエル板は炎症反応と似たシグナルでつくられる

　系統発生的にはリンパ節より脾臓の方が古く，獲得免疫系を持つ最も原始的な脊椎動物である軟骨魚類ですでにみられる．リンパ節は魚類にはなく，両生類，爬虫類になって原始的な構造がみられるようになる．また，脾臓とその他の二次リンパ組織では，発生のメカニズムも大きく異なる．一言で言えば，脾臓は「臓器」として発生するが，それ以外の二次リンパ組織は，炎症反応のときに使われるシグナル系で発生の比較的後期につくられる．

　リンパ節・パイエル板が，胎生期につくられる過程をみていこう．リンパ組織が形成される部位にはオーガナイザーという間葉系の細胞が配置されている．この細胞がリンパ組織インデューサー（Linphoid Tissue inducer：LTi）細胞と呼ばれる血液系の細胞を呼びよせる．LTi細胞はThy1やCD4を発現しており，表面抗原的にはT細胞に近い．LTi細胞は炎症性サイトカインであるリンホトキシンを発現し，それによって間葉系の細胞が分化して接着分子VCAMやケモカインCXCL13などのリンパ球を呼

び寄せる分子を発現するようになる．リンパ節の誘導にはこの他にRANKLという破骨細胞誘導に関わっている分子も関与している．

成体でも炎症の周辺にリンパ節様の組織が誘導的に形成されることがある．リンパ節は，系統発生学的には，もともとは炎症の際にリンパ球によって誘導的につくられていた組織だったのであろう．その仕組みを発生過程に組み込み，LTi細胞という炎症性サイトカインを発現する細胞をつくりだしたのだろうと思われる．

2 免疫細胞の移動―リンパ球による巡回パトロール

1）リンパ球の移住

前項で述べたが，T細胞もB細胞もリンパ節でじっとしているのではなく，巡回している．ナイーブ細胞，エフェクター細胞，メモリー細胞のどれも，体中をいったりきたりしているのである．抗原特異的なリンパ球の頻度の低さを考えると，それぞれのリンパ器官に沢山のリンパ球が巡ってくるのはとても重要なことである．

2）ナイーブ細胞の巡回

ナイーブ細胞の場合，巡回するといっても，寿命のことを考えると，生まれて来たリンパ球が全リンパ組織を回れるわけではない．例えば抗原に出会わなかったナイーブB細胞は，数日程度で死ぬ．リンパ節にとどまるのは1日程度といわれているので，一生の間に数カ所しかまわれないことになる．

さて，この巡回するリンパ球であるが，ナイーブ細胞は体中のリンパ組織を周回するが，リンパ組織以外の組織中には入っていかない．血液，リンパ節，リンパ管という循環を繰り返すのである（図1A）．見落とされがちであるが，ナイーブ細胞が組織を巡回しないで直接リンパ節に入るのには，意味がある．それは，組織で無用に自己抗原に出会わないようにするためと考えられる．

3）ナイーブ細胞の移住の仕組み

では，どうやって移住するか，みていこう．リンパ節から流れ出たリンパ球はリンパ球にとっては超高速の血流に乗って体中をかけめぐる．この流れに乗ったリンパ球はどの血管を流れるかを選ぶことはできないので，行き先自体はまったくランダムである．どこに移住するかはケモカインという分子が重要な役割りをしている．ただしケモカインは分岐点に立つ道しるべのようなものではなく，通りかかったリンパ球を引きとめる店先の看板のような役割りをしている．

高内皮細静脈をたまたま通りがかったリンパ球は，くっついてころがるという現象が起きる（図7）．これを**ローリング**といい，リンパ球が発現する**セレクチン**という分子が関わっている．ローリングしている間に内皮細胞が出す**ケモカイン**分子に出会い，

受容体からシグナルが入って，インテグリンという接着分子が活性化されることにより，リンパ球はつよく固定される．そして，血管内皮の間にもぐりこんで血管外へと移住する．このローリング，インテグリンの活性化，もぐりこみ，という仕組みは，高内皮細静脈から入るときでも炎症を起こしている血管から入るときでも，基本的には同じである．また，リンパ球でなく，好中球，好塩基球，好酸球のような白血球でも，同じような仕組みで血管から組織に入る．

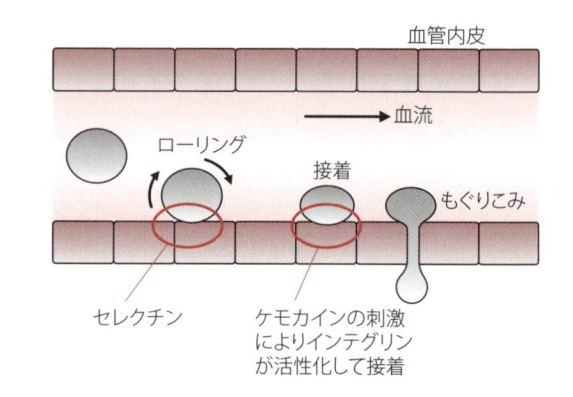

図7 ナイーブリンパ球の高内皮細静脈を介した移住

普段でもリンパ球の移住は起こっているが，病原体に感染したときには移住は亢進する．抗原の貪食により活性化した樹状細胞やマクロファージがリンパ節の中にいるときは，これらの細胞により種々のサイトカインが産生され，高内皮細静脈の内皮細胞が活性化されてセレクチンやインテグリンのリガンドとなる分子の発現が亢進する．樹状細胞はケモカインも産生し，高内皮細静脈まで運ばれる．また高内皮細静脈自身もケモカインを産生する．これらにより大量のリンパ球が呼び込まれる．

4）エフェクター細胞の移住

抗原提示細胞と首尾よく出会えて活性化されたリンパ球は，エフェクター細胞として目的の場所に行く必要が有る．B細胞と一部のT細胞はリンパ器官にとどまるあるいは，リンパ器官を渡り歩くが，別なT細胞は，炎症部位で血管から出ていって，いわゆる組織浸潤を起こす．ただ，抗原を嗅ぎ取ってそこへ向かってくれたらいいが，さすがにそんな芸当はできない．炎症を起こした場所を通過したときに，「ここはあやしい」と思って出ていくのである．エフェクター細胞はナイーブ細胞とちがってインテグリンの一種であるVLA4やヒアルロン酸と結合するCD44などの分子を発現しており，これにより炎症部位に効率よく到達できるようになるのである．

ただしエフェクター細胞にはある程度の指向性があって，例えば皮膚から来た樹状細胞で活性化されたT細胞は皮膚の炎症部位に行きやすく，腸管からきた樹状細胞によって活性化された場合は，腸管へ行きやすくなる．このような指向性にも，インテグリンやケモカインが関与している．

メモリー細胞の移住に関してはメモリー細胞の項（131頁）で述べる．

3 リンパ節で起こること―免疫細胞の出会いの場

1）抗原の流れと細胞の動き

　本項では，感染症が起きたときに，リンパ節でどのように免疫反応が始まるのかみていこう．まず抗原の流れをみよう．抗原は，末梢の組織で抗原を捉えた樹状細胞が輸入リンパ管から流れ着くという形で運び込まれるが，末梢組織の抗原がそのまま流れて来ることもある（図8）．樹状細胞は，T細胞領域までくると，後はじっとしている．一方流れて来た抗原は辺縁洞近傍でマクロファージやB細胞に捕捉される．また，胚中心の中の濾胞樹状細胞にも捕捉され，抗原のまま表面にくっついた状態になる．B細胞はリンパ節に流れ込んで来た抗原を直接取り込む他，濾胞樹状細胞上に捕捉されている抗原を取り込んだりする．

2）細胞の動き

　次に，細胞の動きをみていこう．T細胞領域に来て抗原を提示しながら待ち受けている樹状細胞に，T細胞がやってきて入れ替わり立ち替わり接触する．抗原特異的なT細胞がうまく樹状細胞と出会うと，T細胞は活性化される．活性化されたT細胞は，エフェクター細胞になる．活性化されてエフェクター細胞となったキラー細胞とヘルパーT細胞の一部はリンパ節から移出する．ヘルパーT細胞の一部はT細胞領域とB細胞領域の境界部（T–B境界領域）（T–B border）へ向かう（図8）．

　抗原を捕捉したB細胞は，そのペプチド鎖をクラスⅡ分子上に提示する．そのようなB細胞は抗原を取り込むことで少し活性化されていて，T–B境界領域へと向かう．また，抗原を捕捉したB細胞が高内皮細静脈を介してリンパ節に入って来る場合，T細胞領域を通るときにT細胞と出会う機会もある．こうして抗原特異的なT細胞と抗原を取り込んだB細胞が出会うと，T細胞は再度活性化され，お返しにB細胞を活性化する．T細胞とB細胞のやりとりを **T–B相互作用**（T–B interaction）という．

　その後，T細胞は胚中心へ移動して濾胞ヘルパーT細胞（Tfh）になる．B細胞は一旦外側に行ってから，胚中心に移行する．なぜ直接胚中心に行かないのかは不明である．

Column　ホーミングという言葉

　リンパ球の移住を表す言葉として，ホーミングという言葉がよく使われる．しかし，ホーミングは本来「帰巣」（自分がもと居た巣に戻って来る現象）という意味であり，少なくともナイーブ細胞のランダムな巡回にはあまり適した言葉ではない．また，エフェクター細胞がみせる指向性をもった移住も，帰巣ではない．このフィールドですでに長年習慣的に使われているので，ホーミングと呼んでも差し支えないであろうが，帰巣という意味で使っている訳ではない点に注意するべきであろう．

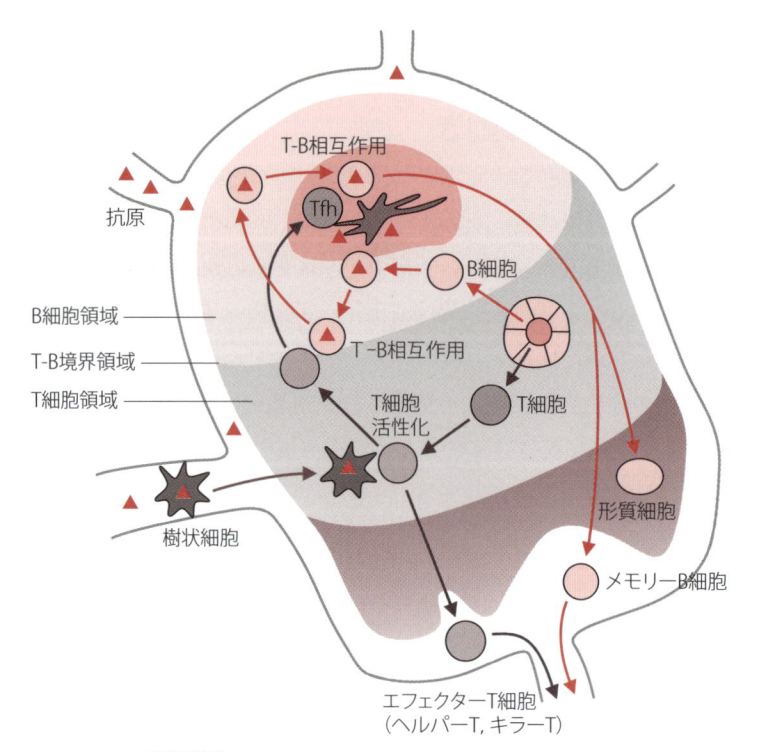

図8 リンパ節内で起こる一連の出来事

　胚中心に行ったB細胞は，そこでクラススイッチと親和性成熟を起こして，より質のよい抗体をつくるようになってから，形質細胞へ分化して髄索や骨髄に移住して抗体を産生する．一部はメモリーB細胞になる．

3）リンパ節内の免疫細胞の移住のメカニズム

　このようなリンパ節内の複雑な動きの多くは，おおむねケモカインが制御している（図9）．樹状細胞やT細胞は，T細胞領域の間葉系ストローマ細胞が産生するCCL21やCCL19によってT細胞領域に集まる．B細胞は濾胞樹状細胞が産生するCXCL13によってB細胞領域に行く．抗原に出会うと今度はCCL21にひかれてT-B境界領域へ移動する．T-B相互作用の後，EB12というレセプターを出してそのリガンドにひかれて一度外側へ行く．その後再び濾胞樹状細胞の出すCXCL13にひかれて胚中心に向かう．濾胞T細胞もCXCL13によって胚中心へと誘引される．間葉系ストローマ細胞や濾胞樹状細胞はこれらのケモカインを出しっ放しなので，リンパ球側が分化や活性化のステージに応じてレセプターを発現させたり引っ込めたりして効率よく動きまわるのである．

　リンパ球がリンパ節に入るときは主にケモカインが誘因するが，出るときは血液中あるいはリンパ液中のスフィンゴシン1リン酸（sphinogosine 1 phosphate: S1P）という分子が誘因する．出たり出なかったりは，リンパ球がS1Pに対するレセプター

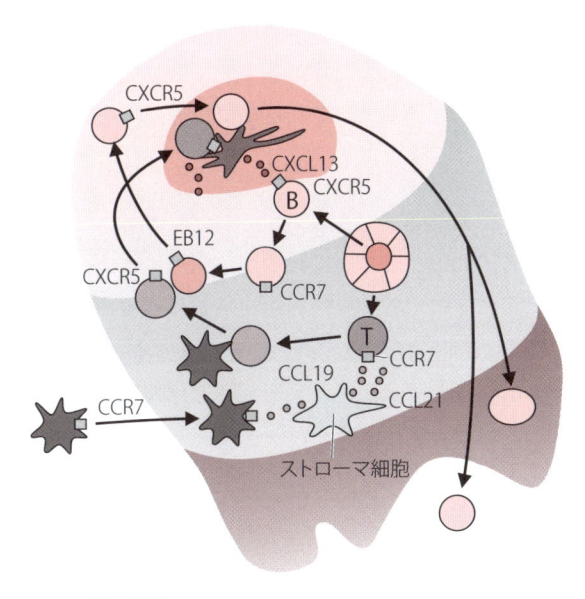

図9 ケモカインによる細胞の移動

S1PRを発現するかどうかで調節している．循環中のリンパ球はS1PRを発現している．ケモカインの誘惑にかられて二次リンパ器官に入ってもS1PRは発現し続けるので，抗原に出会わなかった場合は，やがて循環液中に流れるS1Pに惹かれて出て行く．抗原に出会ったリンパ球はS1PRの発現を下げて，二次リンパ器官内にとどまるようになる．そして十分な刺激を受けてしかるべきときがきたらまたS1PRを発現させて出て行くのである．なおS1Pは胸腺から胸腺細胞の移出にも関与していることは前述のとおりである．

👉 もっと詳しく

B細胞は免疫反応を始動する抗原提示細胞として働いているか

B細胞は立派な抗原提示細胞なので，樹状細胞ではなくてB細胞がT細胞に対して最初の抗原提示をできないのだろうかという疑問がわく．

実際，ナイーブB細胞は抗原をとり込んで活性化されると抗原提示細胞としてナイーブT細胞を活性化できるが，効率はよくないようである．それは細胞自身の能力というよりも，出会いの頻度の問題であろう．抗原特異的なナイーブB細胞も相手方のナイーブT細胞も，ともに非常に頻度が低いので，出会うことはほとんどないと考えられる．最初の抗原提示は，抗原であれば何でも取り込む樹状細胞に分担してもらい，特異的なT細胞が増加して，出会いの頻度が増えてから，B細胞はT細胞と出会うということであろう．

一方，メモリーB細胞の場合，クローンとして増大したものなので，同じ抗原特異性をもつB細胞が体中に沢山いるはずである．また自分を活性化させてくれた相方の

ヘルパーT細胞も，メモリーT細胞としてそれなりの頻度で存在するはずである．したがって，2回目の感染の場合は，メモリーB細胞自身がメモリーT細胞に対して抗原提示細胞として活躍する機会は多いと考えられる．

樹状細胞の種類

ここで単に「樹状細胞」と言っているが，組織によって形態や表面抗原型が違ったりする．例えば同じ皮膚でも表皮内の樹状細胞は真皮内のものと異なり，ランゲルハンス細胞（Langerhans cell），真皮内の細胞は間質細胞（interstitial cell）と呼ばれている．これらの細胞は抗原を取り込んでリンパ節へと移住するが，リンパ節の中には血行性に移住してリンパ節に住み着いているものもいる．そういう樹状細胞は組織からくる樹状細胞から抗原を受け渡されていると考えられているが，どうやって渡されるかの機序は不明である．リンパ節中の樹状細胞はCD8の発現の有無でさらに分画され，CD8陽性のものがクロスプレゼンテーション能を有するとされている．後に登場する形質細胞様樹状細胞（plasmacyotid DC：pDC）とこれらの樹状細胞はCD11cやMHCクラスIIを発現している点では共通しており，ひっくるめて樹状細胞と呼ばれる．なお，pDCとそれ以外の樹状細胞を区別するため，pDC以外の樹状細胞はまとめてconventinal DC（cDC）あるいはmyeloid DC（mDC）と呼ばれることもある．

4 親和性成熟—リンパ節/脾臓で起こる抗体の「進化」

1）抗体の親和性成熟

抗体分子の特異性の大半は骨髄で起こる遺伝子組み換えでつくられるが，B細胞で

Column　二次リンパ器官はB細胞のためにある？

リンパ節や脾臓は免疫反応の場，と書いてきた．T細胞もB細胞もリンパ節で免疫反応を起こすことは事実である．しかし，T細胞とB細胞とでは，二次リンパ器官への依存度は実はかなり異なる．二次リンパ器官がないと免疫反応はどうなるだろうか．そういうことはどうやって調べるのかというと，例えば血液系の細胞の異常でリンパ節やパイエル板がつくられないような遺伝子欠損マウスを用いて，そのマウスから脾臓を摘出した上で正常骨髄を移植するなどの処置を行えば，二次リンパ器官はないが遺伝子異常はないというマウスがつくれる．

そのようなマウスでは，B細胞はクラススイッチも親和性成熟も起こさない．すなわち，B細胞は二次リンパ器官がないと，まともな抗体産生反応ができない．一方，T細胞の方は，キラーT細胞などの誘導はほとんど低下しないという．もちろんT細胞だって樹状細胞から抗原提示を受けないと活性化されないので，そのような出来事はどこかで起こっているはずである．炎症を起こしている部位に誘導されるリンパ節様の構造（三次リンパ器官という）や肝臓・骨髄などで誘導されるのであろうと考えられている．そう考えると，二次リンパ器官という構造物は主にB細胞のために用意されているといえる．系統発生でも原始的なリンパ節はは虫類にもみられるが胚中心の形成は鳥類とほ乳類だけにみられ，抗体の親和性成熟などの高機能化と連動している．

は，さらに抗体の質を向上させる段階が存在する．正確に言えば，抗体分子が抗原との結合の強さ（**親和性**：affinity）を高めるという現象が起こるのである．このプロセスは**親和性成熟**（affinity maturation）と呼ばれ，リンパ節や脾臓のような二次リンパ節で起こる．

2）親和性成熟は抗体遺伝子の変異で起こる

リンパ節の中で抗原を捕捉したB細胞（**図10-❶**）は，T–B境界領域でまず同じ抗原に特異的なヘルパーT細胞に出会い，活性化される（❷）．このヘルパーT細胞は，すでに同じ抗原を捕捉した樹状細胞によって活性化されたヘルパーT細胞である．まだ濾胞（B細胞領域）には入っていないので濾胞T細胞とは呼ばないが，濾胞T細胞になろうとしている細胞とされていて，この後，胚中心へ向かう．また，活性化されたB細胞も胚中心に向かう．

胚中心に行くと，そこには**濾胞樹状細胞**がいる．濾胞樹状細胞は胚中心で抗原をその表面に保持してB細胞に渡す役をしている（❸）．抗原を受け取ったB細胞は濾胞ヘルパーT細胞より再度活性化される（❹）．すると，B細胞は旺盛に増殖する（❺）．そして，**体細胞超変異**（somatic hypermutation）という遺伝子の入れ替え作業を行う（❻）．この前後に，クラススイッチという抗体の性質を変える別な反応も起こる（次項）．

体細胞超変異では，DNAを変異させることによって抗体分子の抗原結合部位のアミノ酸が入れ替わり，抗体分子の抗原特異性が改変される（❼）．これはランダムに起こることなので，親和性が上がる細胞もあれば，親和性を減じる細胞も生じる．親和性を減じたり失ったりしたB細胞は濾胞樹状細胞が保持している抗原を捕捉できなくなり，濾胞ヘルパーT細胞からのヘルプを受けられなくなって死ぬ運命になる（❽）．親和性の上がったB細胞は，抗原をより強く捕捉することができるようになり，その分もとのB細胞よりも効率よく濾胞ヘルパーT細胞に抗原提示できる（❾）．この時点で濾胞ヘルパーT細胞に活性化されると，それは抗体をどんどん産生してよいというお墨付きをもらうことになる（❿）．ゴーサインをもらったB細胞はリンパ節にある髄索あるいは骨髄へ行って，**形質細胞**へと分化し，抗体を大量につくり始める（⓫）．一部は，形質細胞にならずにメモリーB細胞になる（⓬）．

5　いろいろな抗体分子──体中でうまく使うための工夫

1）抗体分子の構造

抗体分子の結合能の強さはとても強く，またおよそありとあらゆる分子の構造に対して特異的に結合することができる，とてもよくできた分子である．

54頁でも少し述べたが，免疫グロブリン分子は重鎖分子2本と軽鎖分子2本，計4つの分子から形成される，Y字型をした分子である．先端側4分の1は**可変領域**，根

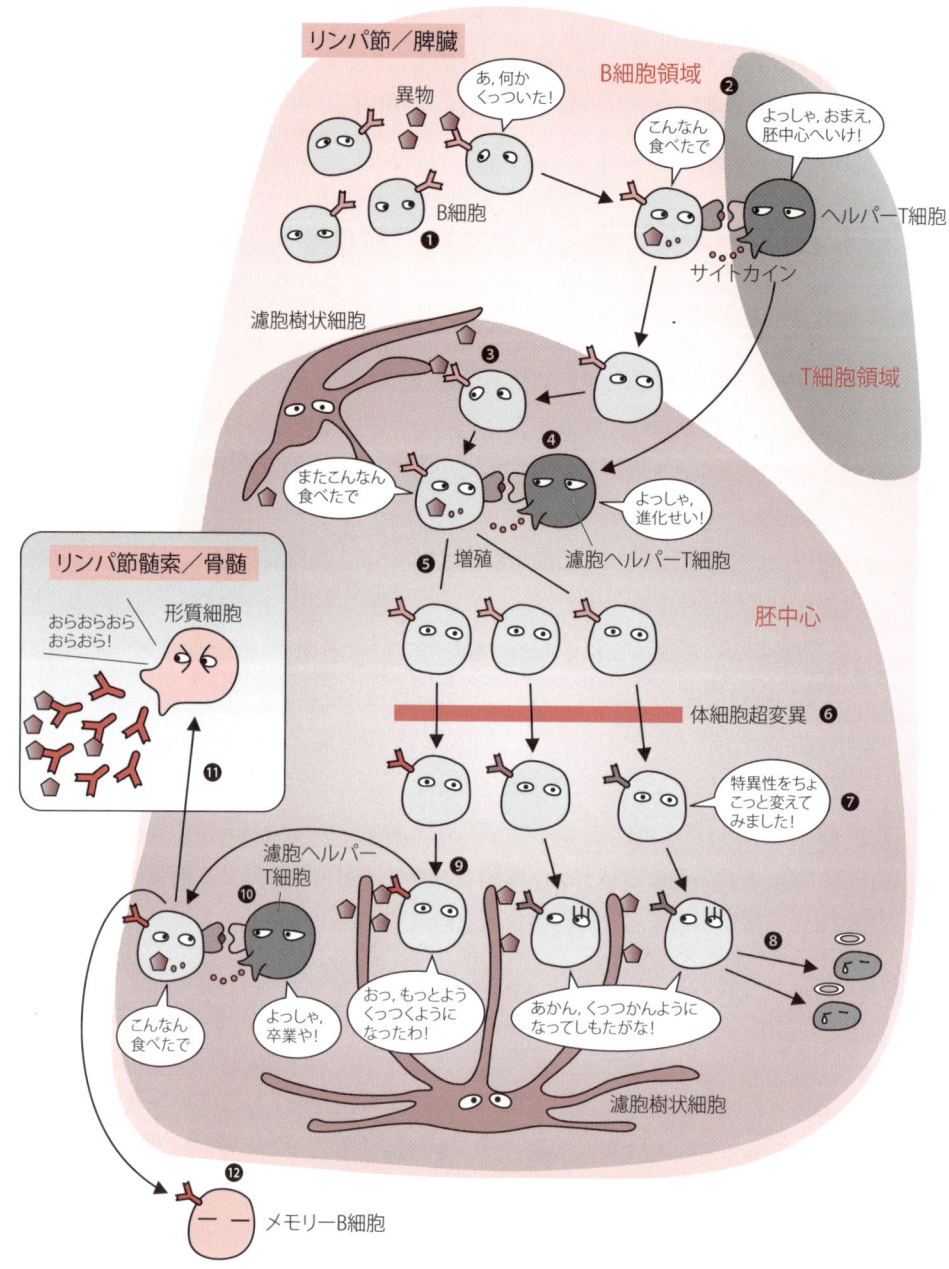

図10 抗体の親和性成熟

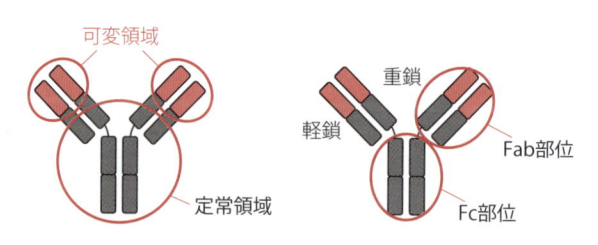

図11 抗体分子の構造

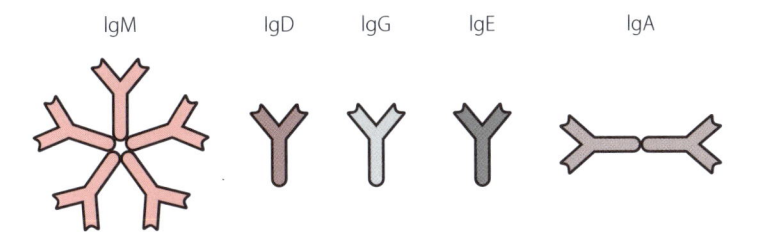

図12 いろいろなクラスの抗体分子

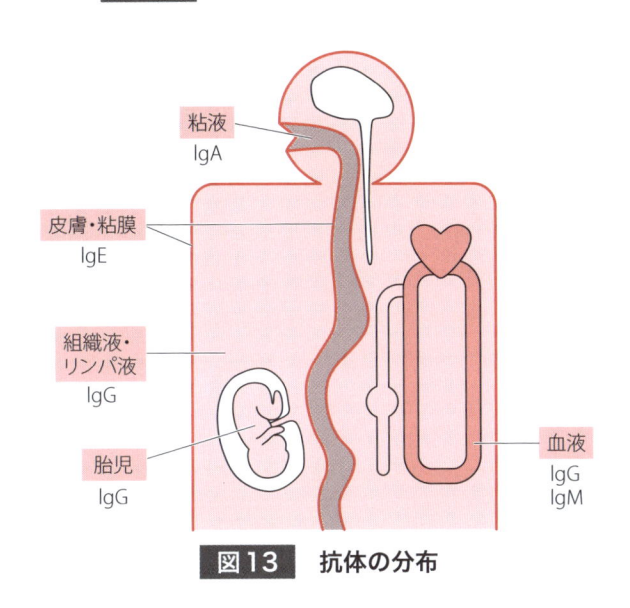

図13 抗体の分布

元側の約4分の3は**定常領域**（constant region：C領域）と呼ばれる（図11左図）．抗原に結合するのが可変領域の先端にあたる部分である．先端部分は遺伝子再構成によっていろいろなアミノ酸配列をとることができ，極めて多様性に富んでいる．

一方，分子としての性質を規定しているのは重鎖の定常領域である．ここで紹介するいろいろなタイプの抗体分子は，重鎖の定常領域が異なるため，機能が異なるのである．なお，図11右図のように，Fab部とFc部というように分けることもある．

2）抗体はクラスによって機能が異なる

抗体にはIgM，IgD，IgG，IgA，IgEという異なる性質の分子があり，それぞれが「クラス」と呼ばれる．これらの性質の異なる抗体は，可変領域は変えずに，定常領域を入れ替えることによって，つくられる（図12）．異なるクラスの抗体分子に変わることをクラススイッチという（次項参照）．

IgMは，Y字型をした抗体分子5つが根元側（Fc部位）でくっついている．多量体であるため，抗原とくっつくと，抗原抗体の大きな複合体を形成しやすい．すなわち，凝集反応を起こしやすい．また，補体とも反応しやすい．血流中を巡回し，組織液にはあまり入らない（図13）．

IgGは単量体で，Fc部位を活かしやすい構造になっている．例えば，多くの食細胞はIgGのFc部位に対するレセプター（FcγR）を発現している．異物にIgG抗体がくっつくと，その抗体のFc部位が食細胞のFcRにくっついて，貪食が進むのである．IgGは，血管内皮細胞による積極的な輸送により，組織液中にも流れ込む．また，胎盤を通過できるため，胎児の血液や組織液にも循環する．このため新生児はしばらくの間は母親由来IgGの抗体で守られていることになる．

　IgAは単量体として血液中を流れるものもあるが，多くは二量体を形成し，消化管の粘膜において粘液中に分泌される．細胞と反応する必要がないのでFc領域が封印されている．消化管上皮細胞には，二量体のIgA分子を積極的に腸の管腔内側に輸送して分泌する機構が存在している．

　IgEはごく微量しかつくられないが，アレルギー反応に関与する大事な役割りを担っている．IgEはマスト細胞上のIgEのFc部位に対するレセプター（FcεR）にくっついて，マスト細胞の表面でレセプターとして働く．マスト細胞の多くは皮膚や粘膜の直下の組織中に存在するので，IgEの活躍する場所はそのような外界との接触面の第一線ということになる．IgDの機能はまだ不明である．

👉 もっと詳しく

サブクラスとは

　ややこしいことに，IgGの定常領域にはマウスでもヒトでも4種類（マウスはIgG1，IgG2a，IgG2b，IgG3，ヒトはIgG1～IgG4）あり，**サブクラス**と呼ばれる．IgAも，ヒトでは2種類ある．サブクラスによって同じIgGのうちでも，補体との結合能などに差がある．

アイソタイプ，イディオタイプ，アロタイプ

　アイソタイプとは抗体のクラスことである．例えばIgGとIgMとでは，「両者はアイソタイプが異なる」といえる．**イディオタイプ**は抗原に結合する部位の型を表す言葉である．可変領域が異なる抗体分子が2つあると，「この2つの抗体はイディオタイプが異なる」，といえる．抗体がクラススイッチするときは可変領域は変えないで定常領域が入れ替わるから，「同じイディオタイプのままでアイソタイプが変わる」と表現できる．**アロタイプ**は，遺伝子の多型性による違いを表す言葉である．抗体分子では定常領域の中に多型性がみられる．同じIgGでも「あなたのIgGと私のIgGとではアロタイプが違う」などと表現できる．

6　クラススイッチ—抗体分子の抗原結合部位の使い回し

1) 重鎖の定常領域だけ入れ替える

　抗体の「抗原特異的な部分」はそのままにして，他の部分を入れ替えることによっていろいろな用途に使おうというのが，**クラススイッチ**という仕組みである．前項で述べたように，分子としての性質を規定しているのは重鎖の定常領域であり，クラススイッチで入れ替わるのはその重鎖の定常領域である（図14）．

図14　クラススイッチ

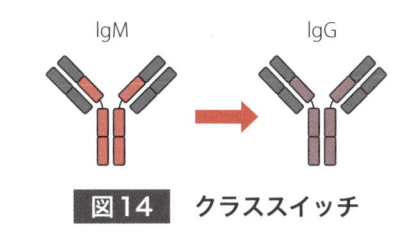

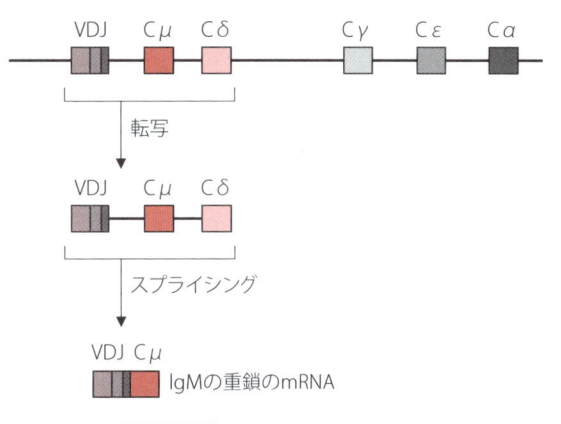

図15　IgM遺伝子の転写

2) クラススイッチの機序

　では，定常領域はどうやって入れ替わるのだろうか．この入れ替えにも，遺伝子再構成の仕組みが使われている．ただし，抗原レセプターの多様性形成のときの遺伝子再構成とは異なるメカニズムが用いられている．

　図15のように，つくられたばかりのB細胞ではIgM用の定常領域（Cμ）が使われている．つまり生まれたてのナイーブB細胞が出しているのは必ずIgM型の抗原レセプターである．

　IgMからIgGにクラススイッチするとき，図16のように，途中の部分が切り出されてIgG用のC領域の遺伝子（Cγ）が近くにくるのである．

　なお，IgDは遺伝子組み換えではなく，mRNAが異なる部位でスプライシングを受けることでつくられる．

3) クラススイッチの起こる場所

　クラススイッチは，前述のように二次リンパ器官の胚中心で起こる．二次リンパ器官のT-B境界領域などで，B細胞は取り込んだ抗原をT細胞に提示し，T細胞によって活性化されると，まず増殖して，そのうちの一部は髄索や骨髄などにいって抗体産生細胞になり，IgMを産生する．残りは胚中心へ行き，引き続き濾胞ヘルパーT細胞からの刺激を受け，クラススイッチを起こす．

図16 クラススイッチの仕組み

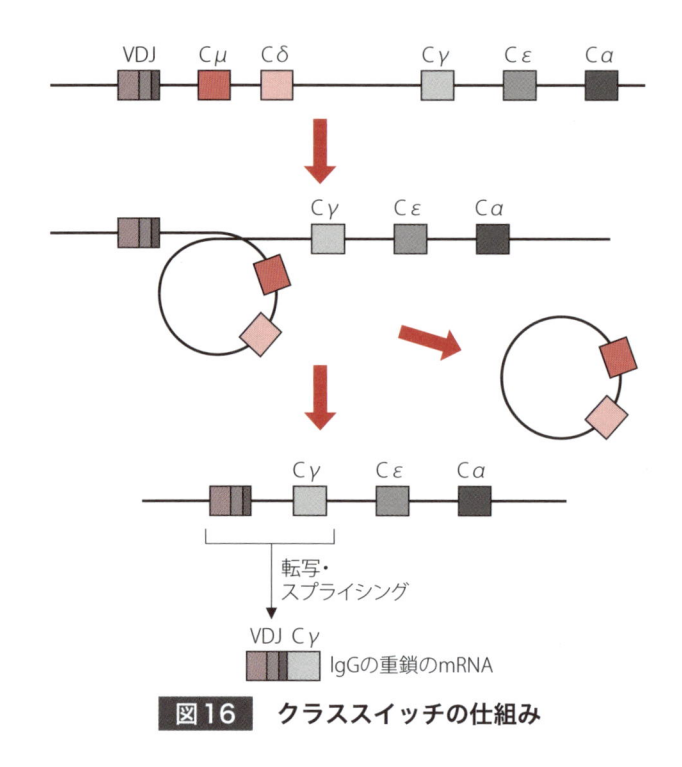

　胚中心で，濾胞ヘルパーT細胞からCD40という分子を介したシグナルを受けると同時にサイトカインシグナルを受けることで，クラススイッチが起こる．またそのサイトカインシグナルの種類により，どのクラスへスイッチするかが決まる．例えば，IFNγ，TGFβ，IL-4はそれぞれIgMからIgG，IgA，IgEへのクラススイッチの誘導に関与している．リンパ節ではIgGあるいはIgEに，腸管のパイエル板ではIgAにクラススイッチする．

👉 もっと詳しく

クラススイッチに必須の因子AID

　この組み換えの機構は，抗原レセプターの遺伝子再構成とは違う仕組みであることは随分前からわかっていたが，仕組みそのものは長らく謎であった．2000年に**AID**という分子が鍵を握っていることがわかった．この発見が契機となって，その後研究が進んだが，まだ全容解明には至っていない．

　一般に信じられている説では，AIDはDNAに直接働きかけてシトシンをウラシルに入れ替える．入れ替えられたウラシルはある酵素分子の働きによって取り除かれる．塩基がなくなった部位では，それをきっかけとして切断が起こり，つなぎあわされるときに間が切り出されるというものである．他に，AIDはRNA編集酵素として働くという説もある．ある分子のmRNAに働きかけて，RNAの一部のヌクレオチドを置換することにより，そのmRNAから翻訳されるタンパク質を変え，その少しアミノ酸が

変わった新しいタンパク質がDNAの切断を行うというものである．標的の分子はまだ同定されていない．

AIDは，クラススイッチだけでなく，体細胞超変異にも必須の分子であることがわかっている．また，ニワトリやウサギなどの抗体分子の多様性をつくるときに使われる遺伝子変換（gene conversion）（175頁参照）という仕組みにも関与している．

7 免疫記憶—二度目は速やかに

1)「記憶」は免疫を象徴する現象

基本編で少し触れたが，免疫記憶は獲得免疫の特徴のひとつである．感染症に2度はかからないことを免疫と呼んでいたのだから，古典的な概念での免疫とは，免疫記憶という現象を指していた．

メモリー細胞による免疫記憶の仕組みは，おおざっぱにいうと以下のようになる．T細胞でもB細胞でも，活性化されると増殖する（**図17**）．この増殖は抗原特異的なクローンの拡大を意味する．増殖した細胞の大部分はエフェクター細胞として働くが，一部はメモリー細胞になる．エフェクター細胞はそのまま死んでしまうが，メモリー細胞は生き残る．メモリー細胞は長期間生存して，次に同じ病原体に感染したとき，再活性化される．ある程度の数が用意されているのと，エフェクター細胞になるのが速いことにより，2度目の反応は速やかに起こる．

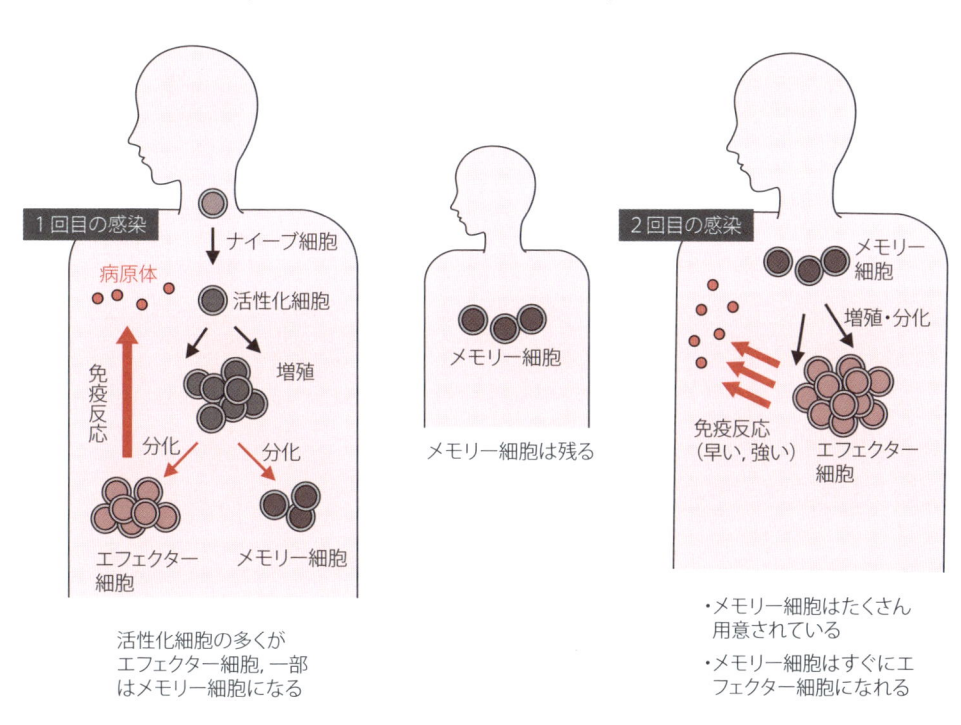

図17　メモリー細胞の働き

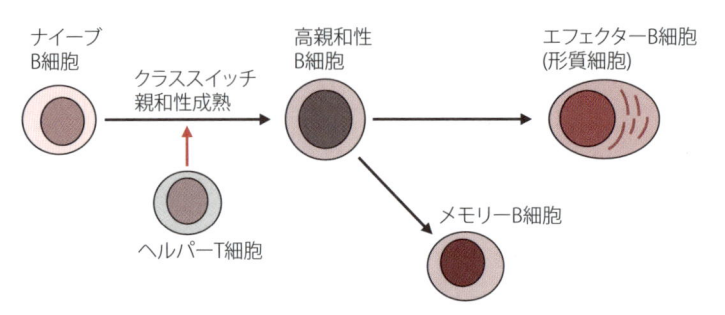

図18 B細胞系のメモリー細胞とエフェクター細胞

2）B細胞ではメモリー細胞の存在は明白

　さて，免疫は何十年でも維持されることがわかっている．したがって，免疫記憶という現象が起こるのは間違いない．しかし，メモリー細胞と呼ぶべき細胞が本当にあるのかというと，話は別である．メモリー細胞と呼ぶからには，ナイーブ細胞ともエフェクター細胞とも異なる性質を有していなければならない．すなわち，ナイーブ細胞よりは反応が早いが，エフェクター細胞よりは遅くなければならない．また，長期間（ヒトでは数十年，マウスでも年単位で）生きることができないと，記憶と呼ぶには相応しくなかろう．

　B細胞にメモリー細胞があるのは，そういう点では明白である．B細胞の場合，ナイーブB細胞がヘルパーT細胞によって活性化されるとき，IgMからIgGへとクラススイッチが起こり，さらに可変領域の親和性成熟が起こる（図18）．次に，高親和性を獲得したIgGタイプのB細胞の多くはエフェクター細胞（形質細胞）になり，リンパ節の髄洞や骨髄で抗体を産生する．一方，一部はメモリーB細胞になってリンパ節に残る．形質細胞の中には非常に長寿命で長期間抗体をつくり続けるものもあるが，2度目の感染に応じてつくる訳ではないので，通常は記憶細胞とはいわない．

　このように，メモリーB細胞はクラススイッチが起こった後の細胞であるので，遺伝子上に分化が進んだ印が刻まれている点でナイーブB細胞と明らかに異なるし，抗原レセプターを介した刺激への反応もナイーブB細胞に比して迅速である．また，形質細胞とも明らかに違うし，形質細胞からメモリーB細胞に戻ったりすることもない．したがって，メモリーB細胞の存在は明白である．

3）エフェクターメモリー細胞とセントラルメモリー細胞

　T細胞でも，表面マーカーで記憶細胞と呼ばれている細胞群を単離することはでき，記憶細胞は存在するとされている．活性化されたT細胞は増殖した後，多くはエフェクター細胞になって組織へ移行する（図19）．一部は**エフェクターメモリーT細胞**となって，これらもやはり組織へ移行する．組織への移行は，炎症を起こした部位の血

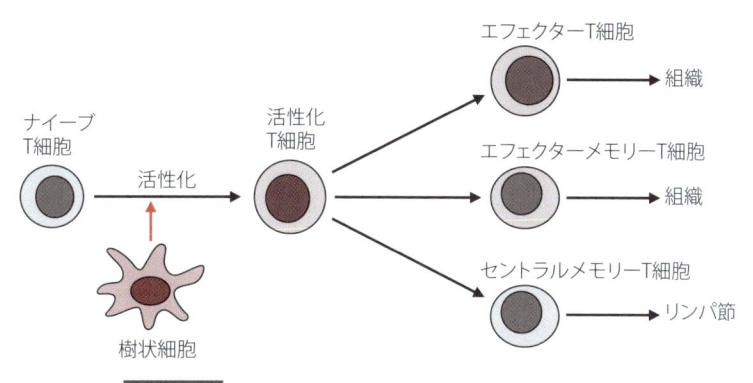

図19　T細胞系のメモリー細胞とエフェクター細胞

管を介して起こる．炎症を起こしている組織へ出て行っても自分が認識できる抗原に出会えなければ，リンパ液の流れにのって循環に戻り，パトロールを繰り返す．

活性化されたT細胞の一部は**セントラルメモリーT細胞**となって，CCR7やL-セレクチンなどのリンパ節移住に使うレセプターを発現し，リンパ節を巡回する．エフェクターメモリー細胞のメモリー細胞としての機能は限定的で，「長生きして次の感染に備える」という意味でのメモリー細胞は，セントラルメモリーT細胞である．

👉 もっと詳しく

メモリーになるかエフェクターになるかの振り分け

ナイーブ細胞がエフェクター細胞やメモリー細胞になるとき，どうやってその運命は制御されているのだろうか．一般に抗原レセプターからの刺激が強く入るとエフェクターに，弱いとメモリーになるという説があるが，抗原との親和性の弱い細胞がメ

Column　T細胞の場合，「記憶細胞」であることを証明するのは難しい

記憶のようにみえる現象がみられたとしても，「記憶細胞」といっていいような細胞がいるということは自明ではない．活性化された細胞が免疫反応終息後もしばらくそのまま生き残っているだけかもしれないからである．また，体内に残存した抗原や，外部からの抗原で持続的あるいは断続的に刺激を受ける場合は，その刺激により活性化細胞が生き続けることができるので，記憶と呼ぶべき長期生存細胞がなくても「長期記憶」のようにみえることはあり得る．また，ナイーブ細胞のような状態に戻ってしまう場合もありうる．クローンとして増大していれば，二回目の感染時には反応は効率がよいことになるので，「記憶」と呼べるシステムであるとはいえるが，そういう細胞を「記憶細胞」と呼んでいいものかと思う．

本文ではT細胞にもメモリー細胞が存在すると書いたが，そのメモリー細胞の役割りはB細胞ほどは明白ではない．それでも，キラーT細胞の場合はメモリー細胞がナイーブ細胞やエフェクター細胞と性質が異なることは，例えば細胞傷害活性の発現までの時間の差などがあることから，比較的はっきりしているとされている．一方，ヘルパーT細胞の場合，まだ確定的なことは言えない状況である．

モリーになるのはいかがなものかと思える．また，キラーT細胞の場合は，抗原提示細胞やヘルパーT細胞の産生するサイトカインが運命の振り分けに関与しているとされる．また，キラーT細胞ではナイーブT細胞が抗原提示細胞にくっついて刺激を受けたときに，ナイーブT細胞がメモリーとエフェクターに分裂するという話もある．この場合，くっついている側と反対側というように分裂し，くっついている側がエフェクター細胞，反対側がメモリー細胞になるという．おもしろい話だが，まだ不明な点も多い．

8　MHCの多型性—病原体とのせめぎあい

1）MHCの多重性と多型性

　これまで何度も出てきたMHC分子だが，ここではもう少し詳しくみていこう．ヒトの場合MHCをHLA（human leukocyte antigen）という．MHC分子はクラスIとクラスIIの2種類があるが，IとIIそれぞれ1種類ずつだけ出ているだけではない．マウスではクラスIの遺伝子は3つ，クラスIIが2つ，ヒトではそれぞれ3種類ずつある（表）．そうやって複数の遺伝子座があることを，**多重性**という．

　一方，それぞれの遺伝子座について，人類なら人類という単一の種のなかで，極めて多様な異なる遺伝子が存在する．例えばHLA-Aで約200種，HLA-Bで約400種もある（図20）．このように沢山の変異があることを，**多型性**（polymorphism）という．両方の対立遺伝子で異なる場合が多いので，ヒトではクラスIとクラスIIの遺伝子を最大でそれぞれ6種類ずつ持っている．

2）MHCは移植片の拒絶のために存在しているのではない

　MHCの多重性や多型性は何のためにあるのだろうか．MHCが個人個人によって異なることによって，移植片は生着しなくなる．これだけみると，まるでMHCが「自己」を主張しているかのようだ．そのために時にMHCの多型性が形成されたという論調で語られることもある．しかし，他人の移植片を拒絶するために進化したとは考

表　ヒトとマウスのMHC分子の種類

	クラスI	クラスII
ヒト	HLA-A HLA-B HLA-C	HLA-DR HLA-DP HLA-DQ
マウス	H-2K H-2L H-2D	I-A I-E

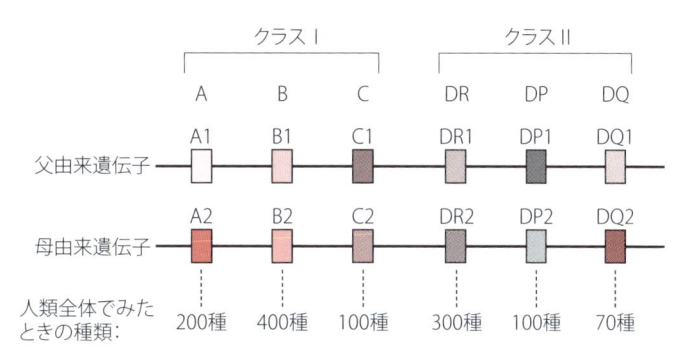

```
                クラスⅠ              クラスⅡ
        ┌─────────────┐  ┌─────────────┐
         A     B     C      DR    DP    DQ
        A1    B1    C1     DR1   DP1   DQ1
父由来遺伝子 □    ■    ■      ■     ■     ■
        A2    B2    C2     DR2   DP2   DQ2
母由来遺伝子 ■    ■    ■      ■     ■     ■
人類全体でみた
ときの種類：  200種  400種 100種  300種 100種  70種
```

図20 ヒトHLA遺伝子の多型性

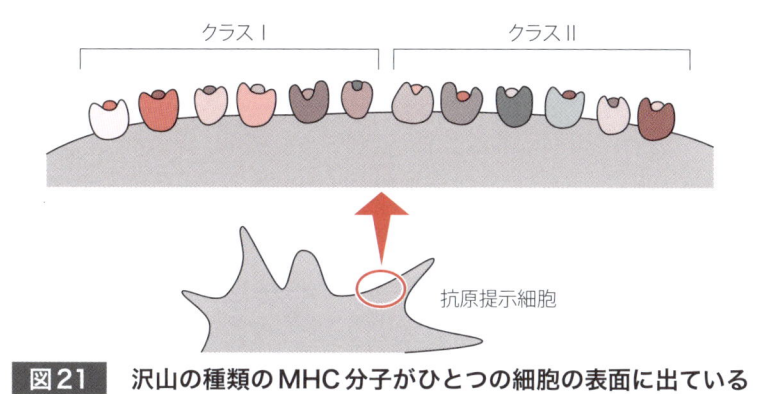

図21 沢山の種類のMHC分子がひとつの細胞の表面に出ている

えにくい．ホヤの頃ならともかく，脊椎動物になってからの4億年間，並んで寝ていたらくっついてしまって困ったなどということはなかったであろう．

もしも多型性がなかったら，どうなるかを考えてみよう．前述したように，ペプチド鎖はどんなMHCにでも乗れるわけでなく，相性というものがある．ある動物がたった1種類のMHC分子しか持っていないと，もしある病原体のペプチド抗原がうまく乗せられない場合，その病原体に対して免疫反応が起こせなくなってしまう．個体のレベルでみると，多重性と多型性によって，例えばヒトでもマウスでもクラスⅠだけで最大6種類の異なる種類の分子を発現できることになる（図21）．ヒトではクラスⅡ分子の場合も6種類だが，個々の遺伝子にα鎖とβ鎖があってそれぞれが異なる遺伝子間で組み合わされうるので，最大36種類も出せることになる．たくさんあった方がどれかのMHCの上にペプチドを乗せることができるので，有利である．さらに，種のレベルでいうと，多型性によって何百種類ものクラスⅠ分子を有していることになるので，仮に凶悪なウイルスが襲って来たとしても，どれかの個体が生き残り，その種全体が滅びることはないであろう．

例えばチータはMHCの多型性がほとんどないらしく，過去に極端に個体数が減った時期があって，その際に多型性が失われたと考えられている．個体数の減少に加え

てこういう多型性の減少した動物は，種として病原体に対して脆弱であり，より絶滅の危機にあるといえる．

MHCの型によって感染症に対する免疫反応が違うと書いたが，同じような話で，自己免疫疾患の発症しやすさも，どのMHCを持っているかで随分違ってくる．この話については，自己免疫疾患についての話題の中で述べる（192頁）．

👉 もっと詳しく

ハプロタイプとは

遺伝子は父方由来のセットと母方由来のセットの，2セットからなる．それぞれのセットを**ハプロタイプ**と呼ぶ．それぞれのセットは，いつまでもそのままセットとして受け継がれるわけではない．減数分裂の際，すなわち精子や卵子をつくるときに，父方由来と母方由来の染色体はランダムに組み合わされ，さらに相同染色体間で「乗り換え」という現象により遺伝子が混ざるからだ．しかし，ゲノム上の距離の近い遺伝子同士はおおむねセットのまま次世代に遺伝する．MHC遺伝子の場合は，ほとんどの場合は母親の2つのハプロタイプのどちらかと，父親の2つのハプロタイプのどちらかをそのままセットで受け継ぐ．だから，子供の世代での組み合わせとしては4通りになる．それで，骨髄移植が必要になったときに，兄弟ならMHCが一致する確率は4分の1ということになるのだ．

もちろん，長い世代交代の間には少しずつ混ざるので，これまでに人類全体の中でシャッフルされてきた．では完全にランダムにシャッフルされているかというと，現在観察される組み合わせは全くランダムという訳ではない．組み換え自体は世代交代の際にランダムに起こっていても，ある組み合わせが免疫学的に有利ということがあっ

◆ Column 多重性が好ましいなら，なぜもっと遺伝子数を増やさないのか

多重性は，進化の過程で遺伝子重複が起こり相同遺伝子の数が増えることによってつくられる．多型性は，たまたま起こった遺伝子変異が進化に有利という状況があったとき（例えばある種の感染症に抵抗性が強まるとか），種の遺伝子プール内に追加されるという形で蓄積されていく．他の遺伝子でみられる多型は，種全体でせいぜい数種類，違いもアミノ酸1個だけということが多いのに対し，MHCは数百種類で，アミノ酸も20個くらい違うとのことなので，桁違いの多型性である．

多様であればあるほどいいなら，なぜもっと遺伝子座を沢山持たないのだろうか．多型性は数百もあるからよさそうだが，多重性の方は3個と中途半端な感じである．抗原レセプターとの反応という観点で考えてみよう．1個の細胞上のMHC分子は10万個のオーダーとされている．例えばMHC遺伝子が数百個あると，細胞上にはそれぞれのMHC分子が数百個程度しか出ないことになる．MHC分子の上に乗るべきペプチド鎖は何千のオーダーであるので，多くのペプチド鎖が乗り損ねることになり，また乗れたとしても1つの細胞の表面の同一のMHC-ペプチド鎖の組み合わせが細胞に1個か2個というくらいになってしまう．そこまで薄まってしまっては免疫反応を起こせなくなるであろう．おそらく今くらい（クラスI分子だけで6種類くらい）がちょうどよいのであろうと思われる．

て，特定のセットが進化的に保存されていると考えられる．例えば，日本人ではハプロタイプHLA-A24-B52-DR15は10％にみられたりする．またこのようにハプロタイプの頻度を解析することは，民族の来歴の解明などの人類学的な研究にも役立っている．

MHCの表記法

マウスの場合は純系になっているので，5種類のMHCのセットのハプロタイプをマウスの系ごとに名付けている．例えばC57BL6（B6）ならb，Balb/cというマウスならdと表記する．したがってB6マウスのMHCはb/b，Balb/cはd/d，2種のマウスをかけた子供のマウスならb/dとなる．個々のMHC遺伝子の表記のときは例えばB6のクラスⅠ分子であるH-2Kを表したいときは，bというハプロタイプの中のH-2K遺伝子ということで，H-2K^{b}と表記し，H-2K of b（エイチツーケーオブビー）と読む．単にK^{b}と表すこともある．

ヒトの場合はHLA-A1-A2-B3-B4-……というようにそれぞれの遺伝子を全て列記する形で表記する．

9 粘膜免疫—他の組織とひと味ちがう

1）粘膜面は病原菌との攻防の最前線

容易に想像がつくと思うが，皮膚よりも粘膜面の方がずっと感染の危険にさらされやすい．腸管は常に大量のバクテリアと接している．その一方で栄養分は取り込まなければならない．栄養分を取り込むために絨毛をびっしり生やして表面積を増やしているが，その分感染の危険も増している．

そのため，粘膜面には多くのリンパ球が常駐している．皮膚には普段はほとんどリンパ球はいないので，粘膜と皮膚とは，そういう点で大きく異なる．また，二次リンパ器官であるパイエル板は粘膜面に隣接しており，やる気満々な感じである．実際，腸管ではIgA抗体が常に大量につくられている．すなわち，常時何らかの免疫反応が起こっているということである．

一方で，折り合いをつけることも重要である．特に食物に対して免疫反応を起こすと厄介である．そのため，腸管免疫においては，免疫を抑制するメカニズムがよく発達している．

2）腸上皮間リンパ球

粘膜面にいるリンパ球は**腸上皮間リンパ球**（intra-epithelial lymphocytes：IEL）といわれ，リンパ節や脾臓にいるリンパ球とかなり異なった構成である．腸上皮間リンパ球は上皮細胞の間に割り込むようにして存在している（**図22右図**）．マウスの場

合でみると主にいるのはT細胞で，その約半数はγδT細胞である．残りのαβT細胞のうちの半分は二次リンパ器官にいるのと同じタイプの細胞であるが，半分はCD8αα陽性T細胞という特殊なタイプの細胞である．γδT細胞やCD8αα陽性T細胞は感染などで傷害を受けた細胞の処理にあたっていると考えられているが，抑制性の働きをしているともいわれており，まだ正確なところは不明である．リンパ節や脾臓にいるリンパ球は基本的には循環しているが，腸上皮間リンパ球はそこに居続けると考えられている．

3）経口免疫寛容

タンパク質はアミノ酸にまで分解されてから吸収される．したがって，例えば経口摂取したコラーゲンがそのまま体にとりこまれてそれが役に立つなどということは基本的にはない．しかし，腸管からタンパク質が全く入らないという訳ではない．例えば10万個に1個の割合で入るともいわれている．体に入って機能するにはほど遠いとはいえ，免疫反応を起こすには十分そうである．

食物に対して免疫反応が起こってしまわないようにするために，食したタンパク質に対しては免疫寛容を誘導する機構が存在する．これは，基本的には60頁で解説したアナジーの誘導機構と同じ原理が働いていると考えられている．すなわち，食事の成分のタンパク質が，分子のままあるいは分解不十分なまま取り込まれてパイエル板や腸間膜リンパ節に流入してきたとしても，それらは自然免疫系のセンサーシステムを発動させないので，そういうタンパク質に対してはむしろ強力に抗原特異的なトレランスが起こるのである．アナジー誘導の他にも，抗原特異的な制御性T細胞の誘導などの可能性も考えられている．

4）腸管免疫の誘導

一方，病原体や経口ワクチンの場合は，同じように腸管から免疫系に接するが，免疫反応を促進する．それは，自然免疫系センサーを刺激するからである．前述のように腸管にはパイエル板という2次リンパ器官があり，パイエル板を覆う上皮細胞の中には抗原を取り込む**M細胞**と呼ばれる細胞が存在する（**図22**）．M細胞は実際病原体を積極的に取り込む．M細胞は血液系の細胞ではなく腸上皮細胞の一種であるが，体側に凹んだ構造（M細胞ポケット）を持っており，その中に樹状細胞やリンパ球を保持している．腸管側にバクテリアを捕捉できる分子（GP2など）を出していて，それで捕捉すると，取り込んで，ポケット内の樹状細胞に受け渡すのである．樹状細胞が直接腸管にまで細胞突起の一部を延ばして抗原を取り込んでいるという話もある．

また，傷ついた腸管から上皮内に病原体が入っても免疫反応は起こる．すなわち，粘膜固有層の中で待ち受けている樹状細胞に捕捉されて，あるいは直接流れ込む形で，腸間膜リンパ節へ運ばれる．

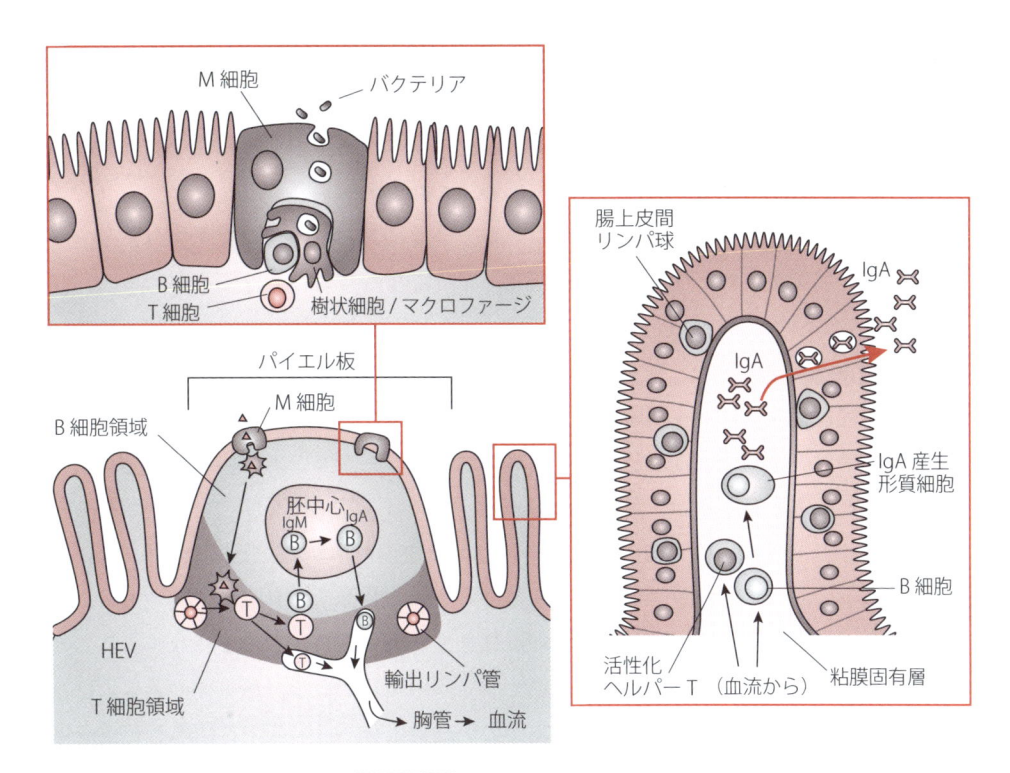

図22 腸管の免疫系細胞

　いずれの場合でも，樹状細胞が病原体によって活性化されることで免疫反応が始まる．樹状細胞はT細胞領域に行って抗原特異的なヘルパーT細胞を活性化させる．ヘルパーT細胞の助けによりパイエル板ではB細胞がIgMからIgAへクラススイッチを起こす．その後輸出リンパ管から出て行って胸管から一度血液の循環系に入り，腸の粘膜固有層に移住する．粘膜固有層で形質細胞へと分化しIgAを産生する．IgAは腸上皮の中を輸送されて管腔に分泌される．

👉 もっと詳しく

食べるワクチン

　口から食べたものは基本的にはトレランスになるとされている．一方最近，コメの中にコレラ毒素の遺伝子を組み込んだ食べるコレラワクチンとか，ジャガイモを用いた鳥インフルエンザワクチンなどが報告されたが，どうしてこの場合は食べたものが免疫を刺激できるのだろうか．

　コレラトキシンなどのような一部のタンパク質は，それ自体が樹状細胞を活性化させるアジュバントとしての活性を持つ．そういう場合は，口から食べただけでもトレランスではなく免疫が成立することを期待できるのである．なお，コレラトキシンを感知するレセプターがあるはずだが，まだ同定されていない．

ところで，コレラトキシンは毒なのでは？と思う読者もいるであろう．コレラトキシンは2種類の分子（AサブユニットとBサブユニット）で複合体を形成し，下痢を引き起こすなどの毒性を発揮するが，Bサブユニット単独では毒性を発揮しない．このBサブユニットの遺伝子をコメに組み込んだものである．

なお，経口ワクチンとして有名なポリオウイルスに対するワクチンは生ワクチンなので，弱毒化されたウイルスが「感染する」ことで免疫反応を誘導している．

常在細菌叢と免疫

腸内に常在している細菌は単に栄養を横取りしているだけではなく，消化を助けたり，代謝の一部を担ったりすることは知られていた．また，腸内細菌の中に潜在的に善玉と悪玉があるという話も昔からある．例えば，抗生剤を飲むと下痢が起こることがあるが，それは善玉菌と悪玉菌のバランスが崩れるからだというような話である．善玉菌とされる乳酸菌やビフィズス菌などを含む食品をプロバイオティクスと呼ぶ．

善玉菌にせよ悪玉菌にせよ，常在菌はたまたま免疫系に認識されないように大人しくしているのだろうか．マウスの系で興味深い知見がある．ある種の善玉菌は特定の多糖類を産生することによって粘膜中のT細胞にIL-10の産生を誘導し免疫を抑制していて，この抑制がないと悪玉菌が腸炎を起こしてしまうという．つまり，菌によっては積極的に免疫反応を抑制しているということである．

一方で，免疫系を臨戦状態に保つためには，適度に刺激が必要である．実際，無菌状態でマウスを飼うと免疫組織の発達が悪いことが知られている．最近，マウスの実験系ではあるが，そのような「適度な刺激」のメカニズムがわかってきた．例えばバクテリアのつくりだす多糖類がTh1細胞を誘導することや，Th17細胞を活性化させる菌種の存在が明らかにされたりしている．

10 ヘルパーT細胞のサブセット
―Th1，Th2，Th17……どこまで増える？

1）Th1細胞とTh2細胞

ヘルパーT細胞の中には機能分化の進んだ細胞種がたくさん知られるようになってきている．細胞種ごとにサイトカインの産生のパターンが異なっており，それに応じて異なる役割りを演じる．少し前だったら，細胞性免疫を担当するヘルパーT細胞がTh1細胞，液性免疫がTh2細胞，というあらっぽい説明でも大体は許してもらえたが，今はそうはいかなくなっている．

Th1細胞は，IL-2やIFNγなどのサイトカインを産生し，キラーT細胞，NK細胞，マクロファージなどを活性化させる．すなわち，細胞性免疫を促進して，細胞内寄生細菌やウイルスに感染した細胞の処分にあたる（図23）．

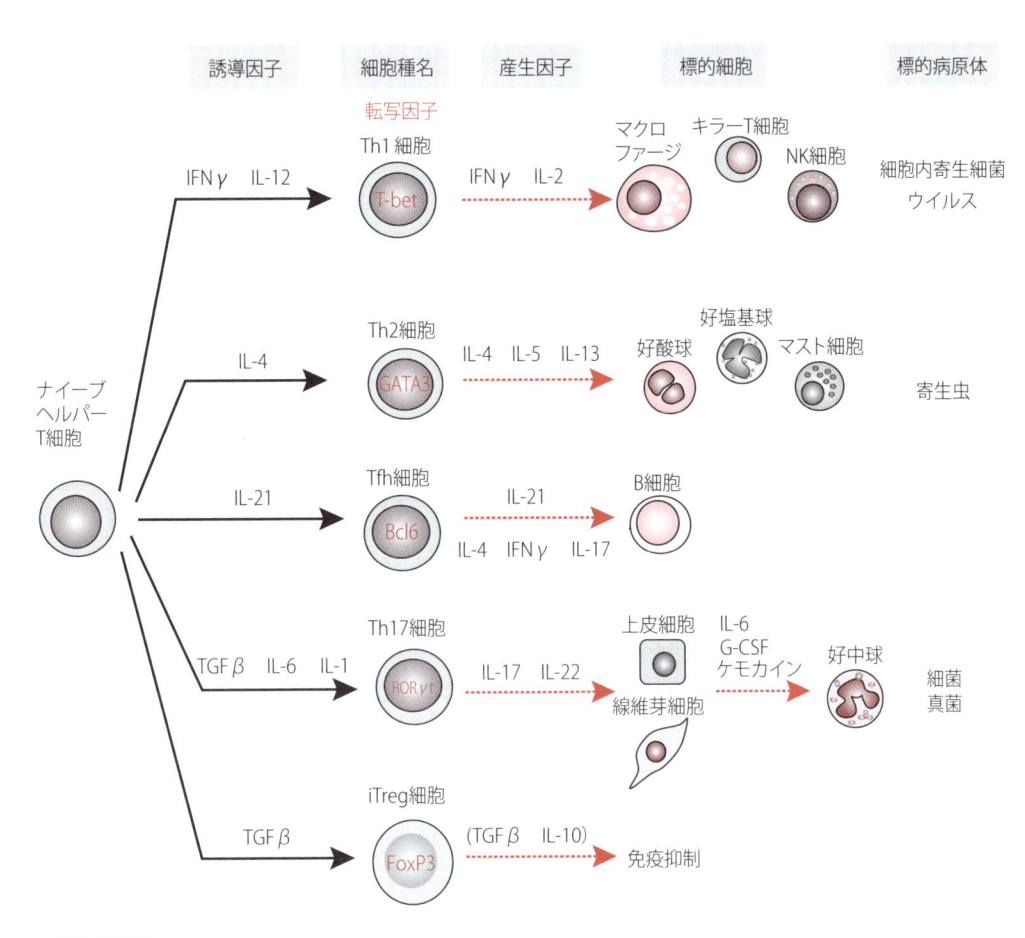

図23 ナイーブヘルパーT細胞から各種ヘルパーT細胞およびiTreg細胞への分化

　Th2細胞は寄生虫に対して働く細胞である．主に末梢組織でIL-4，IL-5，IL-13などのサイトカインを産生する．IL-5は好酸球を活性化することで，寄生虫に対する感染防御を行う．IL-13は腸の杯細胞に作用して粘液の産生を誘導する働きをするが，これも寄生虫に対する生体防御反応である．IL-4はB細胞を活性化させ，IgMからIgEあるいはIgG1へのクラススイッチを誘導する．後述するようにIgEは粘膜や皮膚での最前線での防御にあたり，アレルギー反応に関与する．ただし最近はB細胞への作用はTh2細胞ではなく，濾胞ヘルパーT細胞が担っていると考えられるようになってきている．

2）Th1細胞とTh2細胞の分化

　これらの細胞は共通のナイーブヘルパーT細胞から分岐してつくられる．どちらに分化するかという振り分けは，樹状細胞によってT細胞が活性化されるときに，どういうサイトカインシグナルを受けるかで決まる．IL-12やIFNγのシグナルが入ればTh1細胞に，IL-4によるシグナルが入ればTh2細胞になる（**図23**）．

なお，Th1細胞が出すIFNγはTh1細胞自身の分化を誘導する作用を持ち，Th2細胞のつくるIL-4はTh2細胞自身の分化を誘導する作用を持つ．一方，Th1細胞が出すIFNγはTh2細胞の分化を抑制し，Th2細胞の出すIL-4はTh1細胞の分化を抑制する．すなわち，自分の仲間は増やそうとするが，相手は減らそうと互いに牽制しあうという性質を持っている．IFNγとIL-4は，次に登場するTh17細胞やiTreg細胞などへの分化も阻害する．

3）Th17細胞

比較的新しく同定され，昨今の免疫学の世界で脚光を浴びているのが**Th17細胞**である．Th1，Th2と来て，どうしていきなりTh17かと思う読者もいるかもしれないが，これはIL-17を産生するからである．Th1細胞と同じく細胞性免疫をヘルプする働きをしているが，少し方向性が違う．おおまかに言えば，Th1細胞がマクロファージを，Th17細胞が顆粒球を炎症の場に誘導するような作用をしている．

Th17細胞が産生するIL-17やIL-22は上皮細胞，線維芽細胞に作用し，IL-6，TNFα，G-CSF，各種ケモカインなどの産生を誘導する．これにより好中球の浸潤を促進して，炎症を増強させる．細菌や真菌に対する免疫反応を促進している．

かつては多くの組織特異的な自己免疫性疾患はTh1細胞によるものとされてきた．しかし，典型的なTh1細胞依存的病態のモデルと考えられていた実験的自己免疫性脳脊髄炎（EAE）の発症にTh17細胞が必須であることが明らかにされてから，一気呵成に研究が進み，腸炎，関節炎などにおけるTh17細胞の関与が次々と明らかにされた．

なお，Th17細胞は独立した細胞種として扱われている．ナイーブT細胞にTGFβとIL-6が働いたときにTh17細胞に分化するとされている．それに対してTGFβだけが作用すると，抑制性のT細胞になる（すぐ次に出てくる）．IL-6が働くかどうかで大きく運命が変わるので，この振り分けが炎症の制御に重要と考えられている．

4）iTreg細胞

ナイーブT細胞にTGFβだけを作用させて誘導された細胞は，転写因子FoxP3を発現しており，制御性T細胞（Treg）とよく似た性質も持つ．末梢で誘導されてできるので，induced Treg（iTreg）と呼ばれる．iTreg細胞はT細胞の活性化に伴いつくられ，一時的に免疫抑制効果を発揮する．なおこの細胞に対して胸腺でつくられる制御性T細胞を naturally occurring Treg（nTreg）ということがある．

5）濾胞T細胞

濾胞ヘルパーT細胞（Tfh細胞）は，二次リンパ器官のB細胞領域の胚中心あたりにいてB細胞の親和性成熟やクラススイッチを誘導するT細胞である．胚中心に移住

しやすいようにCXCR5を発現していることやPD1という抑制性のシグナルを発するレセプターを発現することで区別される．IL-21を主に産生し，B細胞を活性化させて胚中心の形成を促す．他のサブセットとは異なる独立した細胞種であると考えられている．

　以前はTh1細胞もTh2細胞もB細胞に働きかけるとされていたが，今はTfh細胞が主にB細胞のヘルプをすると考えられている．ナイーブヘルパーT細胞がリンパ節のT細胞領域で樹状細胞に出会った後，Th1細胞，Th2細胞，Th17細胞などに分化した細胞は末梢へ出ていき，Tfh細胞への分化を始めた細胞はリンパ節に残る．T-B境界でB細胞と出会った後により成熟して胚中心に向かう．Tfh細胞にはIL-4あるいはIFNγなどを発現するサブタイプがあり，それぞれが異なるクラスへのスイッチを誘導していると考えられている．ただし，Tfh細胞は，Th1，Th2，Th17などの各種T細胞サブセットがB細胞のヘルパーとなるために胚中心にいくときにとる分化形態かもしれないとも考えられている．

6）他のT細胞亜種

　他にもIL-10を産生するTr1細胞，TGFβを産生するTh3細胞，IL-9を産生するTh9細胞，IL-22を産生するTh22細胞などが知られている．Tr1細胞とTh3細胞は免疫を抑制する働き，Th9はある種の脊髄炎の発症への関与が示唆されている．これらはまだ不明な点が多いので名前を列記するにとどめる．

👉 もっと詳しく

Th2細胞はどこでどうやってできているか

　Th1細胞やTh2細胞を誘導しているのはどの細胞だろうか．Th1細胞の誘導の主因子であるIL-12は樹状細胞が産生するので，樹状細胞がTh1細胞への分化を誘導していると考えてよいだろう．一方，Th2細胞がどこでどうやってつくられるのか，まだよくわかっていない．樹状細胞がIL-4を産生しないからである．Th2細胞自体がIL-4を産生するので，一度Th2細胞ができるとまわりを巻き込むのはいいとして，最初にIL-4を産生する細胞は何だろうか．IL-4を産生できる細胞としてNKT細胞，好塩基球，マスト細胞などが知られている．これらのうちどれか，あるいはどれもが関わっているのかもしれないが，そのあたりがはっきりしていない．好塩基球やマスト細胞は表面に結合したIgEを介して抗原特異的に活性化されるのが基本なので，これらの細胞が免疫反応の開始点になるのは，順序からいうとおかしな話である．

　また，TCRからのシグナルが強いとTh1に，弱いとTh2になるという傾向もあるとされている．樹状細胞がT細胞を活性化するときに，同時にNotchシグナルが入ってTh1かTh2の振り分けに関わるという話もある．しかし，いずれも決め手に欠ける．

何をもって「独立した」細胞種といえるか

　ある機能を持った細胞に名前を与えるとき，それが「状態」なのか，細胞種なのかは，はっきりさせておく必要がある．どっちでもよさそうと思う人もいるかもしれないが，そういうものではない．ナイーブT細胞，エフェクターT細胞，メモリーT細胞といういい方は細胞の状態を表しており，別種ではない．Th1細胞，Th2細胞，Th17細胞，Tfh細胞はエフェクター細胞として働くときに機能がそれぞれ異なるので，別な細胞種である．また，その系列をつくるのに必須の転写因子がみつかれば，独立性はより明確になる．例えば，Th1細胞，Th2細胞，Tfh細胞，Th17細胞，iTreg細胞ではそれぞれT-bet，GATA3，Bcl6，RORγt，Foxp3という転写因子がマスター遺伝子であることが知られている（図23）．

　ただし，真の意味での独立した細胞種あるいは系列とみなされるためには，一度その細胞になれば決して他の系列にならないで安定しているということが大事である．そういう意味では，Th細胞のサブセットの細胞は，強力な誘導環境におくと別な細胞種に変換可能なことが多いようである．nTreg細胞やNKT細胞は安定しているので細胞種として問題ないが，この項でみたTh細胞のサブセットは，どれもが「状態」を示しているのかもしれない．

11　サイトカイン—至近距離で働くホルモンのようなもの

1）サイトカイン

　サイトカインとは，細胞が産生して他の細胞の増殖・分化・活性化・細胞死などの機能発現を誘導する可溶性の分子の総称である（図24）．免疫学の世界ではいろいろな局面で重要な働きをしているので，局面ごとに重要なサイトカインは覚えておいた方がよい．

　細胞表面に出ている受容体に結合することでシグナルが入る．ごく微量（ng/mLの単位）で効果を発揮する．ホルモンと本質的には同じようなもので，厳密に定義上区

Column　Th1とTh2のバランス

　Th1細胞とTh2細胞による反応のバランスが大事という話が一時盛んであった．Th2細胞はアレルギーのもとになるIgE抗体をつくる方向へ誘導する働きがあるので，「Th2に偏るとアレルギーになる」といった具合の話である．しかし，Tfh細胞やTh17細胞が登場した頃から，Th1対Th2という図式はあまり語られなくなった．

　そもそもバランスが乱れたからある病態になったのか，ある病態になったからバランスが偏っているのか，因果関係はわからない．「バランスが大事」という表現は一般向けにはわかりやすくていいかもしれないが，あまり科学的ではないと思われる．この件については183頁の衛生仮説についてのコラムも参照．

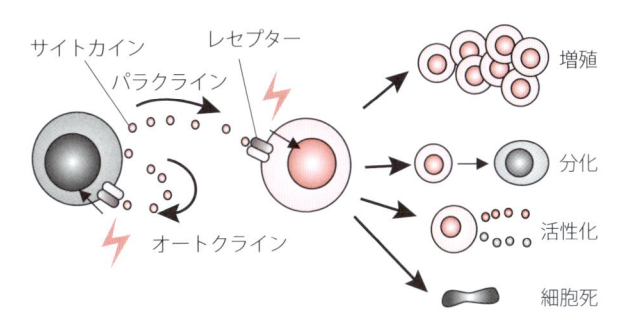

図24 サイトカインの働き

別されている訳ではない．ただ，いろいろな違いがあることから，一応は分けて考えられている．ホルモンの多くは専用の「臓器」で産生され，「遠く」の別な臓器に作用する（エンドクライン）場合が多いのに対して，サイトカインの多くは「免疫系の細胞」が産生し，「近傍の」細胞に働く（パラクラインという）．ただし例外はあり，例えばエリスロポエチンなどは腎臓でつくられて骨髄で作用するし，炎症性サイトカインは血中を巡って体のいろいろな臓器に作用する．なおサイトカインはそれを産生している細胞自身に作用する（オートクライン）こともある．

また，ホルモンと違い，単一のサイトカインが複数種の細胞に働きかけ，多様な作用を発揮するものが多い．別な面からみれば，異なる数種類のサイトカインが同じ作用を示すことが多いといえる．多くのサイトカインの間で機能の重複性（冗長性 redundancy ともいう）がみられ，それがサイトカインの特徴のひとつである．

2）サイトカインの機能的分類

サイトカインを機能的にざっくりと分類してみよう．実際は中間的なものやオーバーラップしているものも多い．

①**インターロイキン**：主にリンパ球や食細胞系の細胞が分泌するが，間葉系の支持細胞が出す例もある．免疫系の細胞の増殖・分化・活性化・細胞死を誘導する．IL–1，IL–2，IL–3…と続き，現在は30台まで知られている．

②**ケモカイン**：細胞免疫細胞の移動に関わる因子で，分子の構造に共通性を持つのでケモカインと総称されるグループを成している．約30種類が知られている．

③**インターフェロン**：ウイルスの増殖阻止など，抗ウイルス作用を主とするが，免疫細胞を活性化させる作用も持つ．マクロファージやT細胞が産生する．IFN α，IFN β，IFN γ などが知られている．

④**造血因子**（コロニー刺激因子）：血液細胞・免疫細胞の増殖・分化を支持する働きを持つ．エリスロポエチン，G–CSF，M–CSFなどがある．

⑤**細胞増殖因子**：細胞の増殖に関与する．増殖因子なのでEGF，FGF，PDGF，TGF

など「growth factor：GF」が名前に含まれている．血液/免疫細胞によって産生されるものあるが，一般により広く個体発生・分化に関与している．
⑥**細胞壊死因子**：主に細胞死を誘導する．TNF α，TNF β などがある．

3）サイトカインネットワーク

前項のT細胞サブセットの話に出てきたように，細胞同士は，ときにその機能を促進しあい，ときには抑制しあう．サイトカインによって複数の細胞の機能を互いに制御しあう仕組みを，サイトカインネットワークと呼ぶ．この仕組みにより，多くの種類の細胞の関与する免疫反応が速やかに進み，かつ暴走しないで安定して反応が起こり，また適切に終息するのである．

👉 もっと詳しく

炎症性サイトカイン

炎症性サイトカインとは炎症を促進する方向に働くサイトカインの総称で，便利なくくり方である．IL-1，TNF α，IL-6，IFN γ，IL-8，IL-12，IL-18などが含まれる．これらは活性化した食細胞やTh1細胞が産生する．一方Th2細胞が産生するサイトカインIL-4，IL-10，IL-13などはTh1細胞の分化を抑制する働きをするので，炎症を抑える方向に作用し，抗炎症性サイトカインと呼ばれる．

抗サイトカイン療法

サイトカインは生理活性が強力なので，サイトカインそのものが治療法に使えそうに思える．実際，そう期待されていろいろと試されてきた．しかし，薬剤として用いる際には局所だけで働かせることが難しく，広く行き渡ってしまうと，前述の冗長性のために副作用が出てしまうことが問題になってくる．そのため，サイトカインそのものが薬として使われる例は少ない．肝炎ウイルスに対するIFN療法，貧血に対する

Column　炎症とは

炎症というのは免疫反応が起こっている部位にみられる「赤く腫れた」状態のことである．免疫反応が起こっているところでは食細胞，NK細胞，T細胞が免疫反応を促進するサイトカインを産生し，それによって血管が拡張し，血管の透過性が亢進して血漿が組織液中に出てきて腫脹する．顆粒球やリンパ球が呼び寄せられ，病原体が排除される．自己の組織が損傷を受けた時も免疫細胞は働く．

炎症というのはそういう免疫系が作用している現場の総称であるが，基本的には臨床的な概念である．例えば病態を表すのに急性炎症とか慢性炎症というとイメージがつかみやすい．しかし，炎症という言葉自体は，免疫学を学ぶにあたってとりたてて特別な概念を提供してくれる訳ではない．

なお，発赤，腫脹，熱感，疼痛を炎症の4徴候というが，熱感，疼痛は皮膚や口腔などの熱や痛みに対する感覚神経がある部位に起こったときにしかみられないので，普遍的な表現ではない．

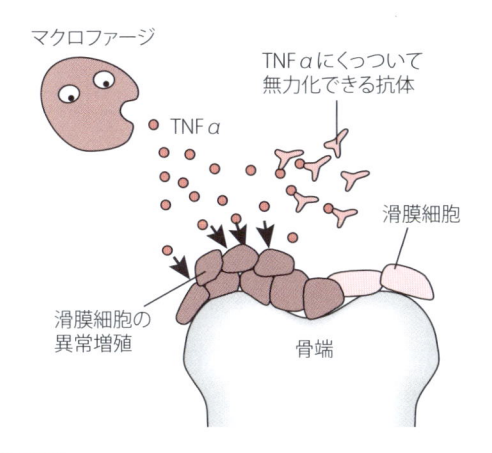

図25 サイトカインを阻害する抗体による治療

エリスロポエチン，造血幹細胞を末梢血中に動員するときのG-CSFなどは数少ない応用例である．

一方，サイトカインの作用を阻害するのに抗体を用いる治療法は，一部の疾患で成功している．例えば，TNFαやIL-6を阻害する抗体は関節リウマチに劇的な効果を発揮している（図25）．今後もこの分野はますます発展するだろう．

ただし，抗体のようなタンパク質製剤は他の低分子化合物と異なり，生きた細胞につくらせる必要があるので，生産コストが高い．そのため薬価が高くなり，医療費増大の一因となっている．

Column　サイトカインストームとは

敗血症は細菌感染の症状が全身に及んだ状態であり，血圧の低下，多臓器不全を起こして死に至ることが多い．このような重篤な病態を敗血症性ショックという．かなり前から細菌の出すエンドトキシンによって免疫系が活性化され，炎症性サイトカインが大量に血中に放出されるために起こると考えられていた．そのようないわゆる高サイトカイン血症の状態をサイトカインストームと呼んだりする．ただし，敗血症ショックを起こしている患者では，多くの場合，高サイトカイン血症はみられずむしろ免疫反応は低下しているということが知られてきており，また敗血症に対する免疫抑制療法はほとんど奏効しないという．発症の初期には免疫の過剰な反応が関与している可能性はあるものの，敗血症という病態自体は高サイトカイン血症ではないということである．LPSの投与によりショックを誘導するマウスの実験系は高サイトカイン血症によるものなので，ヒトの敗血症のモデルとしては適切でないかもしれない．

致死率の高いことで恐れられている鳥インフルエンザの死因もサイトカインストームによるなどと言われているが，こちらも異論が出ている．「免疫が働きすぎて死に至らしめる例」という解釈はわかりやすくていいが，実際はそう単純なものではなさそうである．

4章 自然免疫系の生体防御機構
展開編
―あらっぽいけど，すばやい反応

　自然免疫系は，病原体の持つ分子構造のパターンを認識できる受容体を用いて病原体を感知し，生体防御反応を起こす．これまでは，自然免疫系は獲得免疫系の始動役としての側面に焦点をあててきたが，本章では，まず自然免疫系だけでどんな働きをしているのかを解説する．その後，病原体感知システムの分子機構について少し詳しくみていこう．自然免疫と獲得免疫の橋渡し役を演じる細胞が新しくみつかってきているので，その話題にもふれたい．

　獲得免疫系に属するT細胞やB細胞の中で，自然免疫系のような振る舞いをみせる細胞種がある．本章ではそれらの細胞も扱い，何が自然免疫で何が獲得免疫かを考えていこう．

Key word　パターン認識受容体／細胞質内センサー／補体／NK細胞／インターフェロン

1　自然免疫系の基本型
―獲得免疫系との関わりを抜きにしてみてみよう

1) 自然免疫系の認識の分子機構は以前から知られていた

　最近，TLRなどのような病原体センサー分子の発見をもって「自然免疫系の認識の分子機構が明らかになった」「自然免疫という分野が確立された」という表現をよくみかけるが，それはあまり正しいいい方ではない．「自然免疫系の反応の中の"獲得免疫機構を始動する部分"が明らかになった」という方が正しい．自然免疫系に属する病原体認識分子は以前からたくさん知られており，最近話題のTLR，NLR，RLRなどは，その中の一部にすぎない．大きな進展として騒がれているのは，それらが獲得免疫系の始動の鍵となる位置にあるからである．この項では自然免疫系だけでの働きをみていこう．

　なお，58頁で少し述べたように，自然免疫系の認識の対象になるのは，特定のグループの病原体に共通した分子によってつくられる構造で，**病原体関連分子パターン**（pathogen associated molecular patterns：PAMPs）と呼ばれ，それを認識する受容体は**パターン認識受容体**（pattern-recognition receptors：PRRs）と呼ばれる．

基本的な撃退法

① 抗菌分子
- 抗菌ペプチド
- リゾチーム
- レクチン
- 補体（棘皮動物, 脊椎動物）

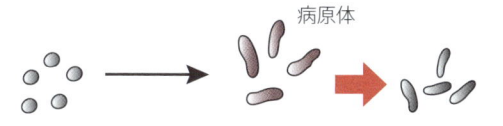

穴を開ける, 溶かす, 固めるなどして, 病原体を殺してしまう

② 貪食用のレセプター
- マンノースレセプター
- β-グルカンレセプター
- スカベンジャーレセプター

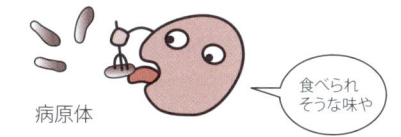

食べられそうな味や

③ 食作用を促す分子（オプソニン）
- レクチン
- C反応性タンパク質
- 補体

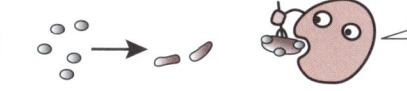

こらごっつうまいわ！

攻撃力を増強する方法として

病原体がきたことを察知するしくみ

食細胞
- TLR
- C型レクチン

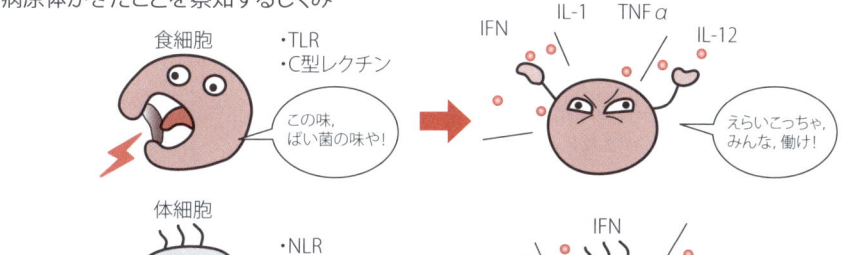

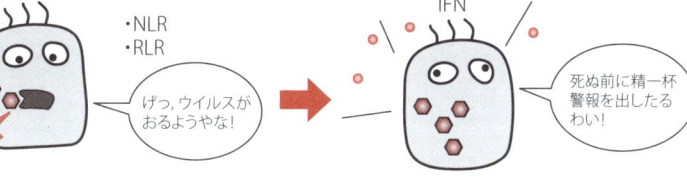

この味, ばい菌の味や！

→ IFN, IL-1, TNFα, IL-12

えらいこっちゃ, みんな, 働け！

体細胞
- NLR
- RLR

げっ, ウイルスがおるようやな！

→ IFN

死ぬ前に精一杯警報を出したるわい！

図1 自然免疫系だけでみた場合の働き

2) 直接認識して攻撃する分子群

　第一部では自然免疫系の働きを「食細胞系」としか紹介しなかったが，ここではもっと詳しくみていこう．自然免疫の防御システムはすべての生物が有しているが，ここでは哺乳類でみていこう．

　獲得免疫系と自然免疫の連携プレイの中では，食細胞が持つ病原体のセンサーシステムだけに焦点をあててきたが，自然免疫系だけで考えると，感知するシステムはあくまでも脇役で，主役は直接認識してそれがそのまま攻撃につながるシステムである．

　病原体を認識して結合すると共に直接的な攻撃力を発揮する分子には，リゾチーム，抗菌ペプチド，補体などがある（図1）．抗菌ペプチドはアミノ酸数十程度の小さいタ

ンパク質であるが，強力な殺菌作用を持つ．哺乳類ではディフェンシンなどが知られている．

3）食細胞による貪食を促す受容体

前述のように食細胞が異物を食べるという作用は自然免疫の基本型である．食細胞は何でもやみくもに貪食するわけではなく，細胞表面に出しているレセプターに結合したものを貪食する．実際，細菌成分，老廃物，死細胞などを認識する種々のレセプターを発現しており，貪食の対象になるものは幅広い．

病原体に結合することにより食作用を促進する分子がある．このような作用を持つ分子のことを**オプソニン**といい，病原体がオプソニン化されたと表現する．食細胞は補体レセプターを発現しており，補体は強力なオプソニン作用を発揮する．炎症時に肝臓で産生され血中に放出されるC反応性タンパク質（CRP）もオプソニンの一種である．

なお，自然免疫系に属する細胞の中に，ナチュラルキラー細胞という細胞傷害活性を持つ細胞がいる．感染などによるストレスを受けた細胞やがん細胞などを見つけ出して殺す役割りを果たしている．詳しくは158頁で述べるが，獲得免疫系と相補的に働いている面があるので，ここでは詳述しないでおく．

4）センサーとして働く分子

直接効果を発揮するのではなく，免疫反応を増強するために病原体来襲のセンサーとして働いている分子群がある．これらは，すでに獲得免疫系を活性化させるシステムとして紹介した（58頁）が，自然免疫系自身を増強させるシステムとしても働いている．TLR，NLR，RLR，C型レクチンなどを用いるシステムである．これらについ

> **Column　自然免疫系は脊椎動物では退化しているか？**
>
> この項目では哺乳類の自然免疫系をみてきた．こうしてみると，それだけで十分生体防御をしてくれそうなくらい，いろいろな仕組みがある．しかし，獲得免疫系が働かない免疫不全マウスは，病原菌のいない清浄な環境でしか生きられない．無脊椎動物は自然免疫系だけで元気に生きていることを思うと，脊椎動物のような獲得免疫系をもつ動物の自然免疫系は退化してしまったのであろうか？
>
> そうとも考えられるが，そうでもないかもしれない．病原体と宿主の防御系は，お互いにいたちごっこのように，病原体が宿主を絶滅させてしまわない程度の攻撃力の範囲内で共進化する．獲得免疫系を持っている動物に対しては病原体もそれに対抗できる感染力を身につけるので，そういう状況で獲得免疫系が働かないと病原体の勝ちになってしまうのであろう．
>
> 実際，無脊椎動物の方が複雑な自然免疫の仕組みを持っているかというと，そうでもない．脊椎動物の自然免疫系は，むしろ獲得免疫系の複雑な発達に呼応するように多彩な機能を持つようになっているようにみえる．例えば，RLRによるウイルス感知系やインターフェロンは獲得免疫系を持つ生物にしかみられない．

てはすぐ後で詳しく述べる．

食細胞は細胞膜上にTLRやC型レクチンを発現していて，それらにより病原体を感知して活性化された食細胞は，IL-1，TNFα，IL-6，IL-12などの炎症性サイトカインを放出して周囲の細胞も活性化させる．これらのサイトカインは，免疫細胞を活性化させる，白血球を呼び寄せる，肝臓で急性期タンパク質をつくらせる，などの炎症反応を引き起こす．

NLRやRLRは細胞質内に発現しており，細胞が感染してしまったことを感知するシステムとして働いている．体中の細胞で発現している．

5）インターフェロン

インターフェロン（IFN）はサイトカインの一種で，抗ウイルス反応の鍵となる分子である．脊椎動物では自然免疫，獲得免疫系の重要な局面で鍵となっている．活性化された食細胞は上記の炎症性サイトカインに加えてIFNαも産生する．IFNαは主にウイルスに対する抵抗性の機能を誘導する．例えば，いろいろな細胞においてウイルスの複製を阻害する分子の発現を誘導する，NK細胞の活性化を誘導するなどである．これらは自然免疫系の中での反応であるが，獲得免疫系に関与する反応も起こす．それは，いろいろな体細胞のMHCクラスⅠ/クラスⅡ分子の発現を促進することである．すなわち，抗原提示能を促進することで，免疫反応を促進すると同時に，ウイルス感染細胞をキラーT細胞に殺してもらいやすくしているのである．

なお，免疫細胞以外の線維芽細胞や上皮細胞はIFNβを産生する．IFNαとIFNβを合わせてⅠ型IFNという．これに対してT細胞（Th1細胞）やNK細胞が産生するIFNγは，Ⅱ型IFNに分類される．Ⅰ型もⅡ型も抗ウイルス作用を発揮するが，Ⅱ型はより強く免疫系を活性化させる機能を有しており，食細胞，Th1細胞，B細胞などに働きかける．

2 自然免疫系と獲得免疫系の関わり方
―もちつもたれつ

1）自然免疫系は獲得免疫系の始動役とエフェクター細胞役をする

前述のように自然免疫系の感知システムは自然免疫系自体を活性化させると同時に，獲得免疫系を活性化させる．そこから先はすでに詳しく書いてきたとおりである．すなわち，獲得免疫系の反応では，抗原特異性のあるクローンを選び出して兵隊として育てる過程が起こる．

さて，一般的な模式図では，自然免疫系が早期の反応として働き，獲得免疫系が遅れて働くと描かれている（図2）．時間軸としてはそうみえるが，実際には，一旦獲得免疫系にバトンが渡された反応であっても，最終的な働き手の細胞（エフェクター細

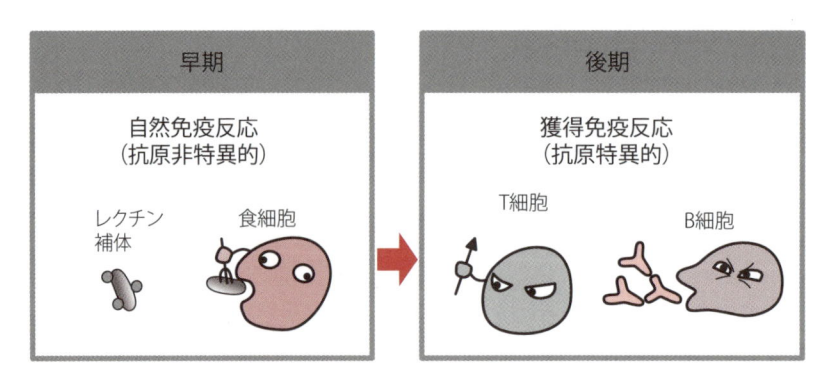

図2 免疫反応は一見自然免疫系から獲得免疫系への推移しているように見える

胞) が働く際には自然免疫系の細胞を巻き込んで反応は進む．これもこれまでに個別でみてきたことであるが，ここではまとめて考えてみよう．

2) 細胞性免疫反応の中の自然免疫系細胞の使われ方

細胞性免疫系のひとつは，キラーT細胞が感染した自己体の細胞を殺す反応であった (図3)．この反応の働き手はT細胞そのものである．もうひとつはヘルパーT細胞が病原体を食べたマクロファージを活性化する反応であった．これは自然免疫系の細胞を働き手としており，抗原特異的な活性化である．また，ヘルパーT細胞が産生するIL-2やIFNγなどのサイトカインによってナチュラルキラー (NK) 細胞が活性化される．NK細胞は次の項目で出て来るが，基本的に自然免疫系に属する細胞で，細胞を殺すことを専門としている．この場合は，抗原特異性のない，すなわち抗原非特異的な活性化である．

3) 液性免疫反応の中の自然免疫系の使われ方

液性免疫系，すなわち抗体を用いる系では，28頁で述べたように，大きく分けて3通りの働きがある．そのうちのひとつ，抗体そのものが病原体や毒素に結合してその働きをなくしたり，凝集させて無力化する反応は，獲得免疫系としての仕事である．一方，後の2つの仕組みでは最終的な働き手として自然免疫系の仕組みを利用している．そのひとつは抗体がくっついている細菌に対して補体が働きかけて細菌を殺すという仕組みである．もうひとつは抗体がくっつくことでオプソニンとして食細胞による食作用を亢進させるという仕組みである．

4) 別な視点：自然免疫反応を増幅/抑制するシステムとしての獲得免疫系

これまでは獲得免疫系を軸にみてきたので，自然免疫系をその始動役として捉えて

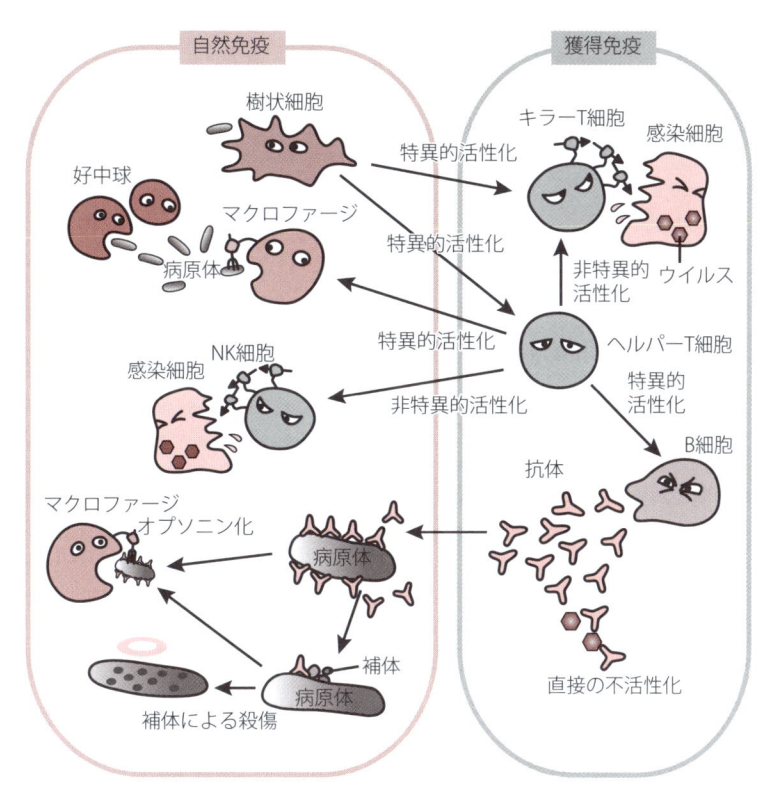

図3 自然免疫系と獲得免疫系の関わり

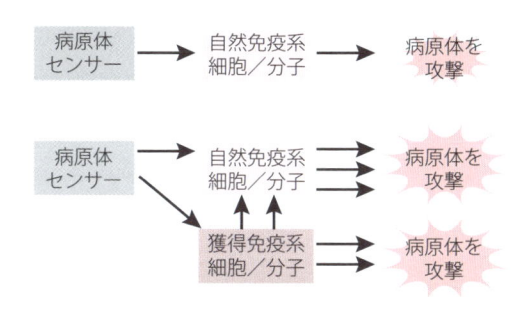

図4 自然免疫系反応を増幅するシステムとしての獲得免疫系

きた．ここでは少し見方を変えて，自然免疫系を軸に考えてみよう．

病原体センサーから病原体来襲の知らせを受け取った自然免疫系の細胞は，抗菌物質を産生したり，食作用を増強させたりして，病原体を攻撃する（**図4上段**）．獲得免疫系の反応が加わると，自然免疫系の反応の強さが増幅される（**図4下段**）．もちろん，獲得免疫系自体にも攻撃力はあるが，この図で示すように自然免疫系の増幅システムとしても働いているといえる．

さらに，獲得免疫系が自然免疫を抑制するシステムとして働く（**図5**）例も知られ

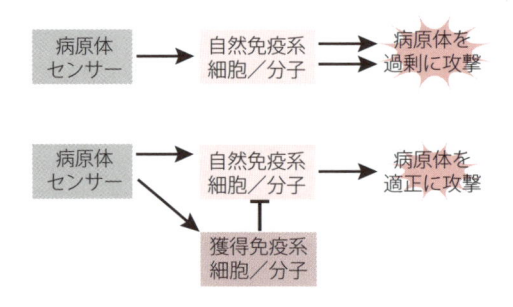

図5 自然免疫系反応を抑制するシステムとしての獲得免疫系

ている．獲得免疫系を欠損したマウスにある種のウイルスを播種すると，自然免疫系の反応が強く起こりサイトカインの過剰産生によって死に至るが，T細胞を移植するとそういう過剰な反応が起こらなくなるという．

3 病原体センサー―獲得免疫系の始動役

1）TLR

　本章の最初に述べたように，自然免疫系の病原体認識分子は多数知られていたが，病原体来襲を感知して獲得免疫系に橋渡しする部分の分子機構は長らくよくわかっていなかった．それが最近明らかになったということで，「自然免疫」が俄然脚光を浴びているのである．

　そのような病原体センサーのひとつが，トール様受容体（Toll-like receptor：TLR）である．ショウジョウバエのtollという受容体分子は発生に関与していることは知られていたが，1994年に生体防御にも関わっていることが示された．toll欠損ハエでは，カビが生えたりするのである．

　哺乳類でも相同分子があることが指摘され，遺伝子欠損マウスの作製により，それらが病原体センサーとして働いていることが明らかにされた．TLRは細菌の細胞壁表面の成分や，ウイルスの二本鎖RNAなどの成分を感知する（図6）．なお，この絵のような描き方をすると，TLRで病原体に結合して貪食するように思う読者もいるかもしれないが，貪食に用いるレセプターではない．

　TLRは全て細胞膜上に発現するレセプターなのでここでは細胞表面に並べて描いているが，ウイルスのセンサーとして働いているTLR3，7，8，9は食細胞の食胞中で発現している（図7）．ウイルスを食胞中である程度ばらしてから，感知するという仕組みである．

　もちろん，この「感知システム」は獲得免疫系への橋渡しだけでなく，自然免疫系自体を活性化させる働きもある．ただし，主に食細胞に発現しているということは，ウイルスが標的細胞に感染したばかりの時には作動しないことを意味している．

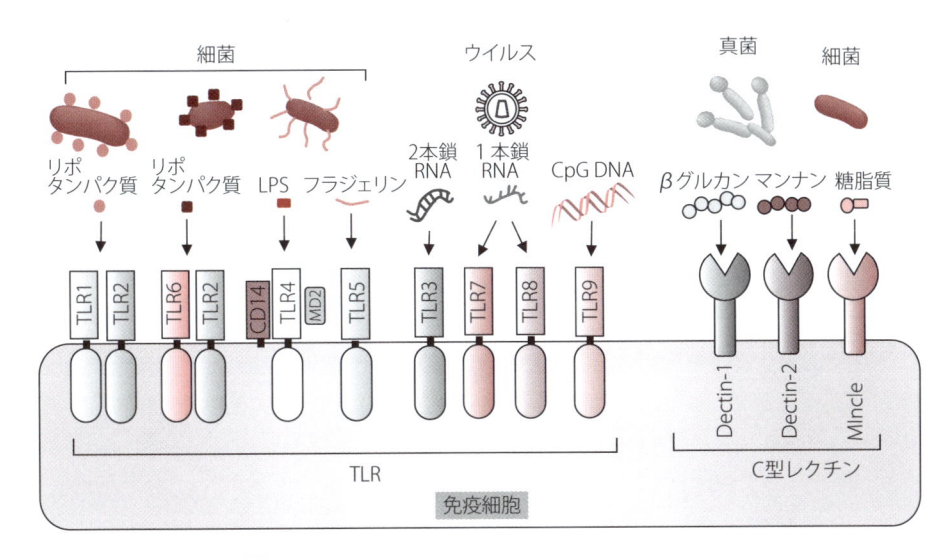

図6 細胞膜上のセンサーによる病原体成分の認識

2）C型レクチン

　レクチンは糖鎖を認識する分子の総称で，膨大な種類が含まれる．生体における細胞接着，細胞間相互作用のいろいろな局面で活躍している．病原体特有の糖鎖を認識できる分子は，パターン認識分子として生体防御系でも最前線で働いている．例えば，

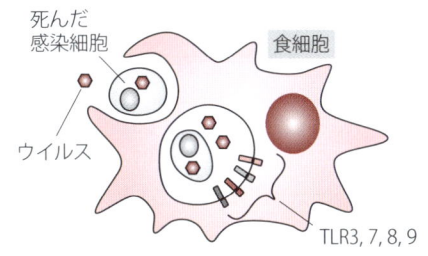

図7 ウイルスセンサー役のTLRは食胞中に発現している

食細胞が異物を貪食するときのレセプターや，血液中に可溶性分子として流れて病原体に結合する分子として働いている．C型レクチンはそんなレクチンの一種である．

　食細胞が発現しているC型レクチンの中には，単に貪食を促すだけでなく，より強いシグナルを発して病原体のセンサーとして働いている分子もある．Dectin-1，Dectin-2，Mincleなどが知られている（**図6**）．

3）細胞質内センサー

　獲得免疫系への橋渡し的病原体センサーとして働くものとして，RIG-I like receptor（RLR），NOD-like receptor（NLR）と呼ばれる分子群がある．TLRは細胞膜上でレセプターとして働くのに対して，RLRやNLRは細胞質内のセンサーとして働いている（**図8**）．細胞質内で感知するということは，感染してしまったことの感知システムである．そのため，TLRが主に食細胞系でしか出ていないのに対して，RLRやNLRは体中の細胞が発現している．

　RLRファミリーの分子は，細胞質内でウイルスのRNAやDNAのセンサーとして働いている．現在，RIG-I，MDA5，LPG2などが知られている．LPG2はRIG-IやMDA5

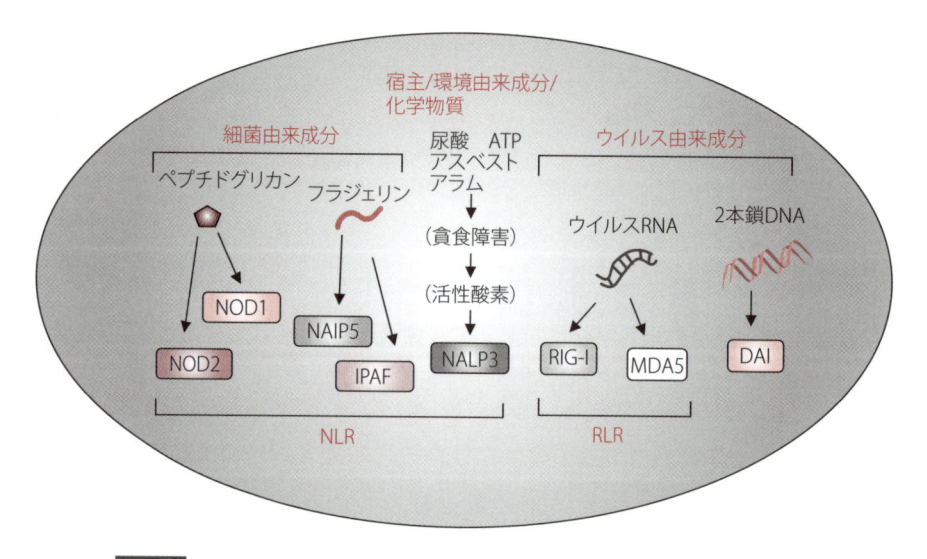

図8 細胞質内センサー NLR と RLR による病原体成分の認識

に対して抑制的に働くと考えられている．DAIという分子はRLRには属さないが，ウイルスのDNAの細胞質内センサーとして働いている．DAIはウイルスだけでなく宿主由来のDNA鎖も認識するとされている．

　NLRファミリーの分子は細胞質内で主に細菌由来成分のセンサーとして働いており，哺乳類では20種類以上が知られている．その中のNALP3は，細菌以外のいろいろなアジュバント作用を持つ物質による活性化に関与している．宿主由来の尿酸やATPだけでなく，ケイ酸，アスベストのような環境由来成分や，実験でアジュバントとしてよく用いられるアラム（水酸化アルミニウム）などによる食細胞の活性化にも関与しているという．ただし，NALP3がこれらを直接認識しているのではなく，貪食のストレスの際に食細胞内で生じる活性酸素が感知に関係していると考えられている．なお，NLR分子の中のあるものはシグナル伝達分子やサイトカインを活性化型に変える酵素と複合体をつくっており，そのような複合体を**インフラマソーム**（inflammasome）と呼ぶ．

👉 もっと詳しく

自己の成分に対するセンサー系

　例えば打撲症などで体内で組織の損傷が起きたときも，病原体に対して起こる炎症と似た反応が起こる．呼び集められた食細胞が死細胞を取り除き，修復は速やかに進められる．大事な点は，このような炎症では，通常は獲得免疫系は作動しないということだ．使い分けされているのである．

　さて，炎症が起こるからには，異常を感知するセンサー系が必要である．最近わかってきたことは，TLRやNLRなど，病原体のセンサーと同じものを用いているというこ

❶ 内因性の物質の場合は獲得免疫系は活性化されない

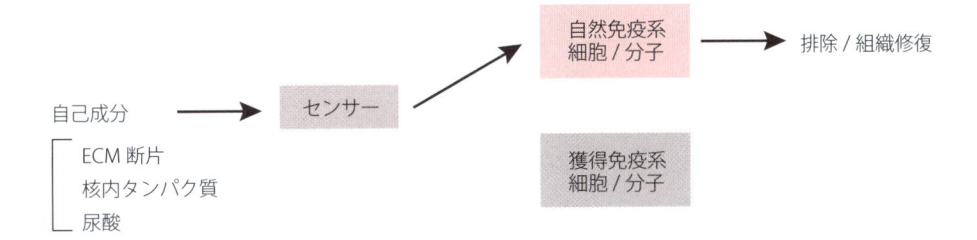

自己成分 → センサー → 自然免疫系細胞/分子 → 排除/組織修復
　　　　　　　　　　→ 獲得免疫系細胞/分子
- ECM断片
- 核内タンパク質
- 尿酸

❷ 病原体の場合は獲得免疫系は活性化される

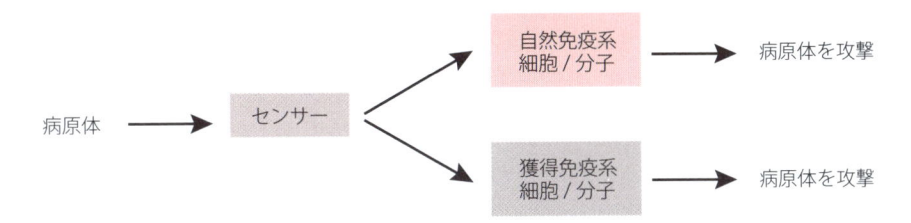

病原体 → センサー → 自然免疫系細胞/分子 → 病原体を攻撃
　　　　　　　　　→ 獲得免疫系細胞/分子 → 病原体を攻撃

図9　自己成分で引き起こされる炎症と病原体で引き起こされる炎症

とである（図9）．細胞の傷害により細胞内から出て来る核内タンパク質や，断片化した細胞外マトリックス（ECM）分子，尿酸などがリガンドとして働いている．

すると問題になってくるのは，どうやって病原体の場合との使い分けがされているかということである．何か他にも補助的なレセプターがあるのかもしれない．

TLRの系統発生

TLRがもともとはハエで見つかって，それが脊椎動物の免疫に関与していると書くと，TLRは全動物で共通して広く使われているかのように思えるが，そういうわけではない．ハエの場合は，tollは病原体を直接認識するのではなく，抗菌ペプチドの産生を誘導する経路上の分子として機能している．また，同じ前口動物の系統（168頁

Column　TLRはヒトでは不要になりつつある？

脊椎動物ではTLRは10種類前後が広く保存されていることから，それぞれの分子が重要な役割りを担っていると思われる．ただし，今の人類の文明国の生活環境ではTLRによる病原体のセンシングはもはやそれほど重要ではなくなっているかもしれない．

Myd88という分子は多くのTLRにおいて下流のシグナル伝達に必須である．ヒトでそのMyd88という分子を欠損した症例が知られているが，患者は幼少期に化膿菌への易感染性は示すものの，他の感染症への抵抗性は保たれていると報告されているのである．

参照）のセンチュウではむしろ発生に関わる分子として重要である．より下等な腔腸動物でもみられる例はある．例えばイソギンチャクにはあるがヒドラにない．

後口動物の中では，ウニには200以上のTLRが見つかっているが，より脊椎動物に近いホヤには2つ，ナメクジウオでは70以上と，種間にばらつきがある．まとめると，TLRは後口動物の方の系統の生物では病原体センサーとしてよく使われているが，依存度に関しては種間の差が大きい，という感じである．

4 補体はすごい──強力な防衛線

1) どうして「補体」（complement）というのか

「補」という名称は抗体の機能を補足するという機能に由来するのであるが，それは補体の機能の一部にすぎない．進化的には補体の方が抗体より古く確立されたシステムであり，不名誉な名前である．

補体による反応系に関わる分子群をまとめて補体と呼ぶ．補体だけで1章分軽く必要とするくらい，多くの分子が関わった複雑な反応経路が知られている．ここではごく簡単にみていこう．

2) 反応の開始点は3種類

補体による反応の要となるのは，C3転換酵素という分子が病原体などの標的の表面で形成されることである（**図10**）．ここに至るまでに，3つの経路が存在する．ひとつは，抗体が病原体に結合することから始まる経路である．進化的には新しい経路であるが，先に発見されたので**古典的経路**と呼ばれている．もうひとつは，**レクチン経路**と呼ばれるもので，異物を認識するレクチン分子が結合することで始まる．マンノース結合レクチン（MBL）とフィコリンが病原体上の糖鎖のパターンに対するセンサー分子として機能する．三つ目は，**第2経路**（副経路ともいう）と呼ばれる経路で，これは血清中でC3からつくられたC3bが直接病原体に結合することで始まる経路である．形成されるC3転換酵素は同じではなく，古典的経路とレクチン経路の場合はC4b-C2a複合体，第2経路はC3b-Bb複合体として形成される．なお，第2経路が一番単純で基本型のようにもみえるが，進化的にはレクチン経路が古いと考えられている．

次に，その結果として起こることをみていこう．入り口は違っても，C3転換酵素が形成された後に起こることは同じである．3通りの効力を発揮する．一つ目は，結合している補体分子そのものがオプソニンとして働き，食細胞による貪食を促すことである．このために食細胞は補体レセプターを出している．二つ目は，他の補体分子を次々と呼び込んで起こる連鎖反応により，最終的に病原体の膜に穴をあけて傷害することである．三つ目は，連鎖反応の途中で切り取られた補体分子の破片が血管透過性を更新させたり，肥満細胞を活性化させるなどして，炎症反応を促進することである．

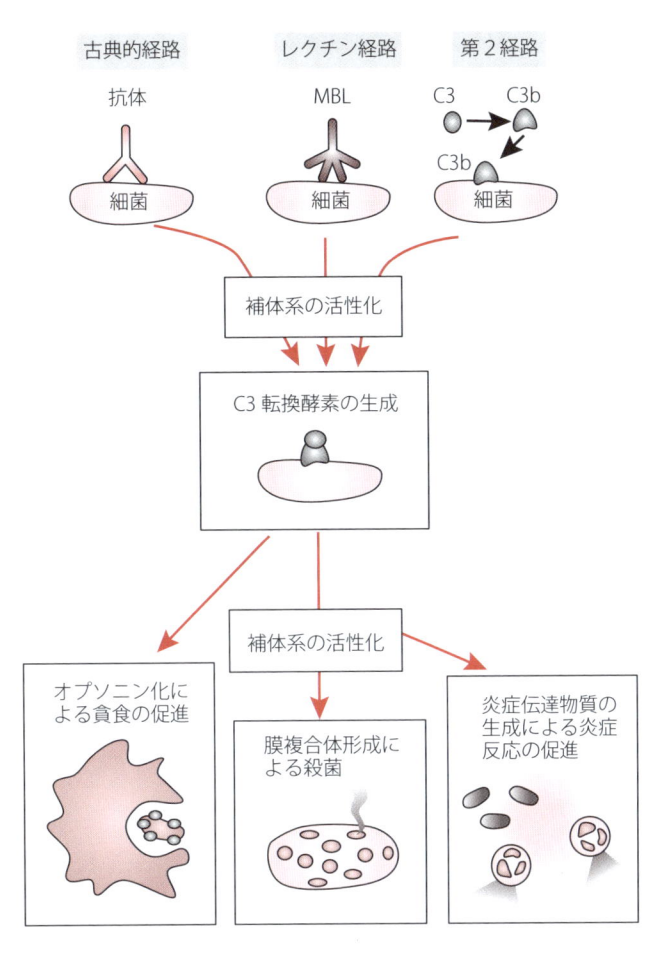

図10 補体系の全体像

3）自分の細胞に対して反応が起こらないようにする仕組み

　C3bは，病原体だけでなく正常な細胞にも普段から一定の割合で結合する．すなわち，正常細胞も恒常的に第2経路の反応が起こる危険にさらされているのだ．しかし，正常細胞は補体の活性化を阻害するような分子を発現している．DAF（CD55），MCP（CD46），CD59などである．体細胞はこれらの作用により補体の攻撃を受けないですんでいる．

👉 もっと詳しく

発作性夜間血色素尿症

　この疾患では，造血幹細胞の一部においてある遺伝子に突然変異が起こり，その造血幹細胞からつくられる血液細胞ではGPIアンカー型タンパク質が膜表面に発現され

なくなる．さて，上記の補体の活性化を阻害する3種類の分子のうちDAFとCD59はGPIアンカー型タンパク質である．赤血球はMCPは発現していないので，この患者さんの赤血球の一部は，補体から守る分子を全く発現していないことになる．そのため，そういう赤血球が破壊されてしまうのである．

5 NK細胞は自己と非自己を見分ける
―キラーT細胞とは別の殺しのプロ集団

1）殺すべき細胞の見分け方①：「殺してくれ」のサイン

　ナチュラルキラー（NK）細胞は自然免疫系に属する細胞で，感染した細胞やがん細胞などを殺すことを生業としている．大型のリンパ球で，細胞質内に顆粒を有している（図11）．これは細胞を傷害するための物質を含んだ顆粒であり，常に即戦力の状態であることを意味している．

　殺し方は後述するとして，まずどうやって殺すべき相手を見分けているかみていこう．細胞が細胞を殺すというのは，原則的に共存共栄で成り立っている多細胞生物の細胞社会の中では，掟やぶりの行為である．したがって，非常に厳密に制御される必要がある．すでにキラーT細胞については学んだが，T細胞の場合は中枢性寛容と末梢性寛容という幾重にも仕組まれた安全装置があった．NK細胞の場合も，それに代わる安全装置がしっかりと備わっている．

　感染した細胞とか傷害された細胞は通常は発現しない分子を細胞表面に発現するようになる．NK細胞はそういった分子を「殺してくれ」というサインとして捉える．例えばヒトの場合はストレスを受けた細胞がMIC-A，MIC-Bという分子を，マウスではRAE-1という分子を発現し，いずれの場合もNK細胞上のNKG2Dという受容体がそれらを認識する（図11）．他にも活性化型レセプターは何種類か存在し，糖鎖などを認識していると考えられているが，詳しくはわかっていない．

2）殺すべき細胞の見分け方②：「殺さないで」のサイン

　活性化させるだけだとシステムとして危なっかしいので，正常な細胞が出している分子を「殺さないで」というシグナルとして捉える仕組みも持っており，それがNK細胞のユニークな点である．「殺さないで」シグナルとしては，ほとんどすべての細胞が発現するクラスI分子が使われていて，NK細胞上の抑制性レセプターにシグナルが伝わる．この仕組みによって正常な自己体の細胞が傷害されないようになっている．

　この場合のNK細胞側のレセプターは，マウスではLy49というC型レクチンファミリーに属する分子，ヒトではKIR（Killer cell Immunoglobulin-like Receptors）という免疫グロブリンスーパーファミリーに属する分子が働いている．いずれも複数種類存在している．クラスI分子は多型性があるので，抑制性レセプターも多数の種類

図11 NK細胞の活性化

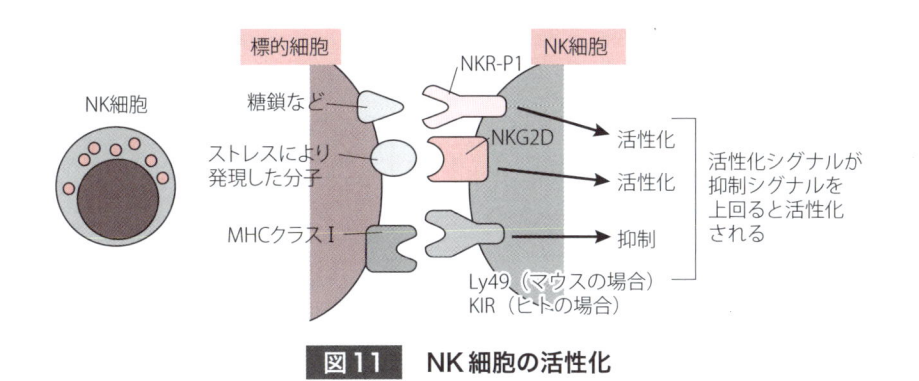

を持つことにより，どれかがうまく働けるのである．

また，NKG2というC型レクチンファミリーに属する分子も抑制性に働いている．マウス，ヒトともにみられ，主にMHCクラスI類似分子を認識している．

3）キラーT細胞の補完的役割り

NK細胞は，基本的には細胞傷害性キラーT細胞と互いに補うような関係にあるので，セットで理解するとよい．感染した細胞は，クラスI分子上に病原体由来のペプチドを乗せてキラーT細胞に殺してもらおうとする（**図12**）．キラーT細胞による攻撃をかわすため，病原体は，クラスIの発現を低下させる仕組みを持つようになる．そうなるとキラーT細胞は手が出せなくなる．しかし，そういう細胞は今度はNK細胞の標的になるのである．

なお，ここまでは異常細胞を見分けるための活性化レセプターと抑制性レセプターの働きだけみてきたが，NK細胞はヘルパーT細胞が産生するIFNγやIL-2などのサイトカインによっても活性化される．またNK細胞自身がIFNγを産生し，炎症反応を増強するとともに自らの活性化状態を増強する．

4）細胞傷害の機序

細胞傷害の仕組みには二通りある．ひとつは，**グランザイム**と**パーフォリン**という分子を使う方法である（**図13**）．NK細胞は標的となる細胞に接すると，グランザイムとパーフォリンを放出する．パーフォリンは膜に穴をあける作用をもち，その穴を通ってグランザイムが細胞質に入る．グランザイムはアポトーシスを誘導する作用をもつ．

もうひとつは，**FASリガンド**という分子を用いる方法である．65頁で免疫反応を終息させる仕組みとして出て来た分子である．この仕組みの場合，殺される側の細胞が**FAS**という分子を発現している必要がある．NK細胞が発現しているFASリガンドが標的細胞のFASと結合すると標的細胞にアポトーシスが誘導される．TRAILという分子も同じような作用を持つことが知られている．NK細胞に発現するTRAILが標的細

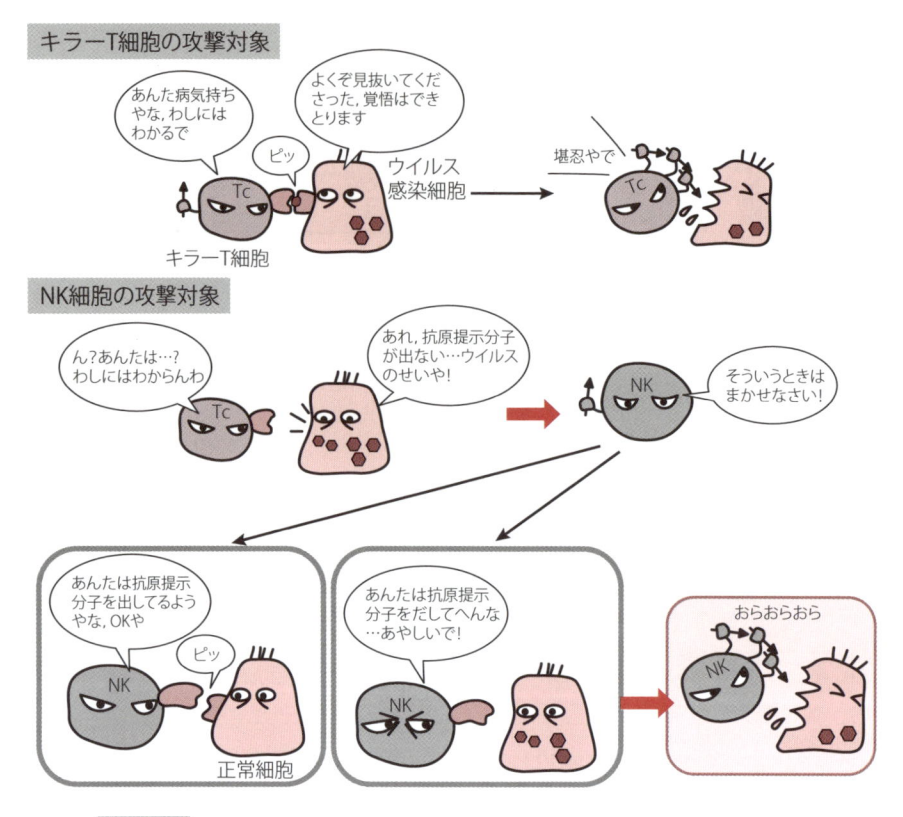

図12 NK細胞はキラーT細胞の攻撃を逃れた細胞を駆逐する

胞上のTRAIL受容体に作用する．

T細胞の中ではキラーT細胞，NKT細胞，γδT細胞などが細胞傷害活性を有しているが，殺し方自体は基本的に同じである．

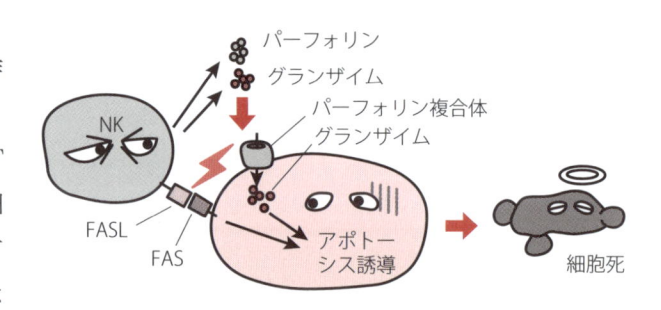

図13 NK細胞による細胞の殺し方

👉 もっと詳しく

NK細胞の教育

クラスⅠ分子がNK細胞に抑制性シグナルを送っているのだとすると，クラスⅠ分子を欠損したマウスでは，NK細胞が抑制させずに暴れ回って体中がぼろぼろになるのだろうか？ 実はそうはならない．むしろNK細胞はうまく分化することができないのである．それは，NK細胞は，自分の出す抑制性の受容体に適合する分子があるか否かを分化の途上でモニターしているからと説明される．すなわち，抑制性の受容体に結合できるリガンドがある時だけ，分化を完遂させることができ，またその受容体

を出し続けられるのである．education（教育）とかlicensing（許諾）などと呼ばれている．

抑制性のシグナルを使ってどうして分化が進むのかは，まだよくわかっていないが，未分化な段階では活性化シグナル優位だと死ぬが抑制性のシグナルと活性化シグナルが共に入ったときだけうまく分化するというモデルなどが考えられている．T細胞の負の選択と正の選択の仕組み，すなわち「シグナルが強すぎると死ぬ，中庸だと分化」という仕組みに，原理的に似ている．

メモリーNK細胞がある？

NK細胞は，前述のように活性化あるいは抑制性の認識分子をそれぞれ多種類発現している．それらは，全ての細胞が同じように発現しているのではなく，ばらつきがある．したがって，T細胞やB細胞の多様性とは比べるべくもないが，反応性の多様性を持っていることになる．特定の感染症のときに，反応できる少数の細胞が増えて対応するということが起これば，獲得免疫的な反応ということになる．また，NK細胞の一部は長く生きられるので，メモリー反応も起こしうることになる．

こういうことを書くのは，実際にそれらしい例が報告されているからである．このような現象は化学化合物によって皮膚の接触性過敏症を誘導する系や，ウイルスに対する抵抗性の獲得の系でみられている．肝臓中や特定の分画のNK細胞が関与しているようだが，既知の活性化受容体は使われていないようで，メカニズムは不明である．今後の研究の展開が注目される．

NK細胞受容体が見分ける自己/非自己

NK細胞はクラスIというほとんどの体細胞が発現している分子が低下しているとき活性化される．この事象はmissing-self仮説として80年代にK. Kärreらによって提唱されてものだが，MHCクラスI分子を認識する種々の抑制性受容体が同定されておおむね正しいということになった．さらに，上記のように，educationという仕組みで，自分の出しているクラスI分子に合う抑制性レセプターを発現するようになる．つまり，他人のMHCクラスI分子だったら抑制がかからないので，攻撃をすることになる．同じ種の中の自分と他人を見分けているのである．言い方を変えれば，NK細胞は自己と非自己を識別しているといえる．

6 自然免疫から獲得免疫への橋渡しをする種々の細胞
—役者は増えて来た

1）形質細胞様樹状細胞

自然免疫系と獲得免疫系を橋渡しするといえば，これまでに学んできたように何と

いっても樹状細胞であるが，この項では，樹状細胞以外で，抗原提示やサイトカイン産生を通して獲得免疫系に働きかける細胞をみていこう．

形質細胞様樹状細胞（plasmacytoid dendritic cell：PDC）は樹状細胞の範疇に入れられているが，他の樹状細胞と比べるとかなり異質である．普段は抗体産生細胞である形質細胞に似た形状であり"樹状"ではない．二次リンパ器官に主に存在している．ウイルス感染が起こった時にIFNαを産生するのが主な役割りである（**図14**）．ウイルスのセンサー分子としてTLR7，TLR9を出している．

活性化されていない状態では，他の定常状態の樹状細胞と同じように免疫寛容を誘導していると考えられている．ウイルスを感知して活性化されるとIFNαを盛んに放出する．さらに成熟すると樹状細胞のような形態をとり，T細胞に抗原提示を行うようである．主にウイルスに特異的なキラーT細胞を誘導する．B細胞と似た分子を多く発現していることからB細胞と近縁と考える向きもあるが，他の樹状細胞と共通の前駆細胞からつくられるともいわれており，起源に関しては不明な点が多い．

2）樹状細胞以外の抗原提示細胞

クラスⅠはほぼすべての体細胞が出しているが，クラスⅡを出している細胞は限られている．「抗原提示細胞」というときはクラスⅡを発現してその上に抗原を提示できる細胞のことである．樹状細胞はもちろん代表格だが，マクロファージやB細胞もヘルパーT細胞に対してクラスⅡ分子を用いて抗原提示することはすでにみてきたとおりである．

他にも抗原提示すると考えられている細胞がある．ヒトではαβT細胞もγδT細胞も活性化されるとクラスⅡを発現する．αβT細胞が抗原提示するという話はまだ

Column　T細胞は自己/非自己を見分けているか

NK細胞の認識の仕組みは，まさに標的が自己であるか非自己であるかを識別しているといえる．それに比べれば，T細胞受容体とMHCとの間で起こっていることは，自己/非自己の識別というものではないことが理解できよう．T細胞は正と負の選択の結果として，「自己体の分子には反応せず何らかの非自己の分子に反応しうるものが生き残っている」だけであって，個々の細胞に「自己抗原には反応しない」という仕組みが備わっているわけではない．また，負の選択や末梢でのアナジーの誘導も不完全で，実際には多数の自己反応性細胞が存在していることもすでに述べた通りである．

免疫系全体とか，T細胞全体が，総体として自己/非自己を区別している，という言い方ならさして問題ないであろうが，「リンパ球は抗原レセプターを用いて自己と非自己を区別する」などとは言わない方がよいと思われる．むしろ「リンパ球には本質的に自己と非自己を区別する能力がないので，そんなリンパ球が非自己だけに反応するためには複雑な仕組みの制御が必要である」といった方が正しいであろう．

洋の東西を問わず，多くの免疫学の本でT細胞による自己/非自己の識別だとか認識だとか書かれているが，本書では，T細胞に関して自己/非自己識別という言葉を使わないようにしてきたのは，そういう点を明確にするためである．

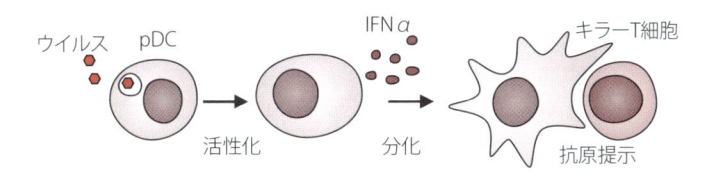

図14 形質細胞様樹状細胞はインターフェロンαを産生する

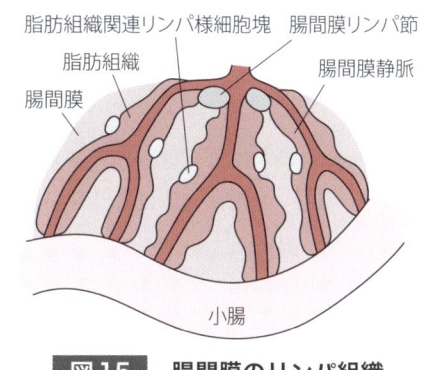

図15 腸間膜のリンパ組織

きかれないが，活性化γδT細胞はαβT細胞よりもずっと強くクラスⅡを強く発現し，可溶性抗原を取り込んでαβT細胞へ抗原提示できることが示されている．ヒトNK細胞も活性化されるとクラスⅡを発現し抗原提示をすることが知られている．マウスでもIKDC（interferon-producing killer dendritic cells）というインターフェロン産生能と細胞傷害活性を持ち，かつ抗原提示能を持つ細胞がみつかっている．

また，最近マウスの好塩基球は，その表面に結合したIgEが捕捉した抗原を取り込んで，クラスⅡ分子とともにT細胞に提示してTh2細胞を誘導するという報告がなされた．ただしその後否定的なデータも報告されている．少なくとも，好塩基球はTh2細胞の生成にそう重要ではなさそうである．

このように樹状細胞以外にも種々の細胞が抗原提示細胞として働ける．しかし，これらの細胞は樹状細胞のように免疫を始動している訳ではないと思われる．121頁で「B細胞はナイーブT細胞に対して働いているか」に論じたのと同じ理由で，これらの細胞の抗原提示の相手はおそらくはメモリーT細胞であろう．

3）ナチュラルヘルパー細胞とは

NK細胞は，キラーT細胞と似た細胞傷害活性を持っているが，TCRを出してないので自然免疫系に属する．では，ヘルパーT細胞のようにサイトカインはつくるのに，TCRは出してないという自然免疫系の細胞はあるだろうか．

実は，NK細胞そのものがIFNγを産生するので，Th1型のヘルパーT細胞に似た性質を兼ね備えているともいえる．では，Th2型のサイトカインを出すような自然免疫系の細胞はあるだろうか．最近，そういう細胞がみつかった．

腸間膜の脂肪組織近傍の脂肪組織関連リンパ様細胞塊（fat-associated lymphoid cluster：FALC）と名付けられた組織に存在する細胞である（図15）．表面抗原型でみれば系列特異的抗原陰性c-kit陽性Sca-1陽性細胞で，まるで造血前駆細胞のようだ

が，そうではない．IL-2 やIL-33による刺激でIL-5，IL-6，IL-13などのTh2型サイトカインを大量に産生し，腹腔内のB1細胞のヘルパー役を担っている（図16）．また寄生虫感染に対応して小腸の杯細胞という粘液産生細胞を増加させる働きもする．発見者らによって**ナチュラルヘルパー細胞**と名付けられている．

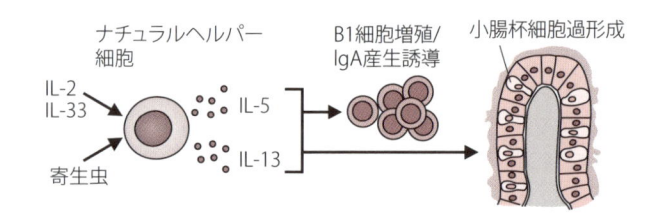

図16　ナチュラルヘルパー細胞の働き

なお，別のグループにより腸間膜リンパ節にもIL-13を産生する細胞もみつかっており，ギリシャ語の13（nu）をとってnuocyteと名付けられている．

これらの他にもリンパ球様の自然免疫系細胞で，特定のサイトカインを出す細胞が，最近いろいろと見つかってきている．例えば，IL-17やIL-22を産生する細胞がそれぞれ報告されている．また，117頁で紹介したリンパ組織インデューサーもこのカテゴリーに入れることができる．

これらの細胞は各種ヘルパーT細胞の原始的な姿と考えることもできるが，ヘルパーT細胞で起こったサブセット分極のプログラムを自然免疫系の細胞が利用しているということかもしれない．

7　自然免疫と獲得免疫との中間的な細胞—どっちやねん！

この項では，抗原レセプターを発現しているにもかかわらず，あまり獲得免疫系らしくない働きをしている細胞をみていこう．

1）γδT細胞

γδT細胞は主に皮膚や粘膜に存在している．二次リンパ器官ではT細胞の数％以下のマイナーな存在であるが，粘膜においては半分くらいを占める．なおウシやブタ，あるいはニワトリなどでは，末梢を循環するT細胞半分を占めるくらい優勢である．

性質としては基本的にはNK細胞に似たキラー細胞系統の細胞である．感染などにより傷害を受けた細胞を殺すなどの働きにより，生体防御に役立っている（図17）．また前述のように，ヒトγδT細胞の場合は，αβT細胞に抗原提示をすることができる．一方，ヘルパーT細胞のTh1，Th2，Th17，Tr1型に対応するサイトカインを産生する細胞がみられ，ヘルパー的な働きや抑制性細胞的な働きをすることもある．また，分布する組織によって使われるTCRγ鎖やδ鎖に大きな偏りがある．これらのことから，γδT細胞には，多くの亜種があると考えられている．

γδT細胞のTCRは，MHC分子とは無関係に直接分子を認識する．γδT細胞の

TCRはαβT細胞ほどではないが多様なレパートリーを有しており，多様な分子を特異的に認識できる．実際，認識される分子はタンパク質の他にピロリン酸，脂質など，幅広い．

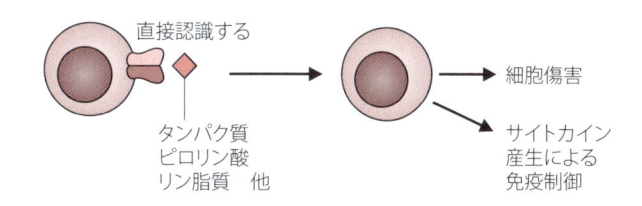

図17 γδT細胞は抗原分子を直接認識する

2）NKT細胞

NKT細胞はαβ型TCRを発現するのでαβT細胞に属する．NK細胞に特有の表面抗原を発現するので，NKT細胞と呼ばれる．NKT細胞はキラーT細胞とヘルパーT細胞の特徴を併せ持ったユニークなT細胞である．ヘルパーT細胞的機能としては，IFNγもIL-4もつくるので，Th1細胞とTh2細胞をかけ持ちした，ヘルパーT細胞のプロトタイプのような細胞である．作用する局面によってTh1型が優位になったりTh2型が優位になったりするので，免疫反応を増強することもあれば，抑制することもある．2次リンパ器官や肝臓にみられるが，リンパ球の中での割合は少なく，通常0.1％以下である．

NKT細胞のTCRは，数あるTCR遺伝子断片の中で，ごく限られたものだけが使われる．特にα鎖で顕著で，マウスの場合V遺伝子としてはVα14，J遺伝子としてはJα18遺伝子しか用いられない．β鎖の方はVβ2，Vβ7，Vβ8など，ある程度の幅がある．すなわち，一応は認識できる抗原に多様性はあることになる．このTCRは，MHCクラスI分子ではなく糖脂質抗原を乗せたCD1dという分子を認識する（**図18**）．

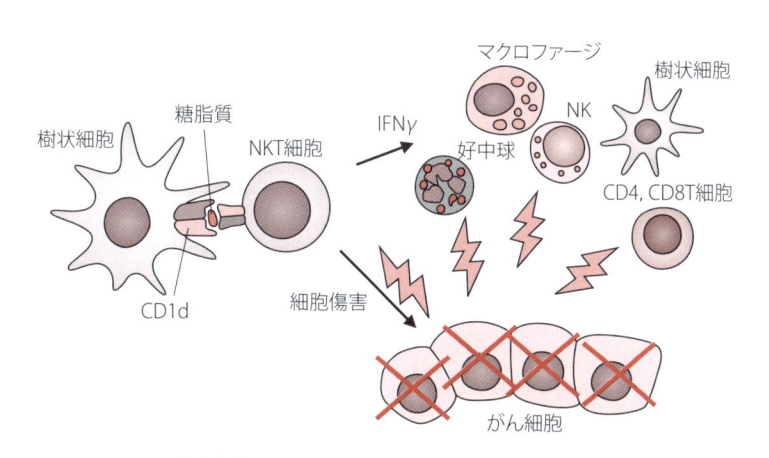

では，NKT細胞は何をしているのだろうか．NKT細胞のTCRが認識できるバクテリア由来の糖脂質抗原がいくつか知られており，またNKT細胞欠損マウスがある種の

図18 NKT細胞による抗腫瘍作用

病原体への抵抗性が減弱していることから，感染症に対する生体防御に関わっていると考えられる．一方，病原体の糖脂質に対してではなく，内在性の糖脂質リガンドに対して反応する可能性も示されている．その場合，抗原非特異的に免疫反応を増強するのが主な役目なのかもしれない．

NKT細胞はサイトカインを大量につくるので，免疫反応増強効果はかなり強力である．生理的なリガンドは不明であるが，カイメンに由来する糖脂質リガンドであるα-Galcel（α-ガラクトシルセラミド）を用いれば効率よく活性化することができる．実際，活性化されたNKT細胞は，直接的にがん細胞を殺すし，IFNγの産生により免疫系を活性化することにより，間接的にも抗腫瘍効果を発揮する（図18）．肺がんや頭頸部がんに対する臨床治験が進められており，良好な成績が得られている．

3）B1細胞と辺縁帯B細胞

T細胞には多数の細胞種があるのに対して，B細胞はそれほど多様ではない．独立種と考えられているのは，通常のB細胞（B2細胞ともいう），**B1細胞**と**辺縁帯B（MZB）細胞**の3種類である．B1細胞は主に腹腔や胸腔に存在する．主に胎生期につくられ，成体ではほとんどつくられないで，もっぱら自己複製することにより集団を維持するとされている．通常のB細胞とは分化経路がかなり異なると考えられている．一方，辺縁帯B細胞は，脾臓の辺縁帯に存在する（115頁）．末梢にきたばかりの未成熟B細胞から通常のB細胞と辺縁帯B細胞がつくられると考えられている．

B1細胞と辺縁帯B細胞は機能的にも通常のB細胞とは異なり，持続的に微生物抗原への抗体を産生することにより感染防御の第一線として機能するとされている．これらの細胞はT細胞のヘルプなしに抗体をつくる．細菌の表面の糖鎖抗原は糖が繰り返し並んでいるため，B細胞レセプターと結合するとレセプターが架橋されて強いシグナルが入りやすい（図19）．こうしてシグナルが入ったときに，一定のサイトカインシグナルや，TLRのような自然免疫系のセンサーからのシグナルが加われば，T細胞無しでも抗体産生細胞への分化が起こり抗体が産生される．したがってこれらのB細胞がつくる抗体は細菌の糖鎖などに弱い結合能を持つものが多い．また，原則IgMクラスの抗体だけである．クラススイッチも起こらないし，体細胞超変異も起こらない．また，免疫記憶も起こらない．

☞ もっと詳しく

自然抗体と負の選択

本文で述べたように，B1細胞と辺縁帯B細胞は抗原からのシグナルとサイトカインシグナルだけで，T細胞のヘルプなしに抗体を産生するようになる．しかし，それでは，自己抗原に対して抗体をつくってしまいそうに思える．実際，自己抗体をつくってしまうことも多いともいわれている．

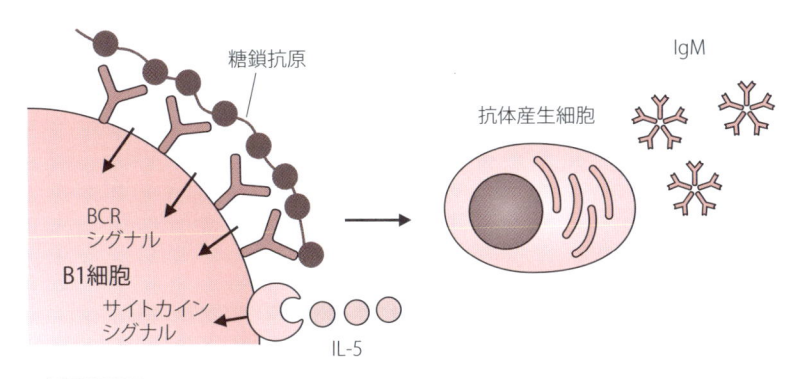

図19 B1細胞によるヘルパーT細胞に依存しない抗体の産生

　しかし，まわりに大量にある抗原に対しては負の選択はちゃんと起こっている．よい例がABO血液型の判定に使われる抗A抗体，抗B抗体である．例えばAB型の人では決して抗A抗体，抗B抗体は産生されないのは，負の選択がきちんと起こっていることを示している．一方でO型の人ではほぼ例外なく抗A抗体，抗B抗体が産生されているということは，抗体産生を刺激する抗原がすべてのO型の人の体内に必ず存在するということである．細菌の糖鎖が抗原になっていると考えられているが，意外なことに，抗原の侵入経路，感作される部位などは未だに不明である．

Column　この項目で紹介した細胞は獲得免疫系か自然免疫系か考えてみよう

　別にどっちでもいいといえばいいのだが，免疫の仕組みを理解するためには，こういう考察は大切である．γδT細胞やB1細胞は主に粘膜や腹腔内に存在しており，前線に存在して即座に感染症に反応できることから，自然免疫系に近い反応性を示す．少なくとも獲得免疫系の反応としては未発達である．そのようなことから，それぞれがT細胞とB細胞の原始的な姿を残した細胞と考えられている．

① γδT細胞：感染症が起こったときに，特定のアミノ酸配列のTCRを持つγδT細胞が選択的に増加することが知られている．多くのレパートアの中から選ばれたものが増加してクローンを形成するという意味では，獲得免疫系細胞といえよう．ただし，免疫記憶にあたる現象は観察されていないので，獲得免疫系としては未発達ではある．

② NKT細胞：本文でも述べたようにNKT細胞のTCRはα鎖は単一であるがβ鎖には一応のバリエーションはある．また，バクテリア由来の抗原が複数知られている．しかし，それぞれの抗原に対して特定のクローンが別々に反応するのか，どのクローンでも同じように反応できるのかは不明である．前者の場合は獲得免疫としての反応といえそうだが，後者の場合は多分に自然免疫的である．また，内在性リガンドで活性化されて免疫増幅作用を行うのであれば，自然免疫系の反応と言えそうだ．

③ B1細胞と辺縁帯B細胞：これらの細胞では糖鎖のパターンのような特異性の低い抗原に対して抗体がつくられるので，そういう抗体は他の似たような糖鎖パターンにでも反応できてしまうことがある．したがって，初めて遭遇する病原体に結合できるような抗体がすでにつくられていて，血中を流れているということがありうる．そういう意味では自然免疫系に近い性質ではある．しかし，多様なレパートアの中から一定の特異性を有した抗体をつくる細胞がクローン増殖してから抗体をつくるはずなので，その意味ではむしろ獲得免疫系の反応である．なお，T細胞非依存的につくられるIgM抗体は自然抗体（natural antibody）と呼ばれることがあるが，必ずしも自然免疫系に属するものでない．

5章 いろいろな生物の免疫
展開編
―免疫系の進化を考える

　比較免疫学という分野がある．いろいろな生物の免疫の仕組みを調べる学問分野だ．家畜や魚の免疫系の研究は産業上も重要だが，それだけではなく多細胞生物が進化の過程でどう免疫系を発達させてきたかを考える，スケールの大きな視点に立った研究分野である．

　これまで本書でみてきたのは，マウスやヒトを中心にした哺乳類の免疫系であった．読者の中には進化のことや，他の生物のことまで知らなくてもいい，哺乳類の免疫系だけで十分，という方もいるかもしれない．しかし，細胞種の機能や発生過程を理解するにあたって，どういう進化的な淘汰圧の結果形成されたかという洞察を怠ると，大きく読み誤る可能性もある．生命現象を理解するためには，生理学，個体発生学，系統発生学的理解は不可分であり，常にセットで考察するのが望ましい．

　本章では，無脊椎動物の免疫の仕組みを考察しつつ，脊椎動物の進化過程で獲得免疫系がどのように発達したか，仮説も交えながら論じてみようと思う．

■ Key word　無脊椎動物／VLR／Rag／トランスポゾン／遺伝子置換

1　無脊椎動物の免疫
―獲得免疫がなくてもどうということはない

1）動物の系統発生樹

　「**無脊椎動物**」という言葉を用いて生物を脊椎動物と無脊椎動物の二つに大きく分けるというのは人間中心的な発想である．というのは，動物界を体の構造や発生過程で大きく30くらいの門に分けるとしたら，脊椎動物は脊索動物門の中のひとつのグループに過ぎないからである．

　下等―高等という言葉も幾分人間中心的であるが，より単純なものと複雑なものに分けるという意味では，脊椎動物を高等といってもそう間違いではないであろう．ただし，無脊椎動物の中には，脊椎動物へ至る進化の経路とは別な経路で進化した，かなり高等な生物もいる．

　無脊椎動物しかいなかったとき，おそらく6億年以上前に，まず2つの大きなグループに枝分かれした（**図1**）．それが，**前口動物**と**後口動物**である．発生の過程で口が先にできるのが前口動物で，肛門が先にできるのが後口動物である．前口動物には環形

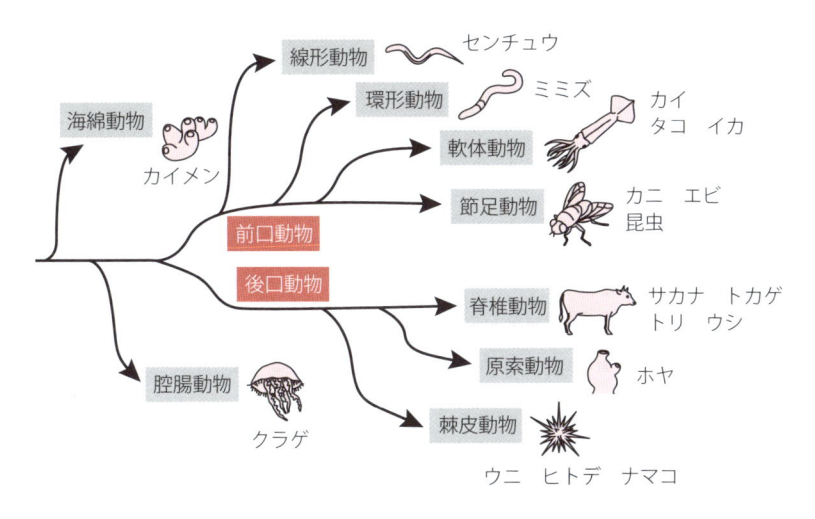

図1　動物の系統発生樹

動物（ミミズなど），軟体動物（貝類，イカなど），節足動物（甲殻類，昆虫類など）が，後口動物には棘皮動物（ウニ，ヒトデなど），脊索動物（ホヤ，脊椎動物など）などが含まれる．前口動物の中で最も進化したグループは，節足動物の昆虫と軟体動物のイカ・タコの仲間であろう．一方，後口動物の中では，脊椎動物が最も高等だといえる．

2）無脊椎動物の免疫系

　現時点で，明確な獲得免疫系を有することが知られているのは，脊索動物の中の無顎類（ヤツメウナギなど）より高等な脊椎動物だけである．すなわち獲得免疫系は動物界の30もある門の中でたった一つの門にだけみられる機能で，種の数としては動物界全体の数％にすぎない．ほとんどの無脊椎動物は基本的には自然免疫系だけで生きているということである．

　前章の自然免疫の仕組み（147頁）でみた仕組みは，分子の種類などに差はあれど，基本的には生物種に広く共通してみられる．病原体への直接的な作用機序としては，抗菌分子による作用と食細胞による貪食が基本である．抗菌ペプチドによる殺菌，リ

Column　なんで自然免疫だけで生きて行けるの？

　この問題は148頁で論じたが，もう一度考えてみよう．一部の読者はこう思っているのではないだろうか．「『自然免疫ではウイルス感染に対処できないから獲得免疫系が働いている』と学んだ．じゃあ自然免疫系しかない生き物はどうやってウイルス感染と対峙してるの？」．もちろん，われわれが知らないだけでどんな単純そうな生き物だって独自の強力な抗ウイルスシステムを持っているということなのかもしれない．しかし，おそらくはそうではない．ウイルスと宿主は共存共栄するように進化しているから，宿主が弱いなら弱いなりにウイルスもそう凶悪にならないのであろう．

ゾチームなどの消化酵素による溶菌作用は，昆虫からヒトまで動物界に広くみられる．節足動物では，フェノール酸化酵素系による殺菌作用もよく発達している．食細胞の食作用を促す分子（オプソニン）も広く用いられている仕組みである．例えば肺炎双球菌などのC多糖に結合するC反応性タンパク質も動物界に広くみられる．

病原体の糖鎖を認識するレクチンも動物界に広くみられ，病原体を直接凝集させるほか，食細胞による貪食を促進する．棘皮動物，脊索動物では補体系が発達している．菌に結合したレクチンを反応の出発点として補体が溶菌を引き起こし，さらに，食細胞による貪食を誘導する（補体活性化のレクチン経路，156頁参照）．なお抗体を有する動物（軟骨魚類以上の脊椎動物）では，抗体が病原体に結合することを出発点として活性化される経路も加わる（古典的経路）が，これは自然免疫系と獲得免疫系が進化の過程で結びついた例である．

なお，繰り返しになるが，病原体のセンサーの仕組みの中では，TLR，NLR，C型レクチンは動物界に広くみられる．ただしTLRは前口動物ではセンサーとしては使われていないようである．一方RLR系は獲得免疫系の発達とセットで発達したようで，インターフェロンと同じく，無脊椎動物ではみられない．

2　ヤツメウナギの獲得免疫系の驚異—独自の獲得免疫系

1）驚くべき報告

20年ほど前の教科書には，ヤツメウナギなどの無顎類の魚はリンパ球を持っていて，抗体もあると書かれていた．また，別個体からの皮膚の拒絶が2回目は早くなる等の免疫現象がみられるとされていた．しかし，分子生物学的な解析が進んで，無顎類にはTCR，抗体，Rag，MHCなどのような脊椎動物の獲得免疫系の遺伝子が一切ないことがわかった．それで，十数年前からは，ヤツメウナギは獲得免疫系を持たないという話に変わった．

ところが，2004年，驚くべき報告がなされた．M. Cooperらのグループが，ヤツメウナギは独自の獲得免疫系を持っていることを明らかにしたのである．**VLR**（variable lymphocyte receptor）という分子がリンパ球様細胞で発現しており，これが抗原レセプターにあたる働きをすると考えられている．

2）VLR分子の多様性の創出

さて，獲得免疫系といえば，抗原レセプターの多様性を持つことが基本要素だったが，VLRではどうやって多様性をつくっているのだろうか．VLR遺伝子は核となるカセットのような部分があり，その上流と下流に沢山の遺伝子断片がちりばめられている（図2①）．まず遺伝子断片の中のいくつかのDNAが複製される．次にカセット部分のDNAが切れてオープンになり（②），そこへ複製された断片が次々挿入され，最

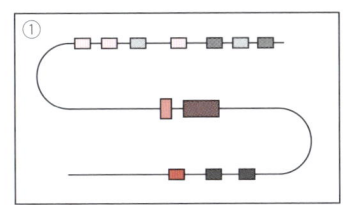

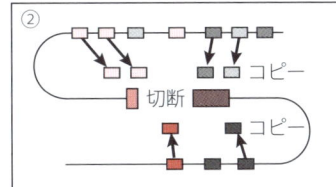

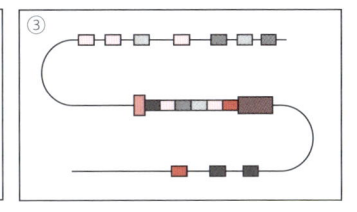

図2 VLR遺伝子の多様性のつくられ方

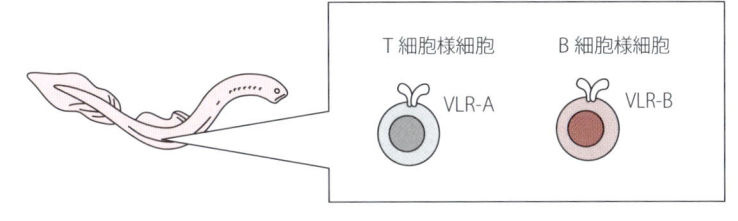

図3 ヤツメウナギは脊椎動物のT細胞B細胞と似た細胞を持っている

終的には10個くらいが並ぶ(③)．RAGによる遺伝子の切り貼りの仕組み(48頁)とかなり異なる．この仕組みはcopy and choiceと呼ばれている．

3）T細胞とB細胞に似た細胞を有している

最近のCooperらの研究ではVLR遺伝子にはVLR-AとVLR-Bのふたつがあり，それぞれ別種の細胞に発現していること，それぞれの細胞は遺伝子発現プロファイルが脊椎動物のT細胞およびB細胞に似ていること，そしてVLR-B分子は液性因子として放出されることなどが明らかにされた（**図3**）．

円口類が脊椎動物進化の本流から分岐した後に，それぞれが独立して異なる多様性創出機構（VLR系とTCR/BCR系）を獲得したと考えられるが，分岐の時点ですでにVLRを用いたB細胞，T細胞のプロトタイプがあった可能性も考えられる．どちらにせよ，B細胞，T細胞のプロトタイプの分岐は系統発生的にみて大変古い時代だったといえよう（174頁参照）．

Column　獲得免疫系であるための要件

多様性と特異性，すなわちVLR遺伝子で反応性の多様性がつくられることと，それぞれのVLR分子はある特定の分子に特異的に結合することは示されている．さらに，抗原に反応する特定のクローンが増大することも確かめられている．すなわち，獲得免疫系である要件は満たしている．では，自己反応性細胞の除去や記憶はどうだろうか．続報が期待されるところだ．24頁で論じたように，これらは獲得免疫系と呼べるための必須要件ではない．しかし，どこまで機構的に脊椎動物の免疫系と相同性があるのか，とても興味深い．

3 獲得免疫の出現のシナリオ—サメでも哺乳類とほぼ同じ

1) 系統発生的に古い動物を調べることによって進化の道筋を探る

進化の過程で，T細胞系列とB細胞系列はいつ分岐したのだろうか．進化におけるリンパ球の出発点は，RAGによる遺伝子再構成機構を獲得した時点と考えることができる．もしもこの出発点が，T細胞ともB細胞ともつかない中間的な性質を持った原始的リンパ球だったなら，T細胞とB細胞は進化的には近縁ということができよう．

2) Ragによる遺伝子再構成機構はトランスポゾンの感染により獲得

前述のようにリンパ球を有する最も下等な生き物は，サメやエイなどの軟骨魚類である．驚くべきことに，軟骨魚類ではすでに哺乳類とほぼ同等といってよいくらいきちんとしたT細胞とB細胞による免疫システムはすでに完成しているのである（図4）．一方，軟骨魚類よりも進化的に古い無顎類（ヤツメウナギなど）や，すべての無脊椎動物においては，Rag遺伝子を使う遺伝子再構成系はまったくみられない．このように無顎類と軟骨魚類の間に劇的に獲得免疫が発達したのである．

では，どうやって遺伝子再構成などという複雑な仕組みを進化させたのだろうか．これには答えが得られている．この時期に**トランスポゾンの感染**というイベントにより遺伝子再構成の仕組みが取り込まれたからと考えられているのだ（図5）．

無顎類と軟骨魚類の中間の段階に位置する1匹の魚の生殖細胞において，ひとつの免疫グロブリンファミリー遺伝子（抗体や抗原レセプターの遺伝子の祖先）のエクソン部分にトランスポゾンが感染し，エクソンが2つの断片に引き離された．このたった一度のミクロな出来事が脊椎動物のその後の大躍進の原動力になる．この感染遺伝

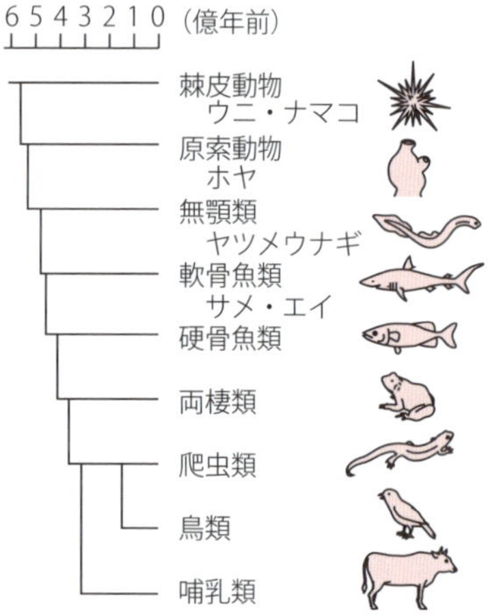

	自然免疫系		獲得免疫系						
	食細胞	キラー細胞	T細胞	B細胞	RAG遺伝子	MHC遺伝子	胸腺	脾臓	リンパ節
棘皮動物 ウニ・ナマコ	+	+	−	−	−	−	−	−	−
原索動物 ホヤ	+	+	−	−	−	−	−	−	−
無顎類 ヤツメウナギ	+	+	−	−	−	−	−	−	−
軟骨魚類 サメ・エイ	+	+	+	+	+	+	+	+	−
硬骨魚類	+	+	+	+	+	+	+	+	−
両棲類	+	+	+	+	+	+	+	+	+/−
爬虫類	+	+	+	+	+	+	+	+	+/−
鳥類	+	+	+	+	+	+	+	+	+
哺乳類	+	+	+	+	+	+	+	+	+

図4 獲得免疫系は軟骨魚類の段階で突然出現した

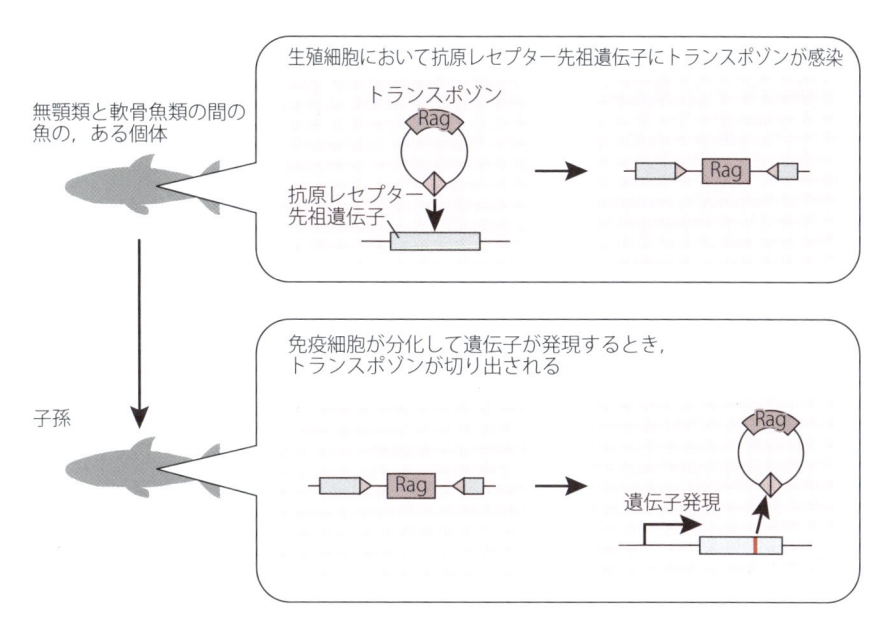

図5 遺伝子再構成システムの獲得のシナリオ

子を受け継いだ個体においては，この遺伝子が発現する時にトランスポゾンは自らを切り出して飛び出し，結果として離れていた遺伝子断片はつなぎもどされることになる．すなわち，遺伝子再構成が起こる．こうして原始的抗原レセプターができたと考えられる．

3）無脊椎動物でもキラー細胞は有している

さて，図4からはもうひとつの重要な知見が読み取れる．それは，T細胞とB細胞を持たない無顎類や，さらに下等な棘皮動物（ウニなど）のような無脊椎動物でも，すでに食細胞とキラー細胞は有しているということである．キラー細胞は，哺乳類でもナチュラルキラー細胞として残っている．

4 B細胞のつくられ方は動物種によってこんなに違う
── T細胞はほとんど同じなのに

1）T細胞は保守的

T細胞系は軟骨魚類からヒトまで基本的には変わっていない．軟骨魚類以上の知られているすべての脊椎動物は胸腺を有しており，αβT細胞とγδT細胞を持つ．T細胞抗原レセプター（TCR）遺伝子の構造もほぼ保持されている．TCRと共進化したMHC分子も，軟骨魚類の時点ですでに多型性を獲得しており，しかもMHCクラスI，クラスIIに分かれている．T細胞系はMHCとの関連があるので，進化の過程においてあまり好き放題できなかったのであろう．ただし，変わっていないというのは大枠と

Column　T細胞とB細胞の起源に関する考察

　これらの知見をもとに，T細胞とB細胞の起源を考察してみよう．系統発生上の最初の血液細胞は食細胞であったと考えられる（図6）．ヘモグロビンを運ぶ細胞（赤血球）と，細胞を殺す活性をもつ細胞（キラー細胞）への機能分化は無脊椎動物の段階で起こり，やがて脊椎動物が生じた．約5億年前，トランスポゾンの感染により，あるレセプター遺伝子に遺伝子再構成が起こるようになった．

　すでにこの時点でキラー細胞と食細胞という異なる系列の細胞はできあがっていたから，そのキラー細胞と食細胞が，それぞれこの感染遺伝子を使うようになった．これが原始的なT細胞とB細胞の誕生である．このあと，ゲノム全体の倍数化というイベントが何度か起こり，抗原レセプター遺伝子は複数セットつくられ，それぞれがT細胞受容体遺伝子と免疫グロブリン（抗体）遺伝子になった．

　このようなシナリオでみると，系統発生におけるT系列とB系列の分岐点は，遺伝子再構成システムの獲得よりもはるか昔の，食細胞とキラー細胞が分岐した時点ということになり，T細胞とB細胞は近縁ではないとする個体発生上の研究結果（81頁）とよく合う．進化の仮説を検証するのは一般には難しいが，最近，カエルや魚のB細胞はマクロファージと同様の強い貪食能を有するという報告がなされた．この知見は，B細胞はマクロファージに由来するという筆者らの説を強く支持するものである．

　なお，T細胞が育つ場である胸腺は，えらの近傍のリンパ組織から進化したと考えられている．

図6　T細胞とB細胞の起源についての仮説

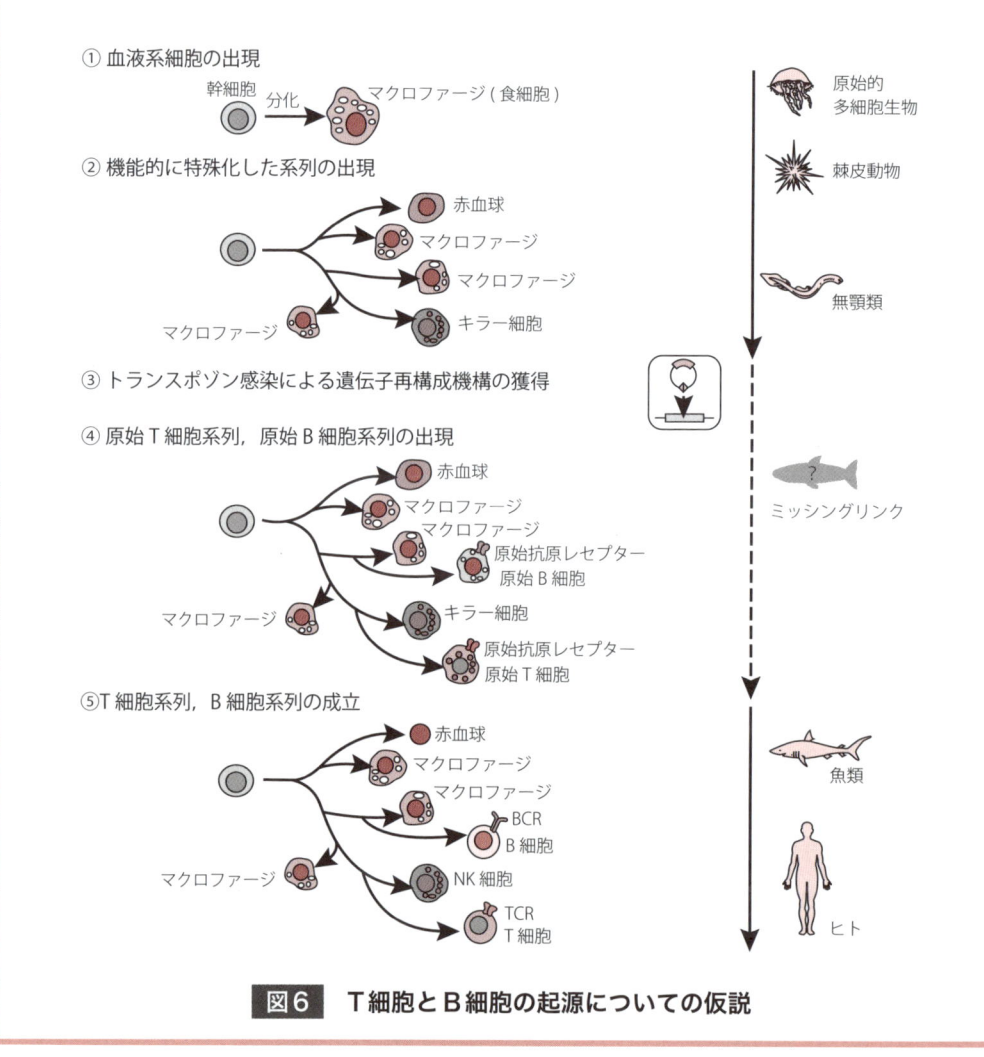

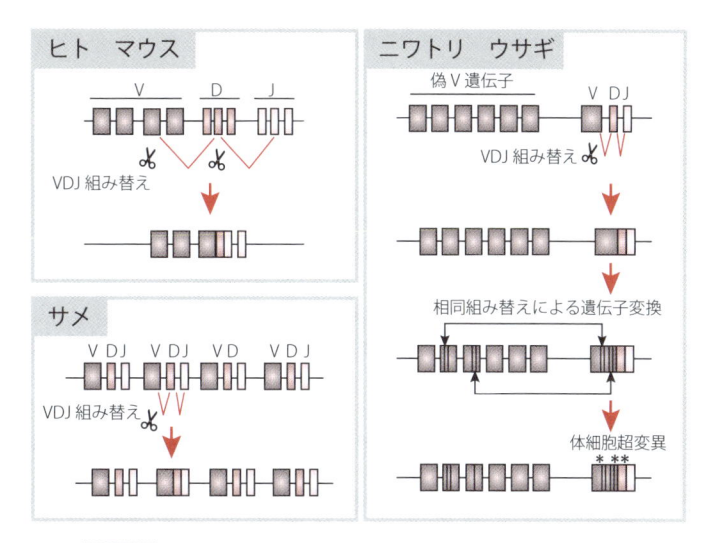

してのことであって，遺伝子の数は種によってある程度のばらつきはある．αβT細胞とγδT細胞の割合は動物により異なり，例えばヒトやマウスではγδT細胞は少ないが，偶蹄類（ウシ，ブタなど）ではT細胞の半数を占め，γ鎖やδ鎖の遺伝子の種類も多い．

図7 脊椎動物の種による抗体遺伝子の多様性のつくられ方の違い

2）B細胞は自由奔放

　一方B細胞は，抗体遺伝子の構造，多様性のつくられ方，産生される臓器などにおいて，脊椎動物の中でとても変化に富む．復習になるが，TCR遺伝子，抗体遺伝子ともに多様性のつくられ方としては，V，D，Jの領域がそれぞれ複数並んでいて，その中から1個ずつ選ばれてVDJという組み合わせがつくられることが基本（D分節はないこともある）である（48頁参照）（**図7**）．これらが組み合わされるとき塩基がランダムに欠失したり挿入されたりすることで，さらに多様性は増す．

　サメの抗体遺伝子ではV–D–Jという構造が数百個並んだ構造（そのうち半数はすでに再構成済み）になっており，したがって組み換え自体による多様性はほとんど生じない．どのVDJ遺伝子セットを選ぶかという多様性しかないのだ．真骨魚類ではVV…DD…JJ…という並び方になっていて，マウスやヒトと同じような様式で多様性ができる構造になっている．

　ニワトリではV–D–Jは一組しかなく，多様性は**遺伝子変換**（gene conversion）と**体細胞超変異**でつくられる．遺伝子変換とは，一度できたVDJのVの一部分を入れ替えるという反応である．入れ替え相手の遺伝子は「偽V遺伝子」として上流に多数並んでおり，相同遺伝子組み換えの仕組みにより，似た配列同士で入れ替わる．驚くべきことに，哺乳類でもウサギ，ウシのように主に遺伝子変換と体細胞超変異で多様性を得る種もいる．ヒツジの場合はもっぱら体細胞超変異で多様性をつくりだしているとされている．

　多様性が形成される場所も種によって異なる．マウスやヒトでは基本的な多様性は造血臓器である胎児肝臓や骨髄でつくられるが，ニワトリでは**ファブリキウス嚢**とい

ネズミ　　　　ニワトリ　　　　　ウサギ　　　　　ヒツジ

骨髄　　　ファブリキウス嚢　　虫垂　　　　パイエル板

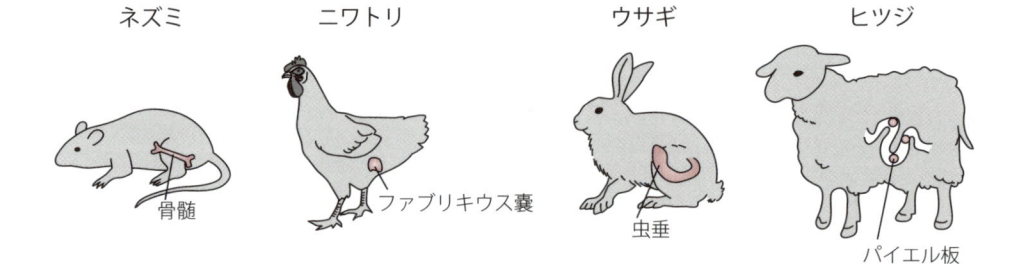

図8 抗体遺伝子の多様性のつくられる部位

表 脊椎動物における抗体遺伝子のアイソタイプ

	Ig アイソタイプ	クラススイッチ
軟骨魚類	M W NAR	−
硬骨魚類	M T	−
両棲類	M Y X	＋
爬虫類	M Y	＋
鳥類	M Y A	＋
哺乳類	M G E A	＋

う肛門に近くの専用の器官で起こる（**図8**）．ウサギでは虫垂，ヒツジではパイエル板でこれらの多様化は起こる．ヒトやマウスでも二次リンパ組織の胚中心で体細胞超変異が起こるが，これは多様性をつくる過程としてではなく，抗体の親和性をより高める過程として働いている．

　ウサギとネズミは比較的近縁なのにこうも違うとは，と驚いてしまう．言い替えれば，マウスとヒトはたまたまよく似ていたということであり，B細胞初期分化の研究者にとっては幸運だったといえよう．

3）免疫グロブリンのクラスの増加

　アイソタイプ間のクラススイッチの機構も脊椎動物の進化過程で段階的に獲得されたものである（**表**）．IgMは抗体の基本型としてB細胞をもつすべての動物種が有している．サメでは他にIgWとIgNARを，真骨魚類ではIgTを有しているが，アイソタイプ間のクラススイッチはみられない．それが両生類，爬虫類になるとIgYというアイソタイプを有し，クラススイッチがみられるようになる．鳥類や哺乳類は分泌型のIgAを持つ．IgEは哺乳類だけにみられる．

Immunology

応用編

応用編

1章 自己免疫疾患・アレルギー
―免疫反応が体に害を及ぼすとき

免疫が関与する病態といえば，まず自己免疫疾患とアレルギーがあげられる．

免疫系は自分の体の成分に対しては免疫反応を起こさないように幾重にも安全装置を張り巡らせているという話をしてきた．しかし，実際にはその仕組みが破綻してしまうことがある．それが自己免疫疾患である．

一方，アレルギーは自己成分に対する反応ではない．異物に対して起こる反応であり，免疫反応としては起こるべくして起こっていることである．ただ，大した敵でもないのに，過剰に免疫反応が起こると，かえって体に悪い．そういう状況を，アレルギーという．

まずはアレルギーからみていこう．

Key word IgE／アトピー／マスト細胞／アナフィラキシー／膠原病／隔絶抗原／分子相同性

1 アレルギーのメカニズム―抗体をまとった細胞達が大暴れ

1）アレルギーとは

もともとは過剰に起こる免疫反応のことを広くアレルギーと呼んでいた．したがって，自己免疫疾患もアレルギーのうちに入れられていた．しかし最近は，自己免疫疾患をアレルギーとは呼ばなくなっている．

すなわち，外部に由来する異物に対して起こる免疫反応が過剰であった場合をアレルギーという．異物の中でも病原体や有害な物質に対しての反応は起こって当然で，余程でないと過剰とはいえない．例えば，蚊に刺されて赤く腫れるのはアレルギーと同じ免疫反応だが，正常な反応とみなされて，いちいちアレルギーとは呼ばない．すなわち，花粉，ハウスダスト，食物などように，本来は体にとっては「無害と思われる」ものに対して起こってしまう免疫反応を指す．

何でそういう無駄なことをしてしまうかというと，免疫系もたまには相手を読み誤るということであろう．しかし，先進国では，3人にひとりが何らかのアレルギーを持っていると言われている．ちょっと頻度が多すぎる．どうしてそうなったのかに関しては，183頁のコラムに考察した．

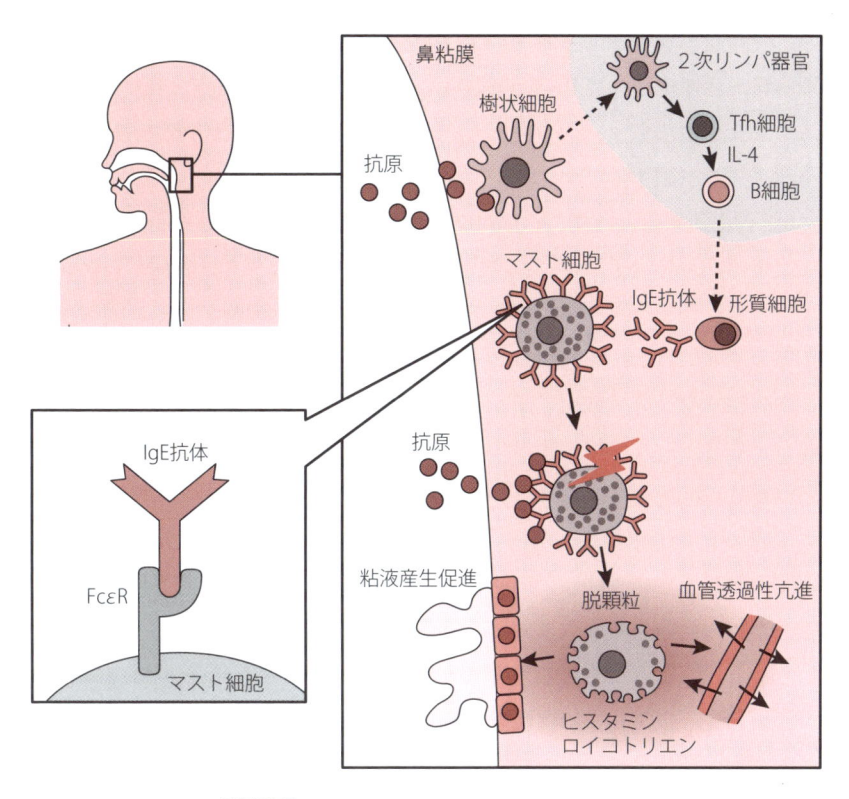

図1 アレルギー発症のメカニズム

2) アレルギーのほとんどはIgEが関与

　　上記のような日常的な抗原に対するアレルギー反応は，ほとんどがIgEが関与するタイプである．アレルギー疾患には，花粉症，アトピー性皮膚炎，気管支喘息，食物アレルギー，蕁麻疹などが含まれる．なお**アトピー**とはIgEを介したアレルギーのことで，そういう病態を起こしやすい遺伝的傾向をアトピー素因という．アレルギーのもとになる抗原を**アレルゲン**という．

3) アレルギーの発症のメカニズム

　　IgEは**マスト細胞（肥満細胞）**や**好塩基球**の細胞表面に結合している．これらの細胞にはIgE抗体分子の根元の方（Fc部分）に結合するレセプター（FcεR）が出ていて，IgE抗体はそこに結合する（図1）．マスト細胞は主に組織に，好塩基球は主に血流中にいる．

　　まずマスト細胞についてみていこう．ある抗原に対してIgEがつくられるまではこれまでみてきた通りである．おさらいも兼ねてみてみると，まず樹状細胞が抗原を取り込み，抗原特異的なヘルパーT細胞を活性化する．一方B細胞でその抗原に反応できるIgM型のB細胞レセプター（BCR）を出している細胞は抗原を結合させて取り込

み，その抗原を提示する相手のT細胞を待つ．そのB細胞と出会った抗原特異的Tfh細胞は，活性化されてIL-4を産生し，IL-4によってB細胞はIgE型のB細胞にクラススイッチを起こす．一部はメモリーB細胞になり，一部は形質細胞になって大量のIgEを産生する（**図1**）．

IgEは血流を流れた後，一部は肥満細胞の表面のFcεRに結合する．肥満細胞は主に粘膜下組織や結合組織に存在する．細胞質内に**ヒスタミン**や種々のタンパク質分解酵素を含んだ顆粒をたくさん蓄えている．このマスト細胞が抗原に遭遇すると，抗原は抗体分子と結合し，シグナルが入って活性化される．活性化されたマスト細胞は，顆粒中の物質を一気に放出する．ヒスタミンは血管透過性を亢進させ，粘液分泌などを促し，数分という単位で組織の発赤・腫脹を誘導する．こういう速い反応を**即時型反応**（immediate-phase reaction）という．

読者の中にも花粉症の季節に外出すると数分で目が開けてられなくなり鼻水とくしゃみで難儀したという経験のある人は多いと思われる．抗原特異性のシャープさと，粘膜面からの病原体の侵入に備えた反応の素早さを実感できるが，その感度の高さを恨めしくも思うときでもあるだろう．

このあと，数時間後に**遅延型反応**（late-phase reaction）が起こる．これは主にマスト細胞が活性化して産生したサイトカインやケモカインによって呼び寄せられた好酸球やTh2細胞が起こす炎症である．慢性炎症となることもあり，そうなると好酸球により組織が強く傷害されるようになる．

もちろん，この反応はアレルギーを起こすために備わっているのではない．寄生虫に抗するために発達した機構と考えられている．実際好酸球は，寄生虫に対して強い傷害作用を示す．

4）アナフィラキシー

アレルギー反応が全身性に起こった場合を**アナフィラキシー**という（**図2**）．ヒスタミンなどが血流等を介して他の部位に運ばれ，気管収縮や気道の浮腫を引き起こして呼吸困難に陥る．血管拡張と血流から組織への体液漏出から，ショック症状や肺水腫に至ることもある．適切な治療を施さないと数時間で死にいたる恐ろしい病態である．

スズメバチに一度さされてハチ毒に対する免疫が出来てからまた刺されるとアナフィラキシーを起こすことがある．スズメバチに刺されてアナフィラキシーショックで亡

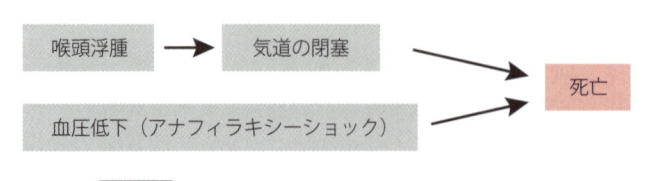

図2　アナフィラキシーは致死的な病態

くなる人はわが国だけでも毎年30人にものぼるという．

5）好塩基球

マスト細胞の他に，似た機能を持つ細胞として好塩基球という細胞がある．マスト細胞と同じように細胞表面にIgE抗体を結合させている．ただし，粘膜や皮膚で待機している訳ではないので，即時型の反応には寄与しない．しかし，3，4日してからの反応に関与しているという知見が，マウスの実験系から報告されている．これは先に書いた遅延型とも異なる反応で，T細胞は関与しないという．

6）IgEは介さないがアレルギーと呼ばれる反応

IgEが関与してなくても，外部からの本来無害な異物に対する「過剰な」反応であれば，アレルギーの範疇に入れられる．歴史的に以下のような分類がよく用いられている．

Ⅰ型アレルギー：上記のIgEを介する即時型の反応．即時型過敏症ともいう．
Ⅱ型アレルギー：IgGが自己抗体として自己細胞上の抗原に結合することで起こる．
Ⅲ型アレルギー：抗原・抗体・補体からなる免疫複合体が，血流にのって組織に至り組織を傷害する．
Ⅳ型アレルギー：T細胞による細胞性免疫応答で起こる．

アレルギーのほとんどはⅠ型で，他の型のアレルギーはまれである．ただし，薬物アレルギーと呼ばれるものには，Ⅰ型からⅣ型まで，いろいろな反応が含まれている．また，うるしにかぶれる反応や，金属アレルギーなどのような接触性皮膚炎は，Ⅳ型の反応である．

7）皮膚バリア機能低下でアレルギーが発症

アトピー性皮膚炎の病態にIgEが関わっているのは間違いない．しかし，最近は，IgEが関与するのは発症後病態を悪化させる過程であって，発症は皮膚バリア機能の低下によるものだろうと考えられている．乳児期に皮膚が乾燥などで荒れて，そこからダニ抗原などが入って感作が起こってIgEがつくられてしまうということである．一度IgEができてしまうと，その抗原に対して反応が起こってアトピー性皮膚炎や喘息になる．

バリア機能低下が引き金になるという話は食物アレルギーにもあてはまるという説もある．経口摂取した抗原には通常寛容が誘導されるので，どうして食物に対してアレルギーが出るのか，よく考えれば不思議である．しかし，例えば卵や牛乳も，皮膚から入って感作されることが食物アレルギーの原因ということなら，説明がつく．

8）アレルギーの治療：減感作療法

抗原がはっきりしている場合，アレルギー疾患は，実は治せる．もちろん，抗原を完全に避けるようにしても症状はなくなるだろうが，そうではなくて，抗原に曝すことにより，免疫寛容を誘導するという方法である．**減感作療法**と呼ばれる．実際には長期間通院を続けて抗原を注射する必要があり，例えば，花粉症くらいではなかなかそこまでしようという気にはならないであろう．また，量を間違うとアナフィラキシーになりかねないので，非常に慎重にする必要もある．

食物アレルギーに対しても，経口摂取量をごく微量から順次増やして行くことで寛容を誘導する方法が行われている．急速特異的経口耐性誘導療法という方法では，入院したうえで能率よく抗原量を増やすことで，10日くらいで寛容が誘導できるという．

👉 もっと詳しく

古典的なアレルギーの分類法と自己免疫疾患

本文でも述べたが，かつては過剰な免疫反応をアレルギーと呼んでいたので，自己免疫疾患もアレルギーに入れられていて，上記の古典的な分類法の中には自己免疫疾患も含まれていた．例えばⅡ型アレルギーには自己免疫性溶血性貧血，悪性貧血，橋本病，円形脱毛症，Ⅲ型アレルギーには全身性エリテマトーデス（SLE），急性糸球体腎炎，関節リウマチ等，Ⅳ型アレルギーにはギラン・バレー症候群などである．

しかし，今では自己免疫疾患をアレルギーと呼ぶことはほとんどなくなっている．それに，古典的な分類法は必ずしも免疫という現象の理解の助けにはならない．自己免疫疾患の病態生理は疾患ごとに理解すればいいのであって，古典的分類のどれかにあてはめようとすると，かえって無理が生じるように思われる．そういう訳で，本書では古典的な分類については詳述しないことにした．

Column　FcRを使って抗体を利用する細胞達

マスト細胞や好塩基球のように，他の細胞がつくったレセプター分子をそのまま自分に結合させて使うというのは，細胞社会の進化のおもしろさをみせてくれる例であろう．抗体分子はもともとはレセプターだったはずで，あるときそれが体液中に放出されるようになった．それはそれで毒素の中和活性などはあったのだろうが，長年の進化のうちに，補体系が結合できるようになったり，根元の部分（Fc部）に結合できるレセプター（FcR）がつくられたりしたのだろう．補体が結合することで病原体を直接傷害できるようになったし，IgG抗体に対するFcRをマクロファージや好中球などの食細胞が用いることによって，抗体をオプソニンとして使って貪食するようになったのである．

ひとたびFcRができると，それを用いる細胞側も進化する．おそらく，IgGに対するFcRを用いた好中球が進化して，抗体を結合させて寄生虫を待ち構える好塩基球や好酸球ができたのであろう．もちろん，抗体側も，そのために専用のIgEを共進化させ，それに対するFcRもつくられ，さらに寄生虫からの抗原に対してIgEへクラススイッチを誘導できるようにTfh細胞も共進化したということであろう．

一方，マスト細胞の来歴はよくわからない．系列との類縁関係でみても，ミエロイド系に近いとは言われながらも，リンパ系に近い点もあり，分化経路図（83頁）でも扱いに困るためにまだ描けていない．もしかすると，ミエロイド系に並ぶ原始的な系列なのかもしれない．

Column 衛生仮説の虚々実々

1）衛生仮説とは

「汚い所で育つとアレルギーになりにくいが，きれいなところで育つとアレルギーになりやすい」というのが衛生仮説の主張である．感覚的には理解しやすいので一般によく信じられているが，疫学調査から出された仮説であって，科学的に証明された訳ではない．

衛生仮説は，イギリスの国内で兄弟の数が多い子供や保育園での集団生活をした子供の方が，長じて後に枯草熱（花粉症）の発症率が低かったという疫学調査に基づいて1989年に提唱された．やがて「先進国では幼少時に細菌感染の機会が減ったため，Th1細胞が減弱しTh2細胞が優位になってアレルギーを起こす」という説が流布した．

2）Th1/Th2バランス説の衰退

昨今では，衛生仮説をTh1/Th2バランスで説明するという考え方は否定的になってきている．例えば，ヒトではTh1細胞はTh2細胞に対して抑制的ではないとされている．喘息ではTh1反応がTh2反応を相乗的に促進するという話もある．また，細胞性免疫（Th1/Th17型反応）が主体のⅠ型糖尿病，多発性硬化症，炎症性腸疾患などもアレルギー疾患の増加と同じように増えて来ていることの説明ができない．Thサブセットが次々にみつかってきており，そもそもTh1/Th2バランスという考え方自体が廃れつつある．

3）制御性T細胞減少説

これに代わって，制御性T細胞が関与しているという考え方が優勢になってきている．幼少時の細菌感染の減少により制御性T細胞が十分増えず，抑制性が弱い免疫系になってしまい，その結果としてアレルギーが増えたとする考えが提唱されている．これは上記の細胞性免疫で起こる病気の増加も説明できる．

4）「免疫の偏った状態」が存続するか

衛生仮説には，幼少時にできた免疫の状態が成人になっても影響するという考え方が含まれているが，メカニズムを科学的によく検証する必要があろう．

例えば「制御性T細胞不足状態」が継続するとすれば，それは幼少期に抗原特異的なメモリー制御性T細胞が形成されそこねる，ということだろう．しかし，制御性T細胞にそんな長生きのメモリー細胞があるかは不明である．あるいは幼少期にハウスダストなどの他愛ない抗原に対してメモリーT細胞/B細胞ができてしまうと，それらを一生引きずることになるという形で説明できるかもしれない．そうだとすると，それは免疫細胞間の偏りが引き継がれていることではない．また，アレルギーをひとたび発症すると，皮膚や粘膜のバリアが損なわれて新たなアレルゲンに感作されるというようにアレルギーが続くことはありうる．それを体質と解釈しているだけかもしれない．

もっとも，子供のときの状況が成人後に影響するという点そのものが，その後の疫学調査では，必ずしも再確認されていないようなので，ひきつづきよく検証する必要があろう．

5）「きれいなのでアレルギーが増えた」にも異論あり

「きれいな環境であるためにアレルギーが増えた」という点については，ある程度は正しそうに思える．

では，不衛生なところでは，何が免疫系を活性化させるのだろうか．反復する細菌感染，腸内常在細菌叢，寄生虫などが考えられる．だからといって「汚い環境に戻そう」「寄生虫を宿そう」というのは暴論であるが，花粉症に対する細菌成分（BCGなど）の投与などが試みられており，うまく制御しながら免疫系を刺激してやればアレルギーを治せるようになるかもしれない．

ただし，衛生仮説の根幹にかかわるこの現象についても，異論は多く，まだ検証が必要である．例えば，欧米ではアトピー性皮膚炎は増えているが喘息は減少に転じている，大都市では貧困層に喘息が多い，などが報じられている．寄生虫の関与についても疫学的調査からは否定的である．

6）衛生的になった一方でアレルゲンは増えたというのは本当か

アレルギーが増加した原因として，「アレルゲンが環境中で増加したから」という説がある．スギ花粉の量が増加したことや，アジュバントとして働く大気中の浮遊粒子が増加したことなどが原因として挙げられている．また，住環境がよくなったためダニやカビが増えたことなども挙げられている．絶体量の増加ではなく，抗原の偏りが原因だという説もある．どの説もそれらしいが，発展途上国や田舎の農家の住居と都市部の家とでアレルゲンになりうる物質の量や質がどう違うか，きちんと調べる必要があろう．

7）結語：どういう原因が考えられるか

衛生仮説の主張を免疫学的に解釈すると，「文明社会では自然免疫系が活性化されないのでIgEがつくられてしまう」ということである．しかし，そういうややこしいメカニズムを考えなくても，小児であれ大人であれ「バリアが傷害されやすくなって抗原にさらされやすくなった」という話と，大人ではそれに加えて「抗原量とアジュバント量が増えた」という話，すなわちこういった単純な免疫学的機序で説明がつきそうに思える．そうだとすると，衛生仮説的な要因は少ないということになる．

2 自己免疫疾患とは──免疫が自分を標的にする

1）自己免疫疾患とは

免疫細胞が自己体の成分を攻撃してしまうことで起こる病気の総称である．

大きく分けると，臓器特異的なもの（**臓器特異的自己免疫疾患**）と，さまざまな臓器に起こる全身性のもの（**全身性自己免疫疾患**）がある（図3）．

図には臓器特異的な疾患については代表的なものしかあげてないが，ほとんど全ての臓器が攻撃対象になりうる．さらに，ひとつの臓器の中で組織ごとに個別に標的になりうる．

2）臓器特異的自己免疫疾患と全身性自己免疫疾患

臓器特異的と全身性という2大別は，単に標的臓器の多さで分けている訳ではない．両者は発症の機序が違うと考えられている．臓器特異的自己免疫疾患はそれぞれの臓器の中の特定の組織中の抗原に対して自己免疫反応が起こり，発症する．標的になった臓器には慢性的な炎症が起こってリンパ球や食細胞が浸潤し，やがて組織が破壊され，機能を失う．

一方，全身性自己免疫疾患は体中どこにでもあるような抗原に免疫反応が起こることによって発症する．腎炎，関節炎，皮膚炎，胸膜炎，関節炎などのように，いろいろな臓器/組織で炎症が起こる．

なお，**膠原病**という言葉は全身性自己免疫疾患とほぼ同じものを指す．**リウマチ性疾患**も大体同じ意味だが，痛風や変形性関節炎などの，自己免疫ではない関節の病気が含まれる．

3）自己免疫疾患とは考えられていない炎症性疾患

サルコイドーシスは肺，心臓，筋肉などに肉芽と呼ばれる炎症性の結節ができる疾患である．クローン病，潰瘍性大腸炎はそれぞれ主に小腸，大腸に炎症を起こして潰瘍を形成する疾患である．これらは組織の炎症を主体とした疾患であるが，通常は自己免疫疾患とはみなされない．それは，これらの疾患が自己抗原に対する反応ではないと考えられているからである．これらの疾患は，おそらくは何らかの外来抗原に対する過剰反応であろうと考えられている．

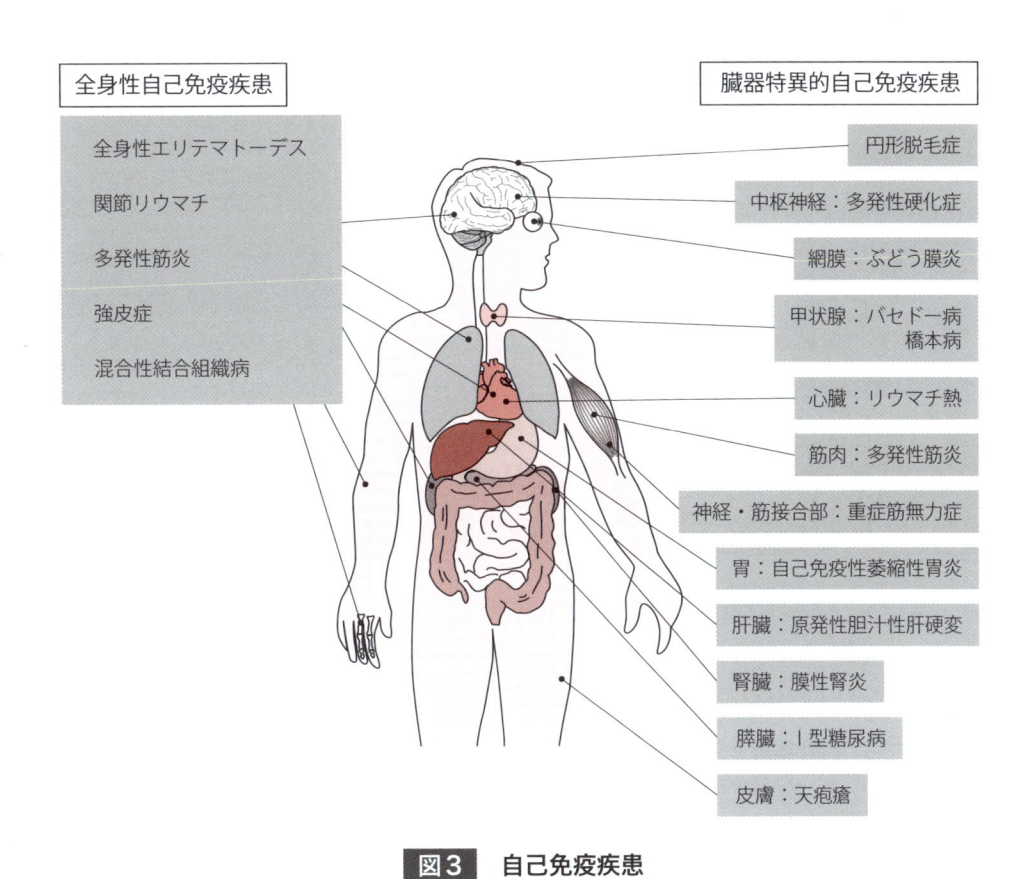

全身性自己免疫疾患

全身性エリテマトーデス
関節リウマチ
多発性筋炎
強皮症
混合性結合組織病

臓器特異的自己免疫疾患

円形脱毛症
中枢神経：多発性硬化症
網膜：ぶどう膜炎
甲状腺：バセドー病　橋本病
心臓：リウマチ熱
筋肉：多発性筋炎
神経・筋接合部：重症筋無力症
胃：自己免疫性萎縮性胃炎
肝臓：原発性胆汁性肝硬変
腎臓：膜性腎炎
膵臓：I 型糖尿病
皮膚：天疱瘡

図3　自己免疫疾患

もっと詳しく

いくつかの代表的な疾患および標的抗原が比較的はっきりしている例を解説しておこう．

全身性自己免疫疾患

- 全身性エリテマトーデス（SLE）：全身性自己免疫疾患の代表的な疾患．細胞の核の成分に対する抗体（抗核抗体，抗DNA抗体）が出現し，これにより形成された抗原抗体複合体が体のあちこちに沈着することが病因とされている．男女比 1：10 と女性に多く，ほとんどは15歳から40歳の間に起こる．顔に現れる蝶形紅斑，発熱，筋肉痛，関節炎，肺炎，腎炎などが主な症状．
- 関節リウマチ：関節の病変を主症状とするが，発熱，肺炎，心膜炎など，全身症状も伴う．関節では，関節面の骨端表面を覆う滑膜細胞が異常増殖し，関節が破壊される．

臓器特異的自己免疫疾患

- 重症筋無力症：神経筋接合部のアセチルコリン受容体に対する抗体ができてしまい，筋肉にシグナルが送れなくなる．眼瞼下垂，歩行障害などがみられる．

- バセドー病（グレーブス病，甲状腺機能亢進症）：甲状腺刺激ホルモン受容体に対する抗体ができて刺激が入ってしまう．そのため，甲状腺ホルモンが過剰に分泌され，甲状腺腫大，頻脈，発汗，やせなどの症状が出る．
- 橋本病（慢性甲状腺炎）：甲状腺に慢性的な炎症が起こる．甲状腺組織に対する細胞性免疫反応が主体とされる．甲状腺機能低下を来たし，全身倦怠感，浮腫などが起こる．
- 円形脱毛症：若いひとに多く，髪の毛が径数センチの円形に抜ける．ストレスがきっかけで発症することも多いが，病態としては毛根に対する自己免疫疾患である．通常自然に治る．

3 自己寛容が破綻する仕組み
― 一定の割合で起こりうるシステム上のエラー

1）自己免疫疾患発症機序のあらまし

これまでみてきたように免疫系は自己成分に対しては反応を起こさないようにできている．自己反応性T細胞はまず胸腺で取り除かれ，もれ出てきた自己反応性T細胞にも，末梢でアナジーに誘導される，制御性T細胞に抑制される，FASシグナルを受けて死ぬ，自己抗原と隔絶される，などのいろいろな仕組みが働き，大人しくするようになっている（56頁）．

どうやって免疫寛容が破綻するのであろうか．大きく二つに分けられる．ひとつは，上記の寛容の仕組みが障害されて起こるものである．いわば寛容を誘導する系の機能不全である．これはすでに学んだ上記の仕組みを理解していればわかりやすい話である．基本的には遺伝子の先天的な欠如により起こる．

もうひとつは，一定の割合で起こりうるシステム上のバグのようなものである．これは免疫を学ぶにあたって，とてもおもしろい視点を提供してくれる．免疫系は進化の結果として驚くほど精巧な仕組みをつくってきた．しかし，ところどころにシステム上の欠陥があり，時には自己成分に反応してしまうのだ．主なものとして隔絶抗原への暴露，分子相同性，自己抗原修飾などがある．なお，こうやって書くと自己免疫疾患の機序がすでによく解明されているかのようであるが，実は多くの自己免疫疾患については発症機序は不明である．

以下，自己免疫疾患の発症の仕組みについて個別にみていこう．

2）免疫寛容の仕組みの機能不全

①負の選択の異常：胸腺髄質上皮細胞に発現しているAIREという分子がある（101頁）．髄質上皮細胞では臓器特異的抗原が異所性に発現していて，AIREはその発現に関与している．遺伝的にAIREを欠損している人では負の選択に障害が起こり，自己反応性のT細胞が末梢にでてきてしまう（図4）．APECEDと呼ばれる病気である．

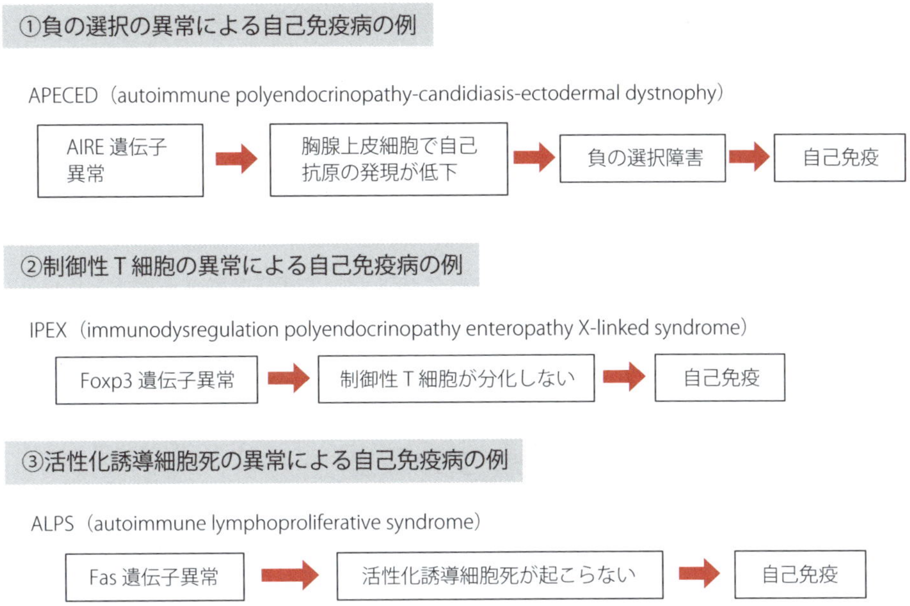

①負の選択の異常による自己免疫病の例

APECED（autoimmune polyendocrinopathy-candidiasis-ectodermal dystrophy）

AIRE遺伝子異常 ➡ 胸腺上皮細胞で自己抗原の発現が低下 ➡ 負の選択障害 ➡ 自己免疫

②制御性T細胞の異常による自己免疫病の例

IPEX（immunodysregulation polyendocrinopathy enteropathy X-linked syndrome）

Foxp3遺伝子異常 ➡ 制御性T細胞が分化しない ➡ 自己免疫

③活性化誘導細胞死の異常による自己免疫病の例

ALPS（autoimmune lymphoproliferative syndrome）

Fas遺伝子異常 ➡ 活性化誘導細胞死が起こらない ➡ 自己免疫

図4 免疫寛容の仕組みの機能不全で起こる自己免疫疾患

②制御性T細胞の異常：末梢性寛容の仕組みのひとつに制御性T細胞によるものがある（62頁）．転写因子Foxp3はこの細胞の生成に必須である．Foxp3を遺伝的に欠損している人では制御性T細胞による抑制の機構が働かないため，潜在している自己反応性T細胞が組織障害をもたらす．IPEXと呼ばれる病気である．

③活性化誘導細胞死の異常：末梢性寛容の仕組みのうち別のひとつが，活性化誘導細胞死である．活性化されたT細胞が，自ら殺してもらうためにFASというレセプターを発現する（65頁）．この遺伝子を欠損すると，活性化されたT細胞がなかなか死ななくなり，免疫反応が亢進してしまう．この病気はALPSと呼ばれる．

これらの遺伝子欠損症の患者では，いろいろな臓器にリンパ球の浸潤を伴う炎症が起こる．

3）隔絶抗原の暴露

免疫寛容を維持する仕組みのひとつに，ナイーブT細胞やB細胞が末梢の組織をむやみに巡回しないということもあげられる．すなわち，組織特異的なタンパク質抗原は基本的には免疫系から隔絶されている．そういうタンパク質抗原は，**隔絶抗原**と呼ばれる．特に脳神経系，眼，精巣などはよく隔絶されている．

よく隔絶されている部位をつくると，そこにある抗原に対しては免疫反応が起こりにくくはなるが，リスクも生じる．抗原を免疫系にさらさないから，そういう抗原に対して末梢性のトレランスが成立しないのだ．言い替えれば，よく隔絶された抗原ほ

ど，その抗原に反応性のリンパ球がたくさんいるということだ．だから，ひとたび外傷や感染症などによりそういう組織が損傷を受けると，免疫反応が起こりやすいことになる．

例えば，網膜が外傷を受けて網膜細胞の抗原が漏出したとする（**図5**）．この抗原はリンパ液に乗って近傍のリンパ節へ流れ着き，抗原提示細胞に捕捉される．抗原提示細胞は通常は自己成分では活性化されないが，損傷を受けた細胞からの分子は自然免疫系のレセプターを介して活性化される．こうして網膜細胞を病原体と思い込んだ獲得免疫系の反応がはじまってしまい，外傷を受けた方の網膜だけでなく，もう片方の網膜でも炎症が起こる．このようにして起こる網膜炎は交感性眼内炎と呼ばれる．

4）分子内に潜在するエピトープの露出

これはある種の隔絶抗原のようなものである．この場合は，タンパク質分子の中に抗原となる部位が隠れている（**図6**）．T細胞は，タンパク質を分解することによってつくられたペプチド鎖を抗原として認識するが，タンパク質分子全体の中で，MHCの上に乗せられるペプチド鎖の部分は限られている．それらのペプチド鎖はどれも同じ割合で乗るわけではなく，分解過程などの影響で，よく使われる部分と，ほとんど使われない部分（**潜在エピトープ**と呼ぶ）ができる．したがって潜在エピトープに反応するリンパ球は除去されずに残る．しかし，タンパク質分子が他の分子と結合したり突然変異が起こったりすることで分解過程が異常になると，潜在エピトープが使われるようになることがある．その結果，自己反応性T細胞が活性化されることになる．

5）分子相同性による勘違い

病原体の抗原の形が，体の中の正常組織の分子の形とたまたま似ていることがある．これを**分子相同性**という．これは，多様性と抗原特異性というシステムが逃れることができない呪縛のようなものである．このようなとき，感染をきっかけに自己免疫反応が起こってしまうことがある．

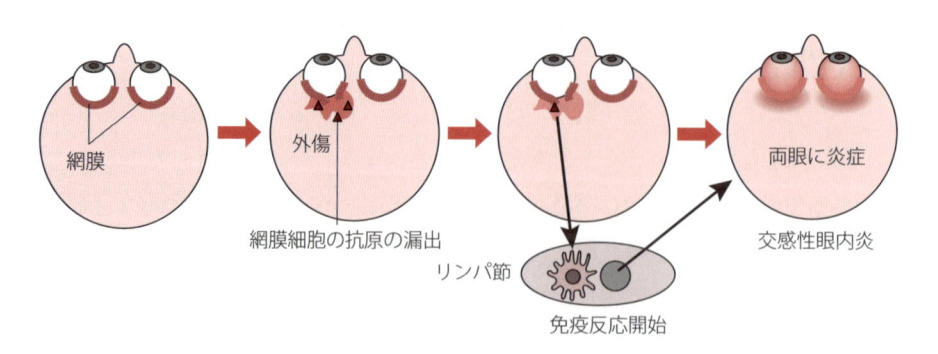

図5 隔絶抗原への暴露の例

例えば，溶血性連鎖球菌に感染でリウマチ熱が引き起こされる例をみていこう（図7）．溶血性連鎖球菌の持つMタンパク質という分子のある部分は，心筋細胞のミオシンという分子の一部によく似ている．Mタンパク質分子のその部分に対して抗体ができてしまうと，その抗体は心筋も攻撃するようになる．こうして，感染の1～3週間後に，心筋炎が起こるのである．

6）傍観細胞活性化（bystander activation）の危険性

これが起こりうる危険性については59頁で一度述べている．病原体を補足して活性

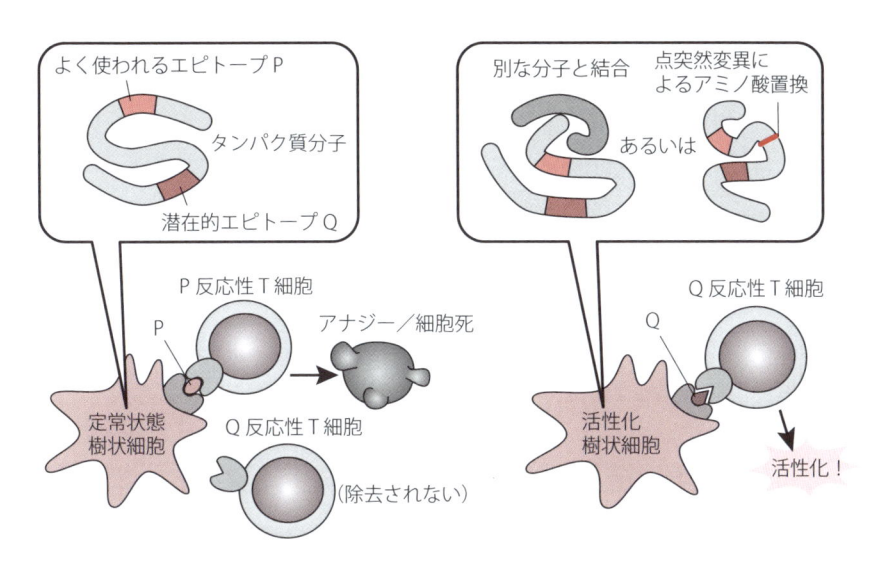

図6 分子内潜在エピトープの出現

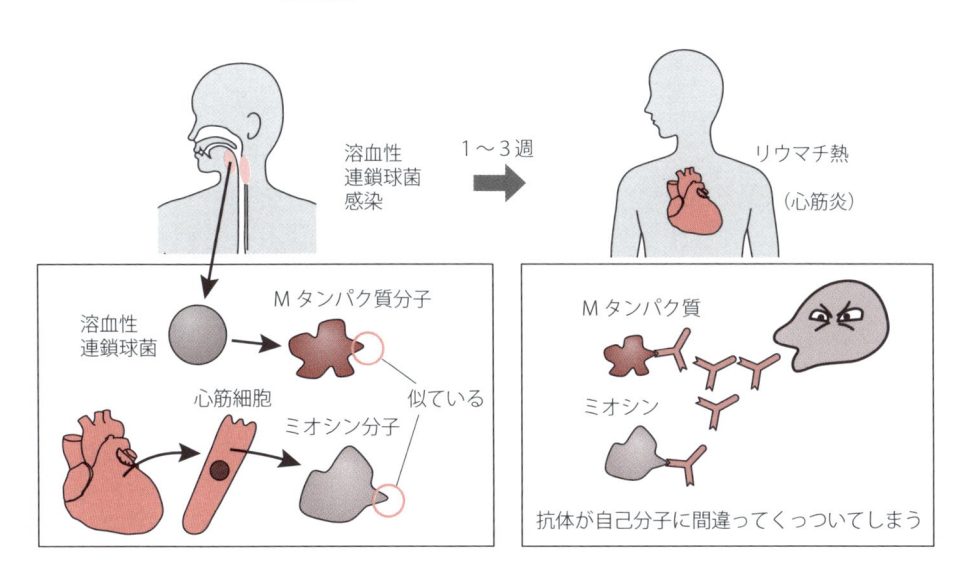

図7 分子相同性による勘違い

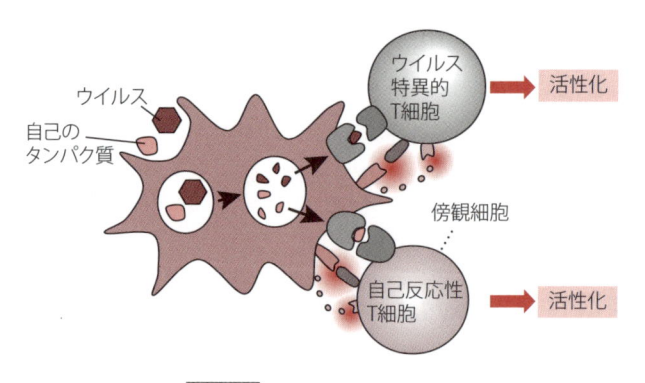

図8　傍観細胞活性化

化した抗原提示細胞が病原体の抗原しか提示しないならいいのだが，病原体だけを選択的に貪食することはできないので，それは無理な注文である．活性化した抗原提示細胞は自己抗原も同時に提示している（図8）．容易に想像できるように，これはとても危ない状況である．自己反応性のT細胞を活性化してしまうからだ．自然免疫系のセンサーに獲得免疫反応の始動役を課している限り，この傍観細胞活性化が起こりうることは避けられない．

例えば，ウイルス感染によって脳神経系に対する反応性を持つT細胞が活性化され，多発性硬化症が発症するというマウスのモデルなどが知られている．

7）外来抗原と自己抗原が結合することで自己抗体がつくられてしまう

このメカニズムについては，ハプテンに対する抗体がどうしてできるのかという話の中で一度解説した．ペプチドでない分子に対して抗体をつくるB細胞を，T細胞がどうやってヘルプするかという仕組みである．

同じ仕組みで，自己抗体ができてしまう過程をみていこう．自己反応性のB細胞は一定の割合で存在する．そういう細胞は抗体分子すなわちB細胞レセプターを用いて常に自己抗原を捕捉しているが，その抗原に対する活性化ヘルパーT細胞がいないので，抗体が産生されることはない．しかし，病原体由来のタンパク質抗原が自己抗原とくっつくと，事情は一変する．自己反応性B細胞はそのタンパク質抗原も一緒に取り込んで，クラスⅡ分子上に提示する．病原体由来のタンパク質抗原に対しては，活性化されたヘルパーT細胞がたくさんつくられてあたりにうようよしているので，このB細胞はそういうヘルパーT細胞に出会って活性化されてしまう．こうして，自己抗体を産生するB細胞ができてしまうのである（図9）．

8）自然免疫系センサーの誤認による自己反応性の活性化

自然免疫系が使っているパターン認識分子は，哺乳類細胞には存在しないパターン

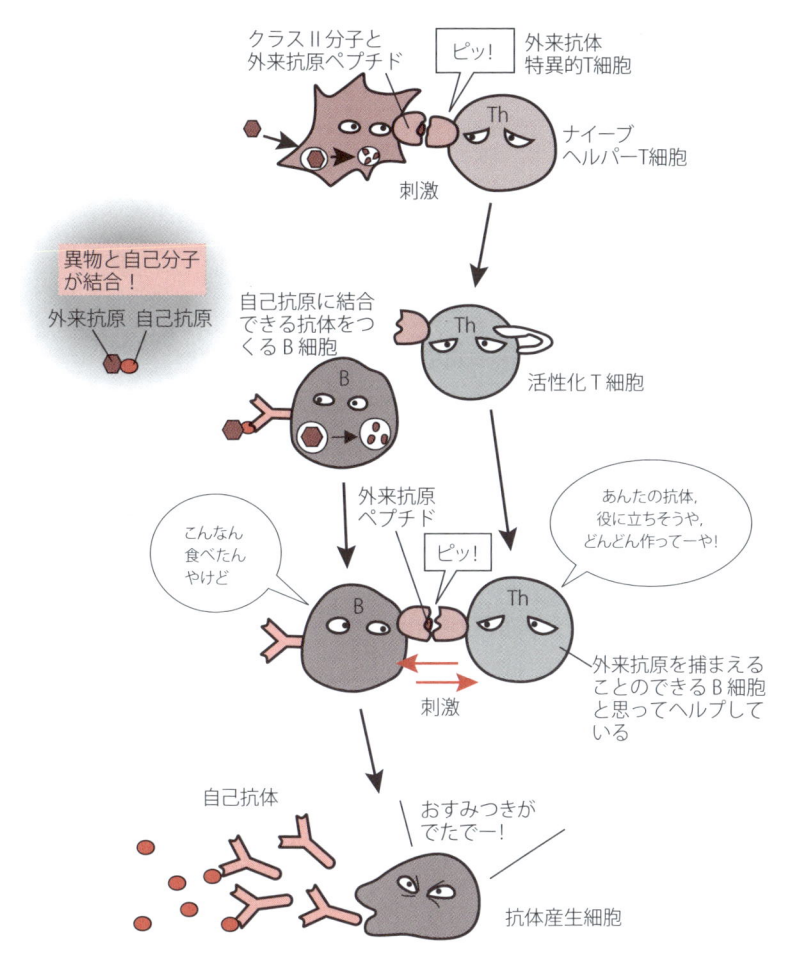

図9 病原体由来抗原と自己抗原の結合による自己抗体の産生

を認識できるようになっている．DNAを感知するレセプターであるTLR9も，病原体に多い構造のDNAを感知できるようになっている（詳しくは193頁）．しかし，DNAは自分も持っているので，誤認の危険性が高い（**図10**）．実際，細胞が死んだあとにDNAや核内タンパク質の複合体として放出されたものが，TLR9によって感知されてしまうことがある．その結果としてDNAに対する免疫反応が惹起され，抗DNA抗体が産生されて，これにより抗原抗体複合体が形成される．これはSLEの発症機序として注目されている（詳しくは194頁）．

9）リンパ球のクローン数が少ないことが自己免疫を誘発

末梢リンパ球には，一定の数が保たれるようにするメカニズムが働いていることが知られている．感染やストレスを契機にリンパ球が減少すると，残っていたリンパ球がそれぞれのクローンサイズを大きくすることで数がもとに戻る．このような時に起

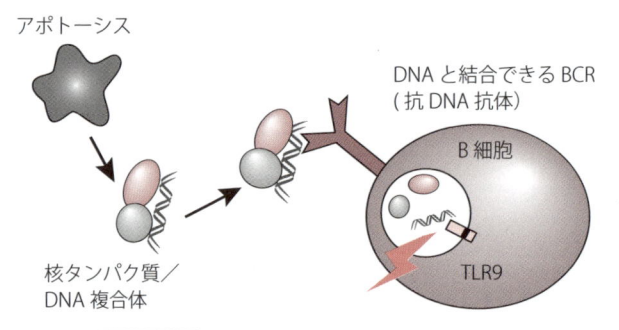

図10 自然免疫系センサーの誤認

こるリンパ球の増殖を**恒常性増殖**（homeostatic expansion）という．このとき，潜在的な自己反応性のリンパ球クローンの方が，抗原レセプターからの刺激を受けやすいので，優勢になりやすく，それが自己免疫病の発症の契機になることがあると考えられている．

　自己免疫疾患は免疫の過剰と思われがちであるが，ある種の免疫不全状態で起こりうるということである．例えば，Omenn症候群という遺伝性疾患がある．Rag分子が遺伝子変異によって不完全にしか機能しないので，T細胞やB細胞がつくられる数が少なく，基本的には免疫不全症になる．しかし，このような患者では，高頻度に自己免疫疾患がみられるのである．リンパ球のクローン数が少ないこと自体が免疫恒常性の不安定要因になるという可能性を強く示している．

👉 もっと詳しく

分子相同性と傍観細胞活性化の組み合わせ

　病原体に対してつくった抗体が自己成分Xにも反応してしまったというとき，実はそれだけではそういう抗体は長期間はつくられない．感染が終わればB細胞は自己成分Xだけを捕捉して抗原提示することになるが，それをヘルプできるT細胞はいないからである．では，ここに傍観細胞活性化の仕組みが加わるとどうなるだろうか．感染により活性化した樹状細胞が，自己由来のペプチドも同時に提示するので，いろいろな自己反応性T細胞ができてしまう．その中に自己成分Xに反応できる活性化ヘルパーT細胞ができてしまうと，Xに反応するB細胞とT細胞が揃うことになる．そうなると，抗体はつくられ続け，炎症は遷延する．

　このように，この項目で述べた仕組みは，いくつか組み合わされることにより，相乗的に自己免疫疾患の病態を形成していくと考えられる．その過程で標的となる抗原の種類がふえていくことを**エピトープ拡散**（epitope spreading）という．

遺伝要因の関与

　自己免疫疾患の発症には明らかに遺伝要因が関与している．例えばSLEでは，一般

の発症率0.1％，二卵性双生児で相手も発症する率は10％，一卵性双生児では30％前後とされており，遺伝要因の関与は明らかである．しかし，一卵性双生児で100％でないということは，逆に言えば環境要因も大きいことを示している．

　最も関連が明らかな遺伝子は，MHC（ヒトの話なので以下HLAと呼ぶ）分子である．免疫の病気だから関連していても当然である．自己抗原に対する反応なので，ある抗原ペプチドが特定のHLA分子には乗りやすいが別なHLA分子には乗りにくいとか，そういうことが関係していると考えられる．

　HLA以外にも多くの遺伝子が関与して，罹りやすい素因をつくりだしていると考えられる．そういう場合は関与している遺伝子は全くの欠損とかではなくて，アミノ酸が1個違ったり，調節領域のDNA配列が少し違うことで発現量が少し違ったりという，微妙な差が重なったものである．こういう変異は異常という形ではなく，一塩基多型（Single Nucleotide Polymorphism；SNP：スニップと読む）として一定の割合で存在している（通常頻度が1％未満なら異常，1％以上なら多型とみなされる）．そのような遺伝子を探し出すのは，一塩基多型を指標にして患者と健常人のゲノム全体を対象に比較して頻度に差がある遺伝子を特定する方法が有効で，SLEや関節リウマチについてHLA以外の関連遺伝子が最近次々にみつかってきている．

　この型の遺伝子を持っている人はそれ以外の人に比べて何倍くらいその病気になりやすいか，というのが相対危険度という数字で表される．いくつかの自己免疫疾患は，特定のHLAに強い関連を示す．例えば，強直性脊髄炎は，B27というHLAを持っている人は208倍の危険度がある．他にもライター病で37倍，インスリン依存型糖尿病で19.7倍，重症筋無力症で16.4倍，などのように危険度を高くするHLAの型がみつかっている．一方で，一塩基多型でみつかってくる遺伝子の相対危険度は，ほとんどが2倍以下である．

　HLAの型と自己免疫疾患の高い関連性は，自己免疫疾患では特定のHLAに乗った特定のペプチドが発症の鍵になっていることを示している．そういうレベルで発症機序を明らかにすれば，発症の原因になっているクローンを狙い撃ちした「抗原特異的」な治療や予防が可能になるであろう．

　なお番外編とでもいうべき例として，ナルコレプシーという病気がある．この病気では，HLA-DR2の保有者の危険度は358倍に達する．ナルコレプシーは昼間に突如として眠ってしまう病気で，原因はまだ不明である．脳だけでなく体中に炎症所見はほとんどみられないので，免疫がからんでいるとは普通なら思えないが，この数字からは何らかの形で免疫が関与しているとしか思えない．

TLR9によるDNAの認識

　DNAの中にはC（シトシン）とG（グアニン）が並ぶ配列ではCとGはリン酸を介して結合しているのでCpGと呼ばれる．そのCpGが多く含まれるDNAをCpG DNA

という．バクテリア由来のDNAにはCpGが多く含まれる．ただし，哺乳類でもこの配列はあり，メチル化が起こる場所として重要で，遺伝子発現制御にかかわる領域には多い．バクテリアのCpGはメチル化されていないが，脊椎動物ではメチル化されていることが多い．そこで，TLR9は非メチル化CpG配列を感知することにより，病原体由来か自己細胞由来かを見分けている．しかし，哺乳類のDNAにも少ないながらも非メチル化CpG DNAは存在している．それで，本文で説明したような誤認が起こるのである．

SLEにおける形質細胞様樹状細胞の関与

本文は少し舌足らずなので，補足しておこう．TLR9は樹状細胞も出しているので，死細胞から放出された核内タンパク質とDNAの複合体を貪食した樹状細胞は活性化され，抗DNA抗体で複合体を捕捉したB細胞をヘルプする．一度抗DNA抗体がつくられると，今度は抗体とDNAの複合体があちこちでつくられ，それをFcRで捕捉した形質細胞様樹状細胞が，貪食に際してTLR9を介して活性化され，IFN α を産生する．IFN α は樹状細胞を活性化させ，その結果自己反応性T細胞が活性化される．こうしてどんどん自己免疫反応が進んでいくのがSLEの病態ではないかと考えられている．

なお，自然免疫系センサーは自己成分に対しても生理的なセンサーとして働いているという話は154頁で述べた．その場合は獲得免疫系を活性化させない範囲で炎症を誘導するということだった．しかし，ここでみたTLR9による自己DNAの感知は，自己抗体の産生につながるので，本来の機能ではなく，誤認であると考えられる．

2章 応用編
医療と免疫学
―免疫学をどのように医療に活かすか

　この章ではより臨床的な視点で免疫学をみていこう．移植免疫という分野は，実学としての免疫学の最たるものである．しかし，同時に免疫の仕組みについて考える重要な情報を提供してくれる．本書の性格上，実学的な部分にはあまり立ち入らないが，いくつかの話題について解説する．

　腫瘍免疫も，実学的な側面が強い．実際，腫瘍に対する免疫反応は限定的なので，生理学的な意味での腫瘍免疫学はあまり盛んではない．しかし，がんの免疫療法の開発を進めるためには，免疫系はがんに対して何をしているのか，がんは免疫系をどう逃れているのか，などの問題について基礎的な理解が必要である．

　最後に，再生医療と免疫について，将来的な展望も含めて論じようと思う．

Key word 移植／拒絶／骨髄移植／GVHD／腫瘍免疫／免疫監視機構／再生医療／iPS細胞

1 移植免疫のツボ―免疫の仕組みについて教えてくれる

1）移植免疫学の意味

　他人からの臓器移植は生着しない，あるいはしにくいことはよく知られている．そういうことから，免疫系は「自己の同一性（identity）を保証するシステム」などと論じられることがある．くり返しになるが，免疫系は他人の臓器を拒絶するために存在しているのではない．したがって，臓器移植でみられる免疫反応はすべてが非生理的な現象である．しかし，免疫の仕組みを理解するために，重要な情報をたくさん提供してくれる．

　こう書くと，生理学的な理解が一番大事で，臨床で得られた知見をその材料にするかのように聞こえそうだが，そういう意味ではなくて，生理学的な理解を進めるからこそ，臨床への応用を進めることができるという意味である．

2）移植と拒絶

　同じ種の中の異なる個体からの移植を**同種移植**（allogenic transplantation）という．アロ移植ともいう．実験に用いられるマウスは，ひとつの系統の中ではどの個体も遺伝的に同一とみなせるので，そういう場合は**同系移植**（syngenic transplantation）

図1 移植の法則

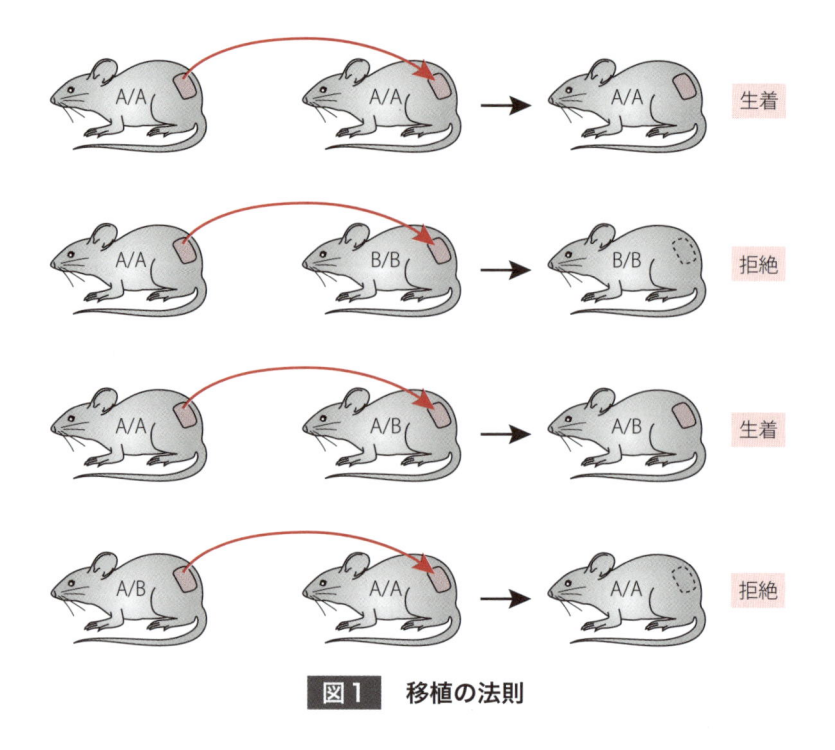

という．なお移植片の提供者側をドナー，移植を受ける側をレシピエントという．

移植片の拒絶には主にMHC分子が関わっている．AというMHCのセットを持っているA/Aマウスから同じMHCを持っているA/Aマウスに移植すると，生着する（図1）．もしBというMHCを持つB/BマウスにA/Aマウスの皮膚を移植すると，拒絶される．これは理解しやすい．

A/AマウスとB/BマウスをかけてA/Bというマウスをつくることができる．A/AマウスからA/Bマウスに皮膚移植をすると，どうなるだろうか．A/BからみたらA/AのAというMHCは自分にもあるから，生着する．反対にA/Bマウスの皮膚をA/Aマウスに移植すると，A/AからみたらA/Bマウスの持つBというMHCは自分にないから，拒絶する．

これらが基本的な移植にみられる法則である．以下，この話を軸にして，移植免疫でみられる現象をみていこう．

3）拒絶の仕組み

まず，MHCが違えばどうして拒絶されるのかみていこう．もちろん，自分にないタンパク質分子が入ってくるのだから，免疫系が拒絶するのは当然である．

移植片の細胞の表面には自分と異なるMHCが出ている訳だが，まずT細胞がそのMHCによって直接活性化されるという反応が起こる（図2）．約10％のT細胞がこの反応性を示すとされている．この反応をアロMHC抗原の**直接認識**と呼び，そのよう

直接認識

移植片の細胞　レシピエントのT細胞　活性化

間接認識

移植片の細胞　レシピエントの抗原提示細胞　レシピエントのT細胞　活性化

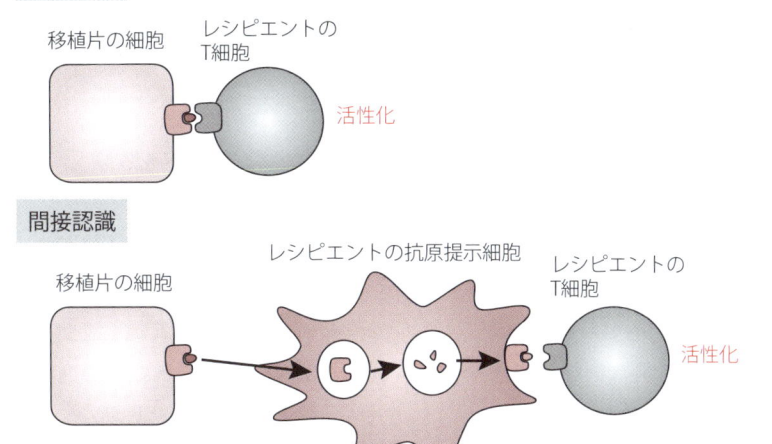

図2　T細胞によるアロMHC抗原の認識

なT細胞を**アロ反応性T細胞**と呼ぶ（202頁もっと詳しく参照）．

　もうひとつの反応をみていこう．免疫反応の基本的な仕組みが作動する．ドナーのMHCタンパク質は樹状細胞に取り込まれて，ペプチド鎖としてT細胞に提示され，それに反応性のT細胞が活性化される．アロMHC抗原の**間接認識**という．

　ただし，注意すべき点は，キラーT細胞がこうして活性化された場合は，そのキラーT細胞は移植片を攻撃する訳ではないとうことである．それは移植片の細胞のMHCに合わないからである．一方，ヘルパーT細胞の場合，アロMHC抗原に対する抗体の産生に寄与することはできる．

　では，MHCは一致しているが別なタンパク質が一致していないような場合はどうだろうか．そういうドナーから組織を移植したとき，そのタンパク質由来のペプチドに反応性のキラーT細胞が活性化されると，今度は移植片を攻撃できることになる．それは移植片のMHCに合うからである．MHCが一致した移植の場合には，実際にこういう反応が起こると考えられている．なお，この場合でもMHCに対する抗体ができることによる拒絶も起こる．

4）移植片が宿主を拒絶

　皮膚移植の場合は話が簡単だったが，今度はT細胞を移植したらどうなるかを考えてみよう．A/AマウスからA/Bマウスへの移植は生着する．A/BマウスからA/Aマウスの移植は拒絶される．これは同じである．しかし，A/AマウスからA/Bマウスへの移植では，その後，おそろしいことが起こる．T細胞が生着するまではいいのであるが，そのT細胞にとっては，A/Bマウスの細胞はBというMHCを持っているので，反応してしまうのである．激しい免疫反応が起こり，A/Bマウスは死んでしまう（**図3**）．

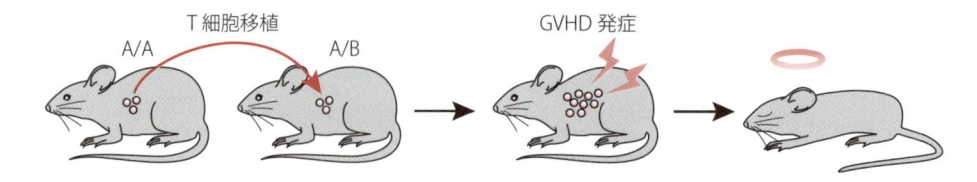

図3 移植したT細胞がレシピエントの細胞を攻撃

　こうして移植した免疫細胞が宿主を攻撃する病態を**移植片対宿主病**（graft-versus-host disease：GVHD）という．かつて輸血後1週間くらいで体中が赤く腫れ上がって死亡する例（術後紅皮症）が散見されたが，後にそれは輸血の血液中に含まれていたT細胞が起こしたGVHDだということが判明した．それ以後は，T細胞を無力化するために，血液バッグに放射線照射をするようになっている．

5）NK細胞の働き

　さて，今度は骨髄移植を考えてみよう．すなわち，造血幹細胞を移植するということである．A/BからA/Aへはもちろん生着しない．A/AからA/Bへはどうだろうか．実は，皮膚の場合と異なり，骨髄移植の場合，生着しない．ハイブリッド・レジスタンスといわれる現象である．

　これは，NK細胞による拒絶と説明される．A/Aマウスに由来する血液細胞は，A/BマウスのなかのNK細胞からみたら，BというMHCを発現していないことになる．A/BマウスのなかのNK細胞は，AもBあるという状況で教育を受けて，A/Bという細胞を攻撃しないようになっている（161頁参照）．AとBの両方から抑制性のシグナルを受けることによって大人しくしているのである（図4）．もしAしか発現してない細胞があると，抑制性のシグナルが弱まり，攻撃してしまうのだ．皮膚の時はA/AからA/Bへの移植可能だったのは，皮膚よりも血液細胞の方がNK細胞の攻撃対象になりやすいからである．

6）HLA以外の攻撃対象

　HLAが一致していたら移植片は生着するかというと，実際のヒトの臓器移植の場合，そうはいかない．他の遺伝子が全く一緒という訳ではないからである．いろいろな遺伝子で，アミノ酸配列が少しだけ異なるような多型性がみられることがある．こういう抗原性を**マイナー組織適合抗原**という．そういう遺伝子は結構たくさんあるので，一卵性双生児でもないかぎり，HLAの完全一致例でも，ほとんどの場合何らかの免疫反応が出現する．

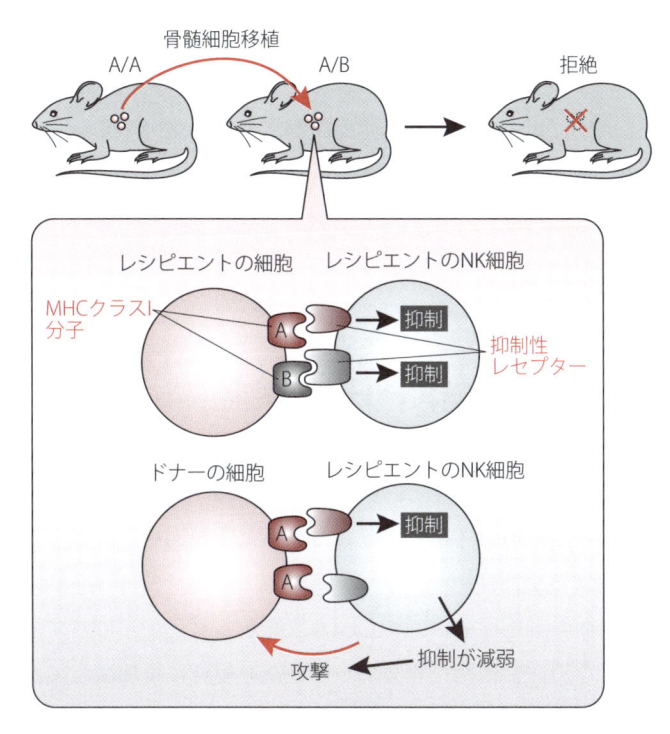

図4 骨髄移植ではA/Aの骨髄細胞はA/Bに生着しない

7）臓器によって生着しやすさが違う

　　こんなにも移植片に対する反応が強く出るなら，さぞかし臓器移植は難しかろうと思える．それでも移植医療が広く行われているのは，**免疫抑制剤**のおかげである．免疫抑制剤にはいろいろな種類があるが，主としてリンパ球の機能を抑制する作用をもち，かなり強力に免疫系を抑制する．臓器ごとに事情をみていこう．

　赤血球，血小板などの輸注も一種の細胞移植であるが，これらの血球の輸注に際してはMHCは問われない．それは，MHC分子を発現していないからである．角膜の場合は，免疫学的に隔絶されているので，誰からのものであっても生着する．それでも一応は免疫抑制剤は使われる．

　他の組織では，免疫抑制剤は必ず必要である．その中でも，臓器によって生着しやすさに大きな差がある．皮膚は基本的にはMHCが一致していないと生着しない．肺，小腸はやや生着しにくいが，肝臓，心臓，腎臓は比較的生着しやすい．腎臓移植の場合は，透析という代替手段があって患者が待つことができるので，HLA適合ドナーを探したうえで行うのが基本型である．肝臓，心臓については患者に余裕がない場合が多いので，原則HLAを問わずに移植が行われる．腎臓，肝臓，心臓の生着率は5年後で70%前後である．なお，腎移植でHLA完全一致ドナーと6つともミスマッチのドナーの場合，15ポイントくらいの差（約75%と60%）がある．差がはっきりしているとはいえ，意外と小さな差とも思える．

生体肝移植は，通常親子で行われ，したがってほとんどの場合HLAが不一致である．そういう移植例の中で，10%ほどの患者では，免疫抑制剤を全く使わなくてもよくなるという．体の中にアロの臓器を抱えても平気でいられるというのは不思議なことである．うまくアナジーが誘導されたということであろう．もっとも，この現象に関しては，抗原特異的な制御性T細胞が関与している可能性がある．また肝臓に抑制性のγδT細胞が集積していることから，γδT細胞が抑制性に働いている可能性が示唆されている．

8）白血病における骨髄移植は免疫細胞療法

造血幹細胞を移植する術式は一般的にはよく**骨髄移植**と呼ばれるが，骨髄が使われるとは限らないので，より正しくは**造血幹細胞移植**と呼ぶ．骨髄以外の材料としては，臍帯血，末梢血幹細胞（G-CSFを投与すると末梢血中に幹細胞が還流する）などがある．

さて，造血幹細胞移植は，ふたつの意味がある．がんに対する化学療法や放射線療法は，正常な造血幹細胞を殺してしまわない程度に手加減して施す必要がある．しかし，造血幹細胞移植を後に行えるのであれば，大量の化学療法，全身への放射線照射などを施すことができる（**図5**）．これにより，がん細胞を殲滅し，その後造血幹細胞移植で造血系を再構築する．すなわち，化学療法/放射線療法の補助療法としての目的である．固形がんに対しては主にこの目的で行われる．この目的の場合は，他人からの幹細胞でなく，自分の幹細胞をあらかじめ採取して用いた方が，移植された幹細胞が拒絶される心配がなくて良い．

もうひとつの目的は，免疫細胞療法として行うことである．白血病でみていこう．白血病では，化学療法で白血病細胞を殺傷するという方法が基本型である．化学療法は通常は1回目はよく効いて腫瘍細胞は検出されなくなるが，多くの場合再発してしまう．そこで，1回目が効いて一旦腫瘍細胞が減った時点で，ドナーがみつかれば，造血幹細胞移植が行われる．この場合は，レシピエントに残った白血病細胞を，ドナー由来免疫細胞によって根絶してもらおうというのが主な目的である．したがって，移植に使う細胞は，造血幹細胞だけでなく，T細胞やNK細胞を含んでいる必要がある．

白血病の場合は，そういう効果を**移植片対白血病**（graft versus leukemia：**GVL**）反応という．がん細胞だけをみつけ出して殺すのではなく，アロの細胞として，レシピエントの正常細胞も含めて攻撃するのである．ここで当然問題になってくるのは，それではレシピエントの他の組織の細胞も攻撃を受けてGVHDになってしまうということである．実際，GVHDはよく発症するし，むしろそれが出る方が白血病自体は治癒率がよいとされる．このように，こと白血病に関しては，造血幹細胞移植は免疫細胞療法としての側面が強い．

なお，レシピエントの免疫系の中で移植された造血幹細胞から分化した免疫細胞は，

図5 骨髄移植の意義

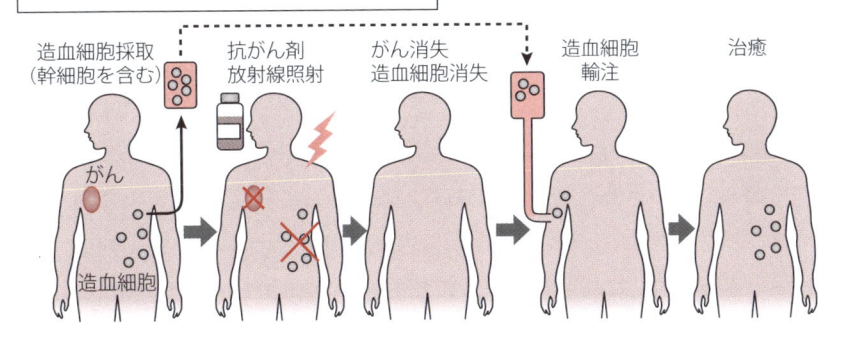

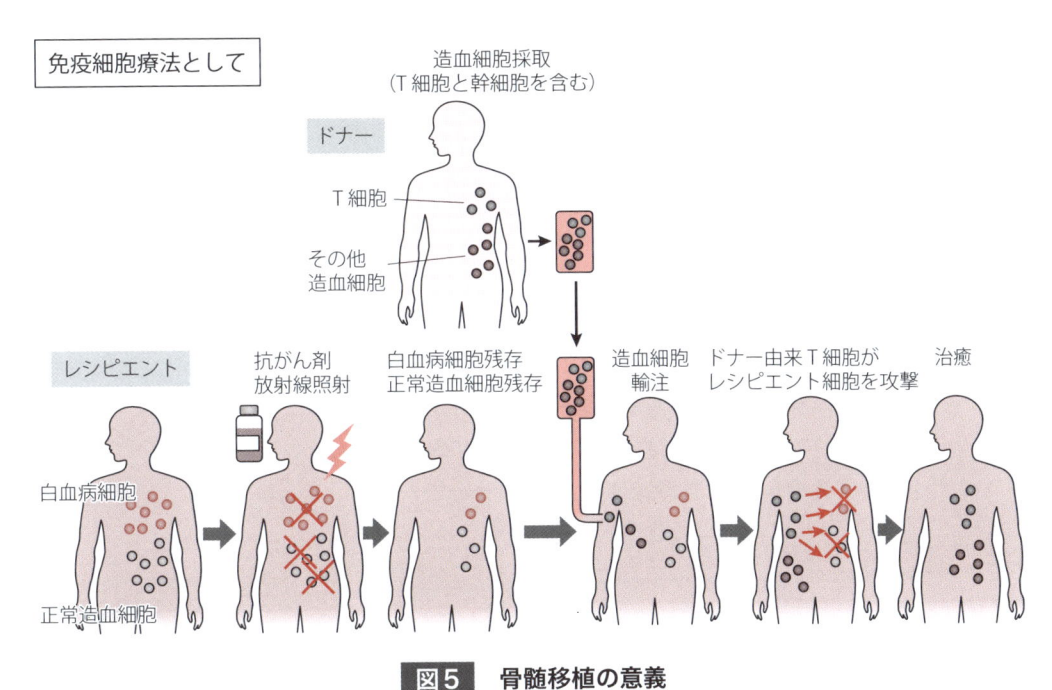

レシピエントに寛容になっているので，GVL効果は期待できない．

9）ミニ移植

「骨髄移植は免疫療法」という考え方を押し進めて，化学療法／放射線療法をあまり強くしないで，つまりレシピエントの造血細胞がいっぱい残っているところへ造血幹細胞移植を行うという方法もとられている．安全性が高いので，より高齢者や，危険因子を抱えた患者にも，造血幹細胞移植を適応することができる．ミニ移植と呼ばれている．

では，ドナーの成熟T細胞やNK細胞だけ移植したらいいのでは？と思った読者もいるかもしれないが，それは駄目である．白血病細胞を殺してくれるだろうが，レシ

ピエントの造血幹細胞も殺されてしまうからである．ドナーの造血幹細胞も一緒に移植する必要がある．

👉 もっと詳しく

アロ反応性T細胞：多すぎないか？

　　アロ移植の場合，移植された細胞のMHCは違っても，そこに乗っているペプチドは，同種のタンパク質だから，ほぼ同じである．すなわち，アロ反応性T細胞は，主にMHC分子の違いに対して反応しているのである．T細胞は，自分のMHCの上に乗った異物のペプチドに反応することを期待されているのに，10％ものT細胞がMHCが違うということに対して反応してしまうのは，不思議な気がする．この問題は免疫学者を悩ませてきた．他個体のMHCとペプチドから成る分子の形が，たまたま自己のMHCに病原体由来ペプチドが乗ってできる分子の形と似ている，ということで説明されている（図6）．

間葉系幹細胞による免疫抑制

　　間葉系幹細胞とは，中胚葉系のいろいろな組織（骨，軟骨，筋肉，脂肪細胞など）に分化することが可能な多能前駆細胞である．骨髄の構造を支持している骨髄間質細胞細胞の中に多く含まれるが，他の組織にも存在している．単に幹細胞として存在しているだけでなく，例えば骨髄では各種のサイトカインやケモカインを産生して造血を支持する働きをしている．

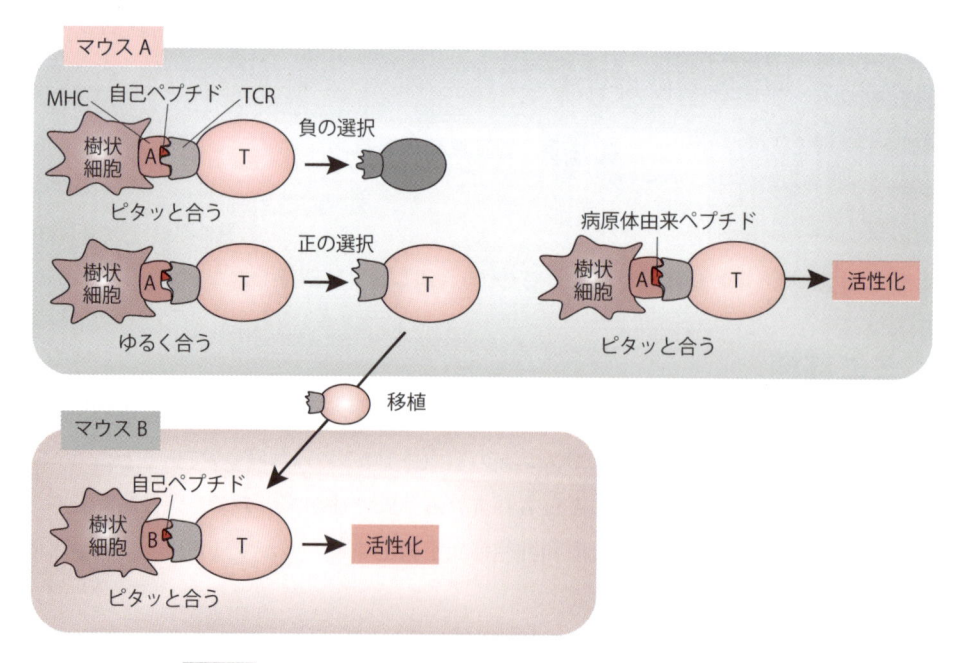

図6 T細胞がアロMHC抗原で活性化される仕組み

この細胞は，試験管内実験だけでなく，生体を用いた実験でも免疫抑制作用を持つことが示されて，注目されている．種々の抑制性の因子を産生するとされており，例えばIDO（indoleamine 2, 3-dioxygenase）という酵素を産生してトリプトファンの代謝産物の局所における濃度を上げることで細胞を抑制する機構などが考えられている．

　生体を用いた実験では，静脈から投与される．実際，すでに臨床応用が進められていて，55人のステロイド抵抗性の重度の急性GVHDの患者に対する第2相臨床治験では，30人が完治，9人が改善という効果が認められている．間葉系幹細胞は，骨髄を提供したドナーからだけではなく，大半はMHCミスマッチの別なドナーから採取されたものである．

　効けばいいのでそれでいいかもしれないが，静脈から投与した細胞がどこへいって何をどう抑制するのか，何か生理的な意味があるのか非生理的な現象なのか，などの根本的な疑問が解決されてないように思える．

ブタからの臓器移植

　移植医療の問題点は，ドナー不足である．それを解決する方法として，ブタの臓器を移植するという研究も進められている．こういう異なる動物間の移植は，異種移植（xenogeneic transplantation）という．ブタを使うのは，臓器のサイズがヒトと合うことや，量産しやすいことなどから，材料として適しているのだという．同種移植でこれだけ苦労しているのに，異種移植がありうるのだろうか．

　異種移植の場合，通常は数時間から数日で**超急性拒絶反応**と呼ばれる拒絶反応が起こる．例えばブタ細胞ではヒト細胞にはない糖鎖抗原を出していて，ヒトにはそれに対する自然抗体があるので，抗体や補体が働くことにより，はやばやと拒絶されるのである．ここを乗り越えるために，遺伝子を改変してそういう糖鎖をつくれないようにしたノックアウトブタ，また補体の活性化を抑えるためにDAF（157頁）を導入したトランスジェニックブタなどが作製されているという．

　超急性拒絶さえ何とかすればあとは免疫抑制剤でいけるという目論みらしいが，果たしてT細胞やB細胞による反応をそこまで抑えられるのだろうか．普通に考えたら無理そうだが，免疫抑制剤がよく働いたうえで，免疫寛容の仕組みがうまく働けば，案外うまくいくのかもしれない．

　なお，T細胞による細胞性の拒絶反応は通常数週間から数ヶ月後に起こり，**急性拒絶反応**という．抗体ができてそれにより起こる反応は，細胞性の反応より遅れて現れることが多く，**慢性拒絶反応**と呼ぶ．

2 腫瘍免疫の問題点—免疫監視機構は本当にあるか

1) がんとは何か

　細胞は勝手に増えないようにまわりの細胞と連絡を取り合っている．遺伝子変異により周囲からのシグナルを気にかけずに増殖を続ける状態になると，腫瘍となる．この時点では，まだ良性である（**図7**）．さらに遺伝子変異が積み重なり，他の組織にしみ込むように入り込む（**浸潤**），あるいは血液やリンパ液の流れにのって離れた組織に流れ着いてそこで増える（**転移**）ようになったものが，悪性腫瘍，いわゆるがんである．

　遺伝子変異の原因としては放射線，化学物質，ウイルス感染などがある．

2) がんに対して免疫は働いているか

　今の日本では，3人に1人はがんで死ぬ．一度がんが発症してしまうと，免疫系はがんに対して無力にみえる．でなければ，こんなに沢山のひとががんで死ぬ訳がない．しかし，一方で，「がん細胞は日々生まれていて，免疫がそれを監視して排除しているのでこの程度の発症率で済んでいる」という考え方もある．免疫系ががん細胞を排除する働きを**免疫監視機構**（immunological surveillance）という．果たして，そんな免疫監視機構は本当にあるのだろうか．

3) 何らかの免疫監視機構が働いていることを示す知見

　メラノーマ（悪性黒色腫）という皮膚の色素細胞起源の腫瘍がある．この腫瘍では，往々にして網膜炎が起こる（メラノーマ関連網膜炎）．これは腫瘍に対して免疫反応を起こせることを示す知見のひとつである．すなわち，腫瘍に対する免疫反応が起こって，網膜正常組織に交叉反応を示していると考えられている．もっとも，転移するなどして病期が進んでから現れることが多いようで，この症状が出る方が予後がよいという訳ではないようである．他に，肺がんのときに重症筋無力症様の自己免疫疾患が出現する例などが知られている．これらは，腫瘍に対する免疫反応の現われと考えられているが，もしかすると，腫瘍に伴って起こった組織破壊で自己反応が亢進しただ

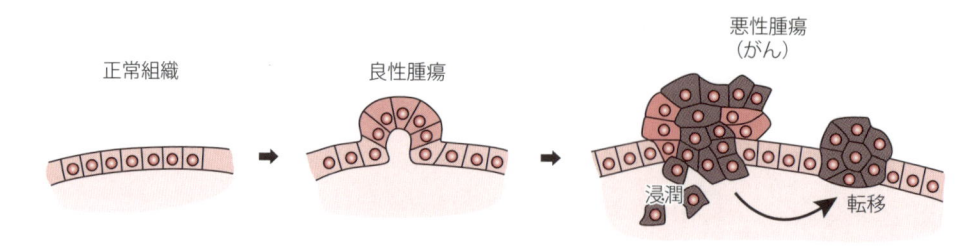

図7 発がんの過程

けかもしれない．

　この他の免疫監視機構の存在を支持する知見としては，がんの中には稀にではあるが自然治癒する例がある，がんの組織にはリンパ球が浸潤していることがある，などの点もあげられる．

　また，エイズ（エイズウイルスがCD4陽性ヘルパーT細胞に感染することにより，ヘルパーT細胞の数が激減し，獲得免疫系が働けなくなる）などのような免疫不全症では，がんの発症頻度が高くなるという．もっとも，免疫不全患者で増えるのは血液系腫瘍などの限られた腫瘍であって，胃がん，大腸がん，肺がんのような典型的な固形がんが増えたことを示す明確なデータはない．

4）通常の免疫系は免疫監視機構として働いていないことを示す知見

　古くからある有名な話がある．先天的に胸腺を欠くヌードマウス（図8）では，T細胞がほとんどつくられないので，重度の免疫不全症を呈する．ヒト由来のがん細胞でも生着するくらいである．しかし，このヌードマウスにおける自然な発がんの頻度は，正常マウスと変わりがないのである．この事実は，少なくとも胸腺由来のαβT細胞による免疫システムは，がんの免疫監視には関与してないということである．

　現在でもコンセンサスとして，樹状細胞-αβT細胞を軸とした獲得免疫系は，ウイルスが関与する発がんに対しては免疫反応を発動できるが，自然に発症する固形がんに対しては，免疫監視役はあまりしていないと考えられている．ただし，これは「働いていない」ということであって，「働けない」ということではない．うまく誘導すれば腫瘍免疫を誘導できると考えられる．

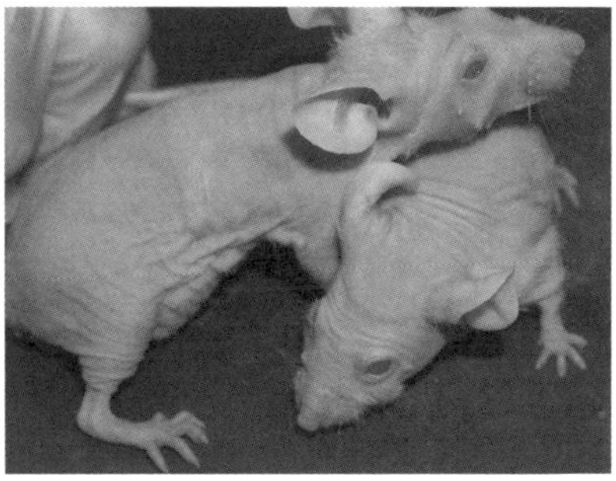

図8　ヌードマウス

5）NK細胞・γδT細胞の関与

　では，何か他の免疫監視機構の仕組みはあるのだろうか．それとも，自然発がんなんてあまり高頻度には起こってないのだろうか．遺伝子再構成ができなくてT細胞やB細胞を完全に欠損するマウス（Rag2遺伝子欠損マウス）や，IFNγが機能しないマウス（IFNγレセプター欠損マウスあるいはstat1欠損マウス）では，健常マウスに比べて乳がん，大腸がん等の自然発生がんの率が増えることが示された．つまりヌードマウスにはあってこれらのマウスには欠けている細胞が免疫監視しているということである．それらは，NK細胞とγδT細胞であろうということになっている．

6）自然発生がんは強力に免疫寛容を誘導する

　面白い論文がある．細胞を強力にがん化できるT抗原というタンパク質分子がある．この分子で細胞をがん化させると，免疫原性が強いがん細胞になり，その細胞のもとになった健康なマウスに移植しても，拒絶されてしまう．このT抗原を，遺伝子操作によって健常マウスにごく低い確率で体のどこかの細胞で活性化されて発現するようにしておく．すると，そのマウスでは何ヶ月かするうちにがんが発生する（図9）．

　そのがんを他のマウスに移植すると拒絶されるので，免疫原性は高いと考えられる．それなのにもとのマウスでは拒絶されずに育ってしまうということは，がん細胞というものは1個からじわじわと大きく育つと，寛容を誘導してしまうということを示している．現にそのマウスではT抗原に反応できるキラーT細胞が検出されるが，アナジーになってしまっているという．アナジーになる原理は，60頁で述べたとおりで，定常状態で提示された抗原に対しては，T細胞はアナジーになるのである．

　このデータは，これまで書いてきたとおり，αβT細胞は自然発がんに対しては免疫監視をできないということを示している．これはしかし，必ずしもαβT細胞を用いたがんの免疫療法を否定する知見ではない．見方を変えれば，がんに対して免疫系が反応していないとしても，がん細胞に免疫原性がないとは限らないということを示しているとも言える．すなわち，適切な誘導をかけたら，がん細胞に対して免疫反応を誘導できる可能性を示しているとも言えるのである．

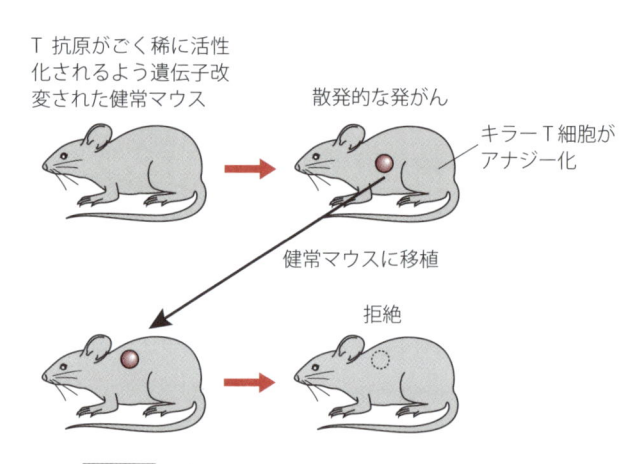

図9 自然発生がんは免疫寛容を誘導する

7）免疫系の裏切りもの：マクロファージはがんの味方をすることも

　最近，免疫系がむしろがんの進行を助けているという話が出て来ている．獲得免疫系ではなく，自然免疫系，特にマクロファージを中心とした炎症性の反応が，がんの発生・進行を促進しているというのだ．確かに，以前から慢性的に炎症が続いている場所ではがんが発生しやすいということは知られていた．マクロファージは，さらに，がんの血管新生を助け，また組織浸潤も促進すると考えられている．さらに，転移する先の足場の環境を形成することにより，転移を促進することもあるという．

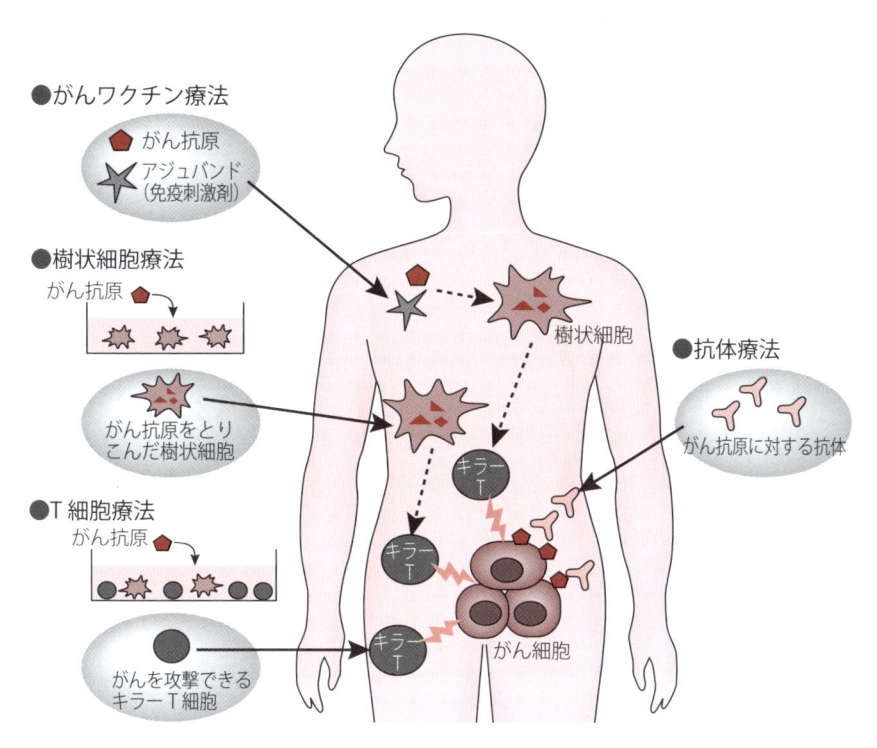

図10　がんに対する主な免疫療法

8）免疫細胞を用いた腫瘍の治療の試み

　さて，現行のがんの免疫療法をまとめておこう．腫瘍の中にはその腫瘍特有の抗原（**腫瘍関連抗原**）を出すものがあり，これに対する免疫反応を誘導するという試みが行われている．例えばいくつかの抗原ペプチドを用いて腫瘍特異的キラーT細胞を誘導する治療法が臨床試験として進められており，一部では効果があがっている．抗原ペプチドとアジュバントを混ぜて免疫する方法，樹状細胞に取り込ませてから樹状細胞を投与する方法，抗原ペプチドを取り込ませた樹状細胞を用いて体外でキラーT細胞を誘導して投与する方法などがある（**図10**）．ただし，これらの細胞療法の奏効率は，おしなべて10〜30％程度とされており，残念ながらすごくよく効いているような例は知られていない．また，あやしげな細胞療法をしている病院が散見されるのも残念なことである．

　なお，NKT細胞を用いた非特異的に抗腫瘍免疫を活性化する治療法は治験の第2相テストまで終了しており，よい効果が得られている．

　一方，より直截的な方法だが，がん細胞の表面抗原に対する抗体を用いた治療法は有効性が乳がんや悪性リンパ腫の一部に認められており，すでに保険適用されている．

👉 もっと詳しく

どうしてマクロファージはがんの味方をするのか

どうして自然免疫の先鋒であるマクロファージが悪性腫瘍の片棒を担ぐようなことをするのだろうか．おそらく，自然発生のがんに対しては，免疫系で何とかしようとする仕組みは備わってないのだ．がんは，生殖年齢のうちは発症してはいけなくて，それはいかなる多細胞生物でも同じである．そういう根源的な問題は，細胞自身のDNA修復プログラムとか，細胞死のプログラムで調整されていて，免疫系はお呼びでなかったのだろう．例えば本文で述べた免疫不全マウスでみられる自然発生がんにしても，かなり老化（1年以上）してからのことである．おそらく何億年もの間，生物にとっては，老化後に発症するがんはどうでもよかったのであろう．だからマクロファージは腫瘍を阻止するような役割りを持つようには進化せず，むしろがんに利用されてしまっているのだ．

NK細胞やγδT細胞は少しはがんを阻止する働きをしているようだが，それは変性した細胞を排除するプログラムががん細胞に対してたまたま有効に働いているだけで，がんを監視するために進化したのではないであろう．

がんの側も，うまくマクロファージを利用しているが，進化の果てにそういうプログラムを身につけた訳ではない．そんな形質は次世代に伝わりようがないからだ．たまたまマクロファージを味方につけることができたがんが悪性化しやすいということであろう．

◆ Column　マウスの実験で得られた成果が臨床につながりにくい理由

マウスの実験では「xxの方法ががんに効いた」，という論文が，それこそやまほどある．それなのに，なかなか臨床の成果に結びつかないのはなぜだろうか．実は，マウスのがんの実験は，もともと自然発生がんとは程遠い系を使っている．マウスの腫瘍株は多かれ少なかれ免疫原性を持っていて，しかも植え付ける実験では，自然発生がんと違い，免疫系を刺激しやすい．したがって，少ない数の接種だと，発症しないことも多い．そういうがん細胞でも，沢山接種するとがん細胞の方が勝って，マウスは死ぬ．それで，接種するがん細胞の数をぎりぎりのところに調整すると，例えば抗腫瘍抗体投与などの処置をした時としなかった時の差があるような点がみつかったりするのだ．一言でいえば結果が出しやすい系なのである．もともと全くの寛容になっている自然発生がんとはかなり事情が違う．

よりヒトのがんに近いものをみたければ，がんが自然発生したマウスを用いればいいのだが，頻度が低すぎて実験にならない．自然発生がんへの抑制効果をみるために，p53というがん抑制遺伝子の欠損マウスが使われることがよくある．このマウスでは自然発生がんは多いが，消化管の固形がんではなく，リンパ腫などの血液系のがんが出やすいとされている．それは，マウスがレトロウイルスを多くゲノムに組み込んでいて，そのため造血系腫瘍になりやすいからとされている．したがって，あまりヒトのがんを反映しているとは思えない．

他に，メチルコラントレンという薬剤を用い，皮膚に塗布したり皮下に注射したりしてがんを誘発する系がある．この系も免疫監視機構の測定によく用いられるが，注意を要する．例えば遺伝子改変により炎症が起こりにくくなったマウスでは，注射された薬剤を異物の封入体として隔絶するような反応が起こりにくくなり，そのため発がんしやすくなるという知見があるのだ．そうだとすると，それは免疫監視機構とはいえないであろう．

3 再生医療と免疫——iPS細胞の光と影

1) 再生医療と移植免疫

　　再生医療とは，外傷や病気などにより失われた組織を再生させた組織で補うという医療である．人工関節や人工血管などのような工学的な材料を使う方法も広い意味では再生医療に入れられるが，一般には生きた組織を再生させる方法を指す．

　　再生医療では免疫学は極めて重要である．自分の幹細胞から臓器を再生させて移植するのであれば，移植片の拒絶の問題は起こらない．しかし，火傷や脊髄損傷などのように治療に緊急性が要求されるときは，他人の幹細胞からつくった再生組織に頼らざるをえない．移植免疫学の項でみてきたことと同じ問題が起こる．再生医療は，免疫学と切り離しては考えられないのである．

　　移植免疫学についてはもうすでに書いた通りである．ここでは，再生医療と免疫学の，別な結びつきについて述べよう．すなわち，免疫細胞自体を再生の対象とする話である．この分野は，まだ発展途上であるが，とても大きな可能性を秘めた分野なので，将来的な展望も含めて書く．

　　さて，再生医療といえば，今は何といってもiPS細胞である．免疫細胞再生の話も，iPS細胞を軸に話を進める．

2) iPS細胞登場の前夜

　　2006年，山中らによって報告された**iPS細胞**（induced pluripotent stem cells）は，再生医療を大きく前進させた．iPS細胞によって，「自分に移植する組織は自前でつくる」ということが可能になったのである．

　　iPS細胞が登場するまでの再生医療の背景を説明しておこう．iPS細胞の登場よりずっと前から「自分に移植する組織は自前でつくる」という考え方はあった．また，いかなる細胞にでも分化できる細胞として，**ES細胞**（embryonic stem cells）があった．マウスのES細胞は1981年，ヒトのES細胞は1998年につくられた．受精卵がしばらく発生を続けて胚盤胞といわれるステージに達したときに，内部細胞塊という未分化な細胞を取り出して，そのまま培養中で増やしたものがES細胞である（**図11**）．個々の細胞が，全能性を持っている．このES細胞を材料として，いろいろな種類の細胞を試験管内で分化誘導する技術も次々と確立された．

　　しかし，ES細胞には，受精卵からつくるという問題点があった．受精卵の発生を途中で止めるという倫理的な問題はもちろんだが，それとは別に，自分と同じ遺伝子型のES細胞をつくれないことが移植免疫学的には問題である．そこで開発されたのが，**核移植**の手法である．体細胞の核を受精卵の核と入れ替えて，そのまま発生を続けて，胚盤胞からES細胞を採取すればいいのである（**図12**）．子宮内に移してさらにそのま

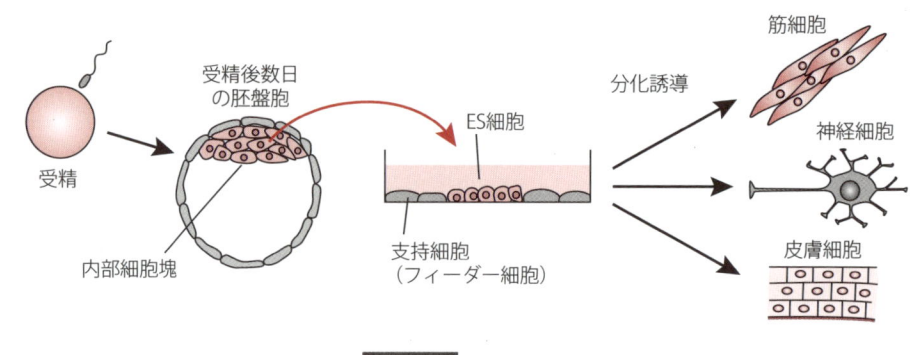

図11 ES細胞

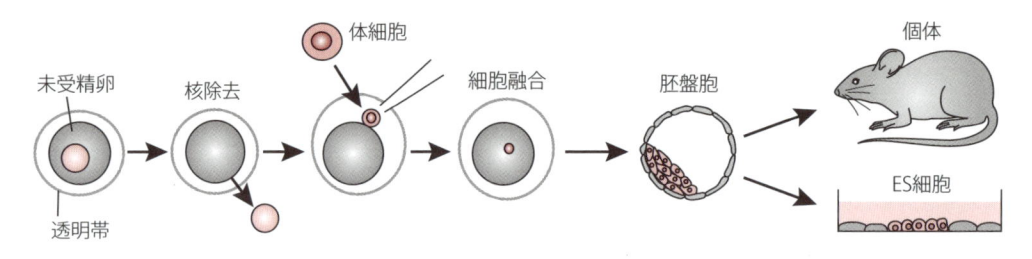

図12 核移植によるクローン動物およびES細胞の作製

ま発生を続けたら個体もできる．1997年に発表されたクローンヒツジのドリーは，そうしてつくられた，いわゆる**クローン動物**である．

自分のコピーがつくれる技術ということで世間では注目を集めたが，医学者が喜んだのは患者の遺伝子型のES細胞が得られる点であった．それでも，受精卵を用いるという点には倫理的な問題は残っていた．2005年に核移植によってヒトES細胞を作製したという報告がなされた．しかし，その年のうちにその報告のデータが捏造であることが発覚した．このため，この分野は停滞してしまった．

3）iPS細胞の衝撃

2006年，山中伸弥らは，iPS細胞の作製に成功したことを報告した．マウスの線維芽細胞に4つの因子（Oct3/4, Sox2, Klf4, c-Myc；山中因子と呼ばれる）を発現させると，ES細胞のような細胞ができたのである（**図13**）．この4つの因子のうち3つは，ES細胞の状態を規定するコアの転写因子ネットワークの構成要素である．そのような転写因子を体細胞に強制発現させたうえで，その細胞を何度も分裂させると，ごく一部の細胞において，遺伝子発現パターンの初期化が起こる．リプログラミング（reprogramming）ともいう．そういう細胞をES細胞用の培養環境の中で培養していると，ES細胞とよく似たコロニーを形成する．「そんな簡単なことでそこまでリプログラミングできるなんて」と生命科学者を驚かせた．

図13 iPS細胞の作製

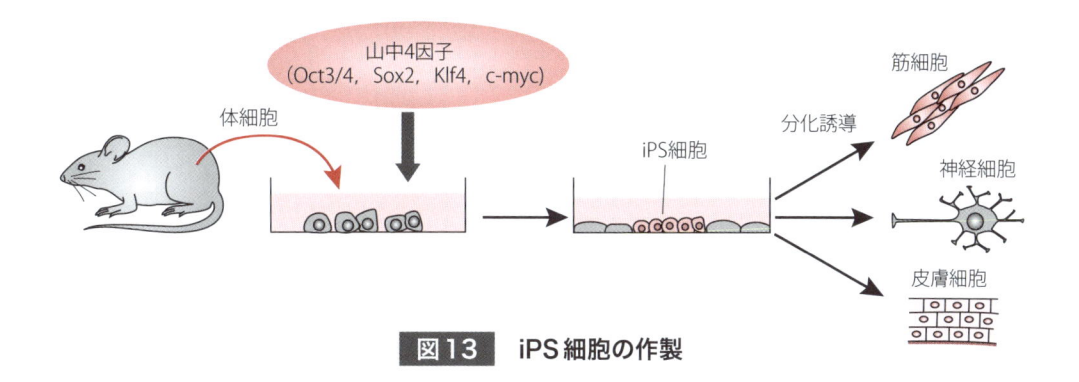

2007年にはヒトでも成功している．再生医療分野は，これらの成果により，再度活性化され，以前にも増した勢いで研究が進められるようになり，現在に至っている．

4）iPS細胞の利用法

iPS細胞から三次元的な臓器をつくるのはまだまだ先であろうが，ばらばらの細胞あるいはシート状で使えるような細胞であれば，臨床応用もそう遠くないであろう．例えば神経細胞，網膜色素細胞，心筋，膵β細胞（インスリン分泌細胞）などは研究がよく進んでいる．急を要する治療では，患者本人のiPS細胞をつくっていたのでは間に合わないので，MHCがマッチした他人のiPS細胞に頼らざるをえない．そのために，iPS細胞バンクづくりも進められている．

再生医療の材料になる以外にも使い道はある．例えば，健常人，あるいは患者から樹立したiPS細胞から心筋細胞を作製して，新薬の薬効や安全性をテストするという形で，すでに役に立っている．

5）iPS細胞の問題点

よく言われていることであるが，iPS細胞から作製した細胞が，移植された後にがん化する可能性がある．山中因子の遺伝子をゲノムに組み込む際に，がん抑制遺伝子を損傷したりがん遺伝子を活性化させる可能性があるのだ．もっとも，ゲノムに組み込まない方法も開発されつつあるので，早晩解決されるであろう．それとは別に，iPS細胞そのものががんに近い性質をもっているという点も要注意である．誘導した組織の中にiPS細胞に近いものが残ってないように注意する必要がある．この点はES細胞でも同じ危険性がある．最初のヒトへの応用で，もしがん化してしまったら，その後分野全体が停滞してしまうかもしれないので，慎重に行う必要がある．

iPS細胞そのものはES細胞に比べたら倫理的な問題点の多くをクリアしているが，それでも問題点はある．例えば，生殖医療への応用である．iPS細胞から精子や卵子を分化誘導する研究を進めると不妊治療に役立つであろうが，その技術を用いれば例えば女の人が精子をつくれてしまうことになる．また，臓器や組織を得るために，試

験管内で胚様体という初期胚のような構造物を誘導することが普通に行われているが，これを取り崩すのはあまり気持ちのいいものではない．さらに，ブタの体内でヒトiPS細胞から奇形種（いろいろな組織を含んだ良性腫瘍）を形成させてそこから臓器を採取するとか，ブタの胚盤胞にiPS細胞を注入してヒト–ブタキメラを作製し，ヒトの臓器や組織をブタの体内でつくる，といったゴールを目指した研究が行われているが，こういう研究は議論を重ねながら行う必要があろう．

6）iPS細胞の応用法①　iPS細胞から免疫細胞をつくる

iPS細胞技術は，免疫細胞療法にどう応用できるだろうか．免疫細胞をつくる材料として用いるのはどうか．まずはそう考えるところである．例えば，腫瘍免疫の項でみたがんの免疫細胞療法を考えてみよう．患者から採取できる樹状細胞やT細胞の数には限界があるし，患者に負担でもある．患者からiPS細胞を樹立して，そこから樹状細胞やT細胞を誘導すれば，理論的には好きなだけつくることができる（図14）．したがって，免疫細胞療法に役に立ちそうである．そのような研究は精力的に進められていて，すでにヒトiPS細胞から樹状細胞は作製されており，T細胞も$CD4^+CD8^+DP$段階までは誘導が可能である．

7）iPS細胞の応用法②　リンパ球からiPS細胞をつくる

他にも，iPS細胞の特性を活かした応用法が考えられる．それは，抗原特異性を持つ細胞を取り出してきて増幅するということである．クローン拡大にあたることを体外で行おうというものである．

リンパ球は多様な反応性を持った細胞の集合体であって，例えばがん細胞を攻撃できる細胞はその中のごく一部にすぎない．抗原特異的に活性化されて，クローンとして拡大してから，実質的に抗腫瘍効果を発揮するようになる．このような抗腫瘍活性を持つ細胞はがん組織に浸潤しているキラーT細胞として取り出すことができる．あ

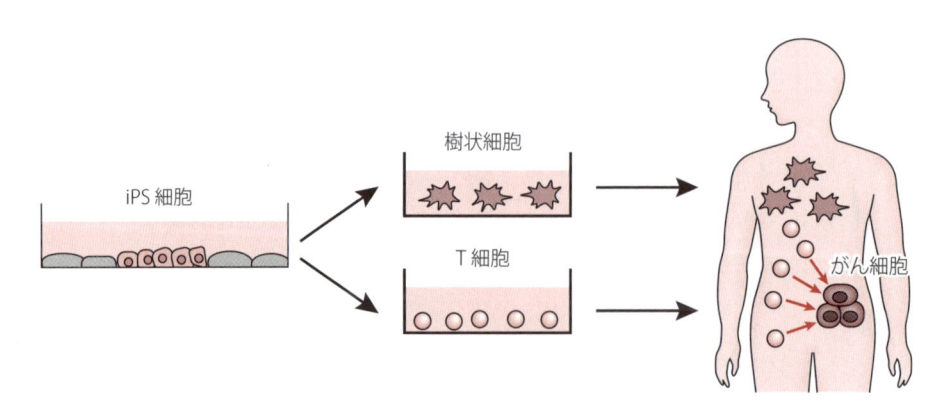

図14　iPS細胞から作製した免疫細胞を用いた免疫細胞療法

るいは，体外で，樹状細胞にがん抗原を取り込ませてからキラーT細胞と反応させれば，がんに特異的なキラーT細胞が誘導され，増殖する．このようにして現行の免疫細胞療法は行われている．しかし，ここでも数が問題になる．T細胞は刺激をあまり入れ続けると，一定の期間後には死んでしまうのである（活性化誘導細胞死，65頁参照）．

そこで，iPS細胞作製技術を応用するのである．がん抗原に特異的なキラーT細胞を取り出してきて，それからiPS細胞をつくる（図15）．このiPS細胞は再構成されたTCRの遺伝子を受け継いでいる．このiPS細胞から，もう一度T細胞をつくると，そのT細胞は全て同じがん抗原を認識できるTCRを発現する．つまり，つくられたT細胞の全てががんを攻撃できるT細胞なのである．しかも，いくらでもつくることができる．

8）NKT細胞ですでに成功

上記の話は「そんなこと本当にできるのか」というような話であるが，マウスの系ではすでに成功している．ただしがん抗原特異的なT細胞ではなく，NKT細胞を用いた話である．NKT細胞は非特異的ではあるが，強い抗腫瘍活性を発揮する（165頁）．NKT細胞からiPS細胞をつくり（図16），そのiPS細胞から体外でT細胞分化を誘導すると，NKT細胞ばかりができてくる（図17）．この体外で作製したNKT細胞をマウ

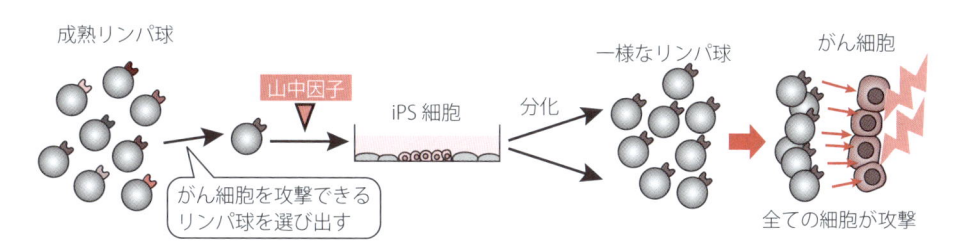

図15 リンパ球由来iPS細胞から作製した免疫細胞を用いた免疫細胞療法

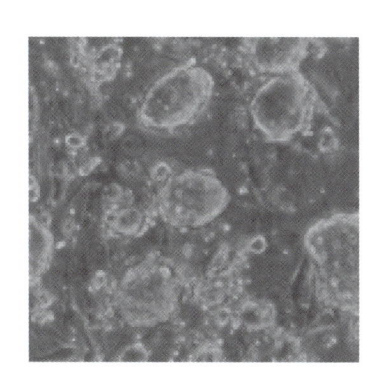

図16 NKT細胞から作製したiPS細胞のコロニー

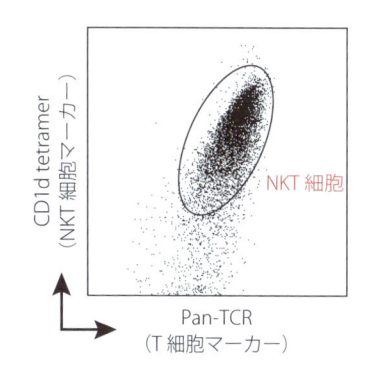

図17 NKT細胞由来iPS細胞から試験管内で作製したNKT細胞

スの体内に戻すと，がん細胞の増殖を抑制する効果を発揮したのだ．引き続いて，ヒトNKT細胞を用いた研究が進められている．

なお，この方法をB細胞に応用すると，特定の抗原特異性を有するB細胞のクローニングができることになり，モノクローナル抗体づくりにいかせる．すでにヒトB細胞からのiPS細胞の作製も成功している．

👉 もっと詳しく

iPS細胞まで戻さなくても…？

最近，ある体細胞から別な組織の細胞をつくるのに，必ずしもiPS細胞まで巻き戻さなくてもよいということがわかってきた．線維芽細胞から3個の遺伝子導入で心筋細胞をつくったとか，1個の遺伝子の導入だけで血液細胞をつくったという報告がある．各細胞種の分化状態を規定する転写ネットワークが明らかになると，一度未分化な細胞にしてから別な方向に分化誘導してつくるのではなく，Aという細胞から直接Bという細胞をつくれるようになるかもしれない．

人工リンパ節とは

リンパ器官を生体内で再構築するという試みもある．この場合，iPS細胞を用いるのではなくて，生体内のリンパ球，樹状細胞などを呼び寄せて形成する（図18）．マウスではすでに成功している．コラーゲンスポンジに，リンパ節を誘導するサイトカイン（リンホトキシン：116頁参照）を産生する細胞と樹状細胞を播いたうえで腎臓の被膜下に移植すると，立派なリンパ節ができる．人工リンパ節と呼ばれている．さらに，樹状細胞に抗原を取り込ませておくと，抗原特異的なT細胞やB細胞が効率よく集積し，他のリンパ節よりも強い免疫応答を起こすことができる．例えば，がんの近傍に移植してがん特異的なT細胞を増幅させるような形で応用できる可能性がある．

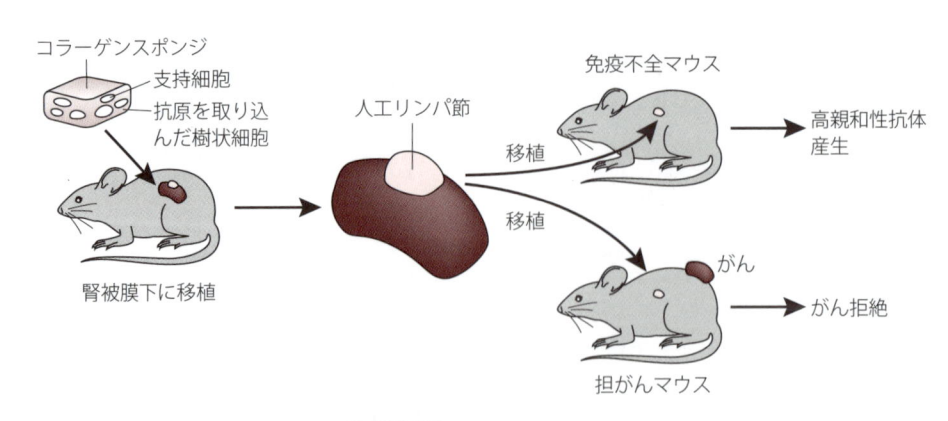

図18 人工リンパ節

ヒト化マウス

マウスの中でヒトの免疫系を再現しようとする研究がある．正確には免疫系ヒト化マウスという．免疫不全マウスにヒトの造血幹細胞を移植して生着させるという方法を用いる．以前からヒトのリンパ球を移植したマウスはつくられていたが，最近，より重度の免疫不全マウスがつくられるようになり，ほとんどの免疫系細胞がヒトの細胞に置き換わったマウスがつくれるようになった（図19）．それで，ことさらにヒト化マウスと呼ぶのである．T細胞やB細胞をはじめとする基本的な免疫細胞は，マウスの臓器の中で分化し，末梢に現れる．

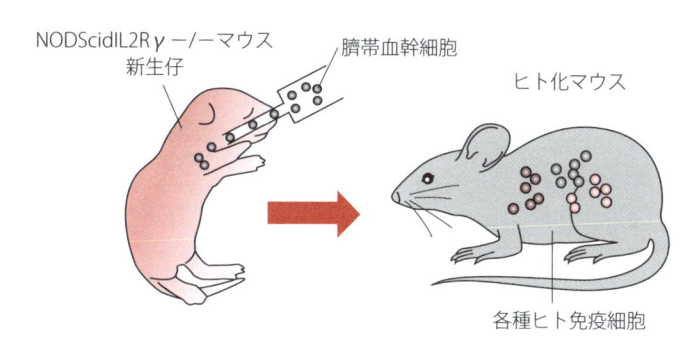

図19　ヒト化マウスのつくり方

このようなマウスはヒト細胞を用いた感染症のモデル，自己免疫疾患などの病気の再現モデルとして使うことが期待できる．また，新薬の安全性のテストにも使うことができるだろう．

では，免疫反応は再現できているだろうか．免疫反応は，分化した免疫細胞がひととおりあればいいという訳ではない．マウスの胸腺のMHCで選択されたヒト細胞は，ヒト樹状細胞やヒトB細胞と反応できないので，獲得免疫系の反応はほとんど起こらないのだ．そこで，マウスのMHCを欠損させて，かわりにヒトMHCを導入したマウスがつくられている．ヒトクラスIを導入したマウスでは，抗原特異的キラーT細胞が誘導できるという．ヒトクラスIとIIがともに入ったマウスができたら，どこまで免疫反応が再現できるか，興味深い．

なぜかできない造血幹細胞

ES細胞やiPS細胞から，たいていの細胞は体外で誘導できる．血液細胞もひととおりつくれて，例えばT細胞やB細胞もつくれる．しかし，不思議なことに，造血幹細胞はつくれないのだ．血液細胞を誘導する途中で生成していてもよさそうなものなのに，まだ検出には成功していない．そもそも，造血幹細胞を体外で維持する培養も，増幅させることもまだできていない（76頁）．したがって，もしかしたら誘導培養の途中に一瞬造血幹細胞は出現しているかもしれないが，それが自己複製して維持される培養環境にいないので，さっさと分化してしまっているのかもしれない．まず造血幹細胞の体外での培養法，増幅法の確立が先決であろう．

文献一覧

◆ 基本編

第5章

1) Sakaguchi S, et al. : Int. Immunol., 21 : 1105-1111, 2009

◆ 展開編

第1章

1) Cumano A, et al. : Annu. Rev. Immunol., 25 : 745-785, 2007
2) Morita Y, et al. : J. Exp. Med., 207: 1173-1182, 2010
3) Kiel MJ, Morrison SJ : Nat. Rev. Immunol., 8 : 290-301, 2008
4) Kawamoto H : Trends Immunol. 27 : 169-175, 2006
5) Kawamoto H, Katsura Y : Trends Immunol., 30 : 193-200, 2009
6) Wada H, et al. : Nature, 452 : 768-772, 2008

第2章

1) Blackburn CC, Manley NR : Nat. Rev. Immunol., 4 : 278-289, 2004
2) Anderson G, et al. : Eur. J. Immunol., 39 : 1694-1699, 2009
3) Kawamoto H, et al. : Immunity, 12 : 441-450, 2000
4) Masuda K, et al. : EMBO J., 24 : 4052-4060, 2005
5) Rothenberg EV, et al. : Nat. Rev. Immunol., 8 : 9-21, 2008
6) Ikawa T, et al. : Science, 329 : 93-96, 2010
7) Takahama Y, et al. : Semin. Immunol., 22 : 287-293, 2010
8) Klein L, et al. : Nat. Rev. Immunol., 9 : 833-844, 2009
9) Yano M, et al. : J. Exp. Med., 205 : 2827-2838, 2008
10) Singer A, et al. : Nat. Rev. Immunol., 8 : 788-801, 2008
11) Muroi S, et al. : Nat. Immunol., 9 : 1113-1121, 2008
12) Guy-Grand D, et al. : J. Exp. Med., 197 : 333-341, 2003
13) Oguro H, et al. : Cell Stem Cell, 6 : 279-286, 2010

第3章

1) Miyasaka M, Tanaka T : Nat. Rev. Immunol., 4 : 360-370, 2004
2) Roozendaal R, Mebius RE : Annu. Rev. Immunol., 2010
3) Cyster JG : Nat. Immunol., 11 : 989-996, 2010
4) Kurosaki T, et al. : Annu. Rev. Immunol., 28 : 21-55, 2010
5) Nagaoka H, et al. : Int. Immunol., 22 : 227-235, 2010
6) Bell EB, Westermann J. Trends Immunol., 29 : 405-411, 2008
7) Hase K et al. : Nature, 462 : 226-230, 2009
8) Fujihashi K, Kiyono H : Trends Immunol., 30 : 334-343, 2009
9) Sansonetti PJ, Medzhitov R : Cell, 138 : 416-420, 2009
10) Fazilleau N, et al. : Immunity, 30 : 324-335, 2009
11) Sriskandan S, Altmann DM : J. Pathol., 214 : 211-223, 2008

第4章

1) Takeuchi O, Akira S, et al. : Cell, 140 : 805-820, 2010
2) Iwasaki A, Medzhitov R : Science, 327 : 291-295, 2010
3) von Bernuth H, et al. : Science, 321 : 691-696, 2008
4) Hoglund P, Brodin P : Nat. Rev. Immunol., 10 : 724-734, 2010
5) Paust S, et al. : Immunol. Rev., 235 : 286-296, 2010
6) Spits H, Di Santo JP : Nat. Rev. Immunol., 2010
7) Moro K, et al. : Nature, 463 : 540-544, 2010
8) Taniguchi M, et al. : Int. Immunol., 22 : 1-6, 2010

第5章

1) Pancer Z, et al. : Nature, 430 : 174-180, 2004
2) Kawamoto H, et al. : Immunol. Rev., 238 : 23-36, 2010
3) Flajnik MF : Nat. Rev. Immunol., 2 : 688-698, 2002

◆ 応用編

第1章

1) Lack G. : J. Allergy Clin. Immunol., 121 : 1331-1336, 2008
2) Chang TW, Pan AY. : Adv. Immunol., 98 : 39-83, 2008
3) Sfriso P, et al. : J. Leukoc. Biol., 87 : 385-395, 2010
4) Villa A, et al. : Curr. Opin. Immunol., 20 : 318-324, 2008

第2章

1) Ghannam S, et al. : Stem Cell Res. Ther., 1 : 2, 2010
2) Willimsky G, Blankenstein T : Nature, 437 : 141-146, 2005
3) Grivennikov SI, et al. : Cell, 140 : 883-899, 2010

おわりに

　基本編で免疫の仕組みをしっかりと学んでいただいていたら，展開編で出てきたいろいろな「修飾的」な機構も，応用編の自己免疫疾患や移植免疫のややこしい話も，よく理解していただけたのではないかと思う．

　本書は，免疫学の主題である「抗原特異性」を軸にして解説を進めてきた．読者の多くは，「何て複雑なんだ」と思われたであろう．進化の果てに，多くの細胞種が新生し，これほどまでに複雑きわまりない免疫細胞社会構造ができあがったのだ．進化といえば，「手が羽になった」とか「骨の一部が角になった」とかを思い浮かべがちだが，実は脊椎動物で起こった獲得免疫系の仕組みの進化も相当にすごいのである．

　本書は免疫の仕組みを理解していただくことを目的に書いているが，それだけでなく，本書によって「生命科学としての免疫学のおもしろさ」を読者の皆様と共有できれば，幸いである．

　　　　　　　　　　　　　　　　　　　　　　　　　　　　　河本　宏

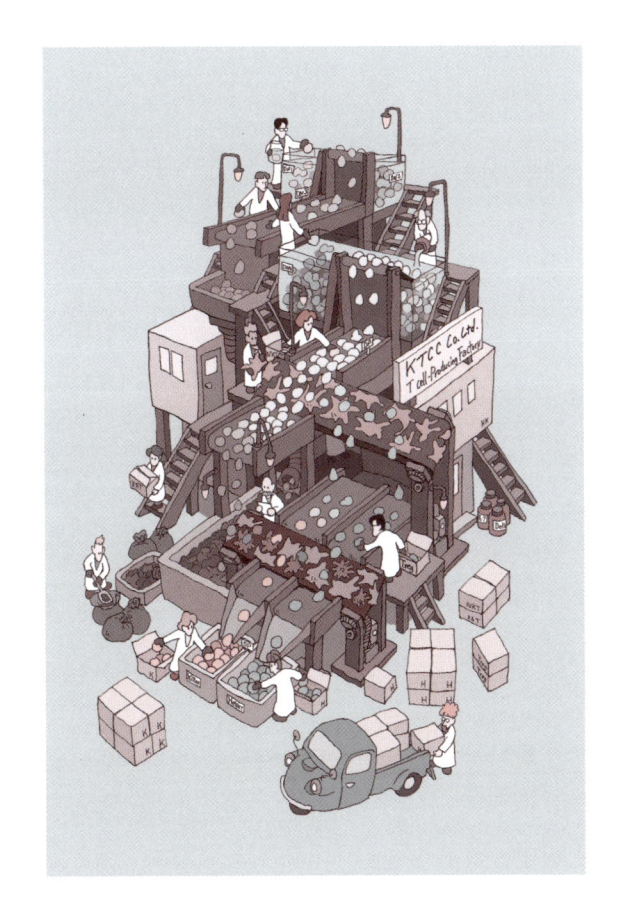

T細胞製造工場：T細胞の分化過程を，町工場での製作に模したイラスト．一番上の水槽の中でもとになる細胞を増やす．ベルトコンベヤーの上でうまく育ちそうなものだけ選び出して，次の水槽に入れる．ここでもう一度増やして，分化した細胞を，ベルトコンベヤーの上に乗せ，胸腺皮質上皮細胞にくっつくものだけを選ぶ（正の選択）．上皮細胞にくっつく時間の長さで，キラー細胞になるものとヘルパー細胞になるが選り分けられる．さらに胸腺髄質上皮細胞や樹状細胞にくっつくものは取り除かれる（負の選択）．このようなイラストに興味のある方は河本研HPを参照されたい（http://www.riken.go.jp/rcai.lymdev/home.html）．

索引

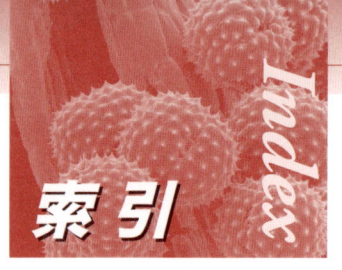

◆数字◆

I型アレルギー ……… 181
II型アレルギー ……… 181
2度なし ……… 24
III型アレルギー ……… 181
IV型アレルギー ……… 181

◆ギリシャ文字◆

α-Galcel ……… 166
β2m ……… 37
γδT細胞 ……… 106, 164
κ鎖 ……… 55, 111
λ5 ……… 111
λ鎖 ……… 55, 111

◆欧文◆

A

acquired immunity ……… 20
activation induced cell death ……… 65
adaptive immunity ……… 20
affinity ……… 54, 123
affinity maturation ……… 123
AGM領域 ……… 71
AID ……… 128
AIRE ……… 101, 186
allele ……… 93
allelic exclusion ……… 94
ALPS ……… 187
anergy ……… 60
antigen ……… 20
antigen specificity ……… 20
APECED ……… 102, 186
autonomous ……… 78

B

B1細胞 ……… 166
B2細胞 ……… 166
Bcl6 ……… 142
Bcl11b ……… 92
bystander activation ……… 189
B細胞領域 ……… 113
B細胞レセプター ……… 27

C

C3転換酵素 ……… 156
CCL19 ……… 120
CCL21 ……… 87, 120
CCL25 ……… 87
CCR7 ……… 88, 131
CCR9 ……… 88
CD1d ……… 165
CD3分子群 ……… 94
CD4SP細胞 ……… 90
CD8SP細胞 ……… 90
CD8ααT細胞 ……… 109
CD25 ……… 90
CD28 ……… 59
CD40 ……… 101, 128
CD40L ……… 101
CD44 ……… 118
CD59 ……… 157
CD80 ……… 59
CD80/CD86 ……… 66
CD86 ……… 59
cDC ……… 122
c-kit ……… 90
CLIP ……… 38, 99
clonal deletion ……… 25
clonal selection ……… 25
c-Myc ……… 210
commitment ……… 77
constant region ……… 125
conventinal DC ……… 122
copy and choice ……… 171
costimulatory ……… 59
costimulatory molecule ……… 41
CpG ……… 193
CTLA4 ……… 66
CXCL13 ……… 116, 120
cytotoxic T lymphocyte ……… 27
C型レクチン ……… 59, 153
C反応性タンパク ……… 170
C領域 ……… 125

D

DAF ……… 157
Danger Model ……… 59
death by neglect ……… 51
Dectin-1 ……… 153
Dectin-2 ……… 153
Delta-like 4 ……… 89
determination ……… 78
diversity ……… 20
DN1 ……… 90
DN2 ……… 90
DN3 ……… 91
DN4 ……… 90
DN段階 ……… 90
DP段階 ……… 90

E

E2A ……… 110
EB12 ……… 120
EBF ……… 110
embryonic stem cells ……… 209
epitope spreading ……… 192
ES細胞 ……… 209

F

FALC ……… 163
Fas ……… 65
FAS ……… 159
FasL ……… 66
FASリガンド ……… 159
FcγR ……… 126
FcεR ……… 126
Fc部位 ……… 125
Flt3 ……… 109
follicular dendritic cells ……… 114
follicular helper T cells ……… 114
Foxn1 ……… 85
Foxp3 ……… 142

G

GATA3 ……… 142
Gcm2 ……… 86
gene conversion ……… 129
gldマウス ……… 66
GVHD ……… 198
GVL ……… 200

H

HEV ……… 114
HLA ……… 132
homeostatic expansion ……… 192
human leukocyte antigen ……… 132

I

IEL ……… 135
IFNα ……… 149
IFNβ ……… 149
IFNγ ……… 128, 138, 149
IgA ……… 125
IgD ……… 125
IgE ……… 125, 179
IgG ……… 125
IgM ……… 125
IKDC ……… 163
IL-2 ……… 138
IL-4 ……… 128, 139
IL-5 ……… 139
IL-6 ……… 140
IL-7R ……… 109
IL-12 ……… 59, 139
IL-13 ……… 139
IL-17 ……… 140
IL-22 ……… 140
IL-33 ……… 164
immediate-phase reaction ……… 180

induced pluripotent stem cells ········ 209
inflammasome ········ 154
innate immunity ········ 18
instructive ········ 78, 105
interstitial cell ········ 122
intra-epithelial lymphocytes ·· 135
IPEX ········ 64, 187
iPS細胞 ········ 209
iPS細胞バンク ········ 211
iTreg細胞 ········ 140

K

Killer cell Immunoglobulin
　-like Receptors ········ 158
KIR ········ 158
Klf4 ········ 210

L

Langerhans cell ········ 122
late-phase reaction ········ 180
Linphoid Tissue inducer ········ 116
longenital immunity ········ 18
LPG2 ········ 153
lprマウス ········ 66
LTi ········ 116
Ly49 ········ 158
L-セレクチン ········ 131

M

macrophage ········ 25
marginal zone B cells ········ 115
MCP ········ 157
MDA5 ········ 153
mDC ········ 122
MHC拘束性 ········ 51
MHC分子 ········ 30, 132
MIC-A ········ 158
MIC-B ········ 158
Mincle ········ 153
Myd88 ········ 155
myeloid-based model ········ 80
myeloid DC ········ 122
M細胞 ········ 116, 136
M細胞ポケット ········ 136

N

NALP3 ········ 154
NALT ········ 116
natural antibody ········ 167
negative selection ········ 51
niche ········ 74
NKG2D ········ 158
NKT細胞 ······ 107, 165, 207, 213
NLR ········ 59, 153
NOD-like receptor ········ 153

Notch ········ 89
Notch1 ········ 89
nuetrophil ········ 25
nuocyte ········ 164

O

Oct3/4 ········ 210
Omenn症候群 ········ 192

P

paired-immunoglublin
　-like receptor ········ 87
PAMPs ········ 146
pathogen associated molecular
　patterns ········ 146
pattern-recognition receptors
········ 146
Pax5 ········ 110
pDC ········ 122
PDC ········ 162
PDI ········ 66
PDL1 ········ 66
permissive ········ 78
PIR ········ 87
plasmacytoid dendritic cell
········ 122, 162
polycomb複合体 ········ 110
polymorphism ········ 132
positive selection ········ 51
PPRs ········ 146
pTα鎖 ········ 93
P-セレクチン ········ 88

R

RAE-1 ········ 158
Rag ········ 192
Rag1 ········ 49
Rag2 ········ 49
RANK ········ 101
RANKL ········ 101, 117
receptor editing ········ 54
redundancy ········ 143
regulatory T cells ········ 62
repertoire ········ 20
reprogramming ········ 210
RIG-I ········ 153
RIG-I like receptor ········ 153
RLR ········ 59, 153
RORγt ········ 142

S

S1P ········ 120
S1PR ········ 121
selective ········ 78
SIP ········ 88
SLE ········ 185
SNP ········ 193

somatic hypermutation ········ 123
Sox2 ········ 210
specification ········ 78
SP段階 ········ 90
stochastic ········ 105

T

TAP1 ········ 37
T-B border ········ 119
T-bet ········ 142
T-B interaction ········ 119
T-B境界領域 ········ 119
T-B相互作用 ········ 119
Tfh ········ 114
Tfh細胞 ········ 140
TGFβ ········ 128, 140
Th1細胞 ········ 138
Th2細胞 ········ 139
Th17細胞 ········ 140
ThPOK ········ 105
TLR ········ 58, 59, 152
TLR9 ········ 191
Toll-like receptor ········ 152
TRAIL ········ 159
T細胞領域 ········ 113
T細胞レセプター ········ 27
T細胞レセプター遺伝子 ········ 48

V

VCAM ········ 116
VLA4 ········ 118
VLR ········ 170
VLR-A ········ 171
VLR-B ········ 171
VpreB ········ 111

X

xenogeneic transplantation ···· 203

◆ **和文** ◆

あ 行

アイソタイプ ········ 126
アデノイド ········ 116
アトピー ········ 179
アナジー ········ 60
アナフィラキシー ········ 180
アナフィラキシーショック ········ 180
アネルギー ········ 60
アビデイティー ········ 99
アフィニティー ········ 99
アレルギー ········ 178
アレルゲン ········ 179
アロタイプ ········ 126
アロ反応性T細胞 ········ 197

索引

異種移植 ……………………… 203
移植片対宿主病 ……………… 198
移植片対白血病 ……………… 200
一塩基多型 …………………… 193
一次造血 ……………………… 70
一次ライソソーム …………… 37
一次リンパ器官 ……………… 32
イディオタイプ ……………… 126
遺伝子再構成 ………………… 48
遺伝子変換 …………… 129, 175
インターフェロン …… 143, 149
インターロイキン …………… 143
インテグリン ………………… 118
咽頭嚢 ………………………… 84
インバリアント ……………… 38
インバリアント鎖 …………… 99
インフラマソーム …………… 154
ウイルス ……………………… 27
衛生仮説 ……………………… 183
液性免疫 ……………………… 40
エキソサイトーシス小胞 …… 36
エピジェネティック ………… 110
エピトープ …………………… 31
エピトープ拡散 ……………… 192
エフェクターT細胞 ………… 39
エフェクター細胞 …… 118, 129
エフェクターメモリーT細胞 … 130
円形脱毛症 …………………… 186
炎症 …………………………… 144
炎症性サイトカイン ………… 144
エンドクライン ……………… 143
オーガナイザー ……………… 116
オートクライン ……………… 143
オプソニン …………………… 148

か 行

カイネティックシグナリングモデル
 ……………………………… 103
核移植 ………………………… 209
隔絶抗原 ……………………… 187
獲得免疫 ………………… 10, 20
確率的 ………………………… 105
活性化誘導細胞死 …… 65, 187
カテプシン …………………… 99
カテプシンL ………………… 99
可変領域 ……………………… 55
間質細胞 ……………………… 122
間接認識 ……………………… 197
関節リウマチ ………………… 185
急性拒絶反応 ………………… 203
急速特異的経口耐性誘導療法 … 182
胸腺 ……………………… 32, 46
胸腺外分化T細胞 …………… 108
胸腺クロストーク …………… 101
胸腺細胞 ……………………… 47
強直性脊髄炎 ………………… 193

キラーT細胞 …………… 27, 102
キラー細胞 …………………… 90
クラスI ……………………… 30
クラスI分子 ………………… 34
クラスII ……………………… 30
クラスII分子 ………………… 34
クラススイッチ …… 114, 125, 127
グランザイム ………………… 159
グレーブス病 ………………… 186
クローン ……………………… 21
クローン除去 ………………… 25
クローン選択 ………………… 25
クローン選択説 ……………… 24
クローン動物 ………………… 210
クロストーク ………………… 85
クロストレランス …………… 61
クロスプライミング ………… 61
クロスプレゼンテーション … 36, 61
経口免疫寛容 ………………… 136
経口ワクチン ………………… 136
軽鎖 …………………… 54, 111
形質細胞 ……………………… 123
形質細胞様樹状細胞 … 122, 162
頸部胸腺 ……………………… 86
系列決定 ……………………… 76
血管内皮細胞 ………………… 70
血球産生性血管内皮 ………… 72
結合力 ………………………… 99
欠失 …………………………… 49
決定 …………………………… 78
ケモカイン …………… 117, 143
減感作療法 …………………… 182
原始赤血球 …………………… 70
抗DNA抗体 ………………… 185
好塩基球 ……………… 179, 181
抗核抗体 ……………………… 185
交感性眼内炎 ………………… 188
抗菌ペプチド ………………… 147
抗原 …………………………… 20
抗原提示細胞 ………………… 33
抗原特異性 ……………… 11, 20
膠原病 ………………………… 184
抗原レセプター ……………… 20
後口動物 ……………………… 168
抗サイトカイン療法 ………… 144
恒常性増殖 …………………… 192
甲状腺機能亢進症 …………… 186
拘束 …………………………… 77
抗体 …………………………… 27
好中球 ………………………… 25
後天性免疫 …………………… 20
高内皮細静脈 ………………… 114
骨芽細胞ニッチ ……………… 75
骨髄 …………………… 32, 53
骨髄移植 ……………………… 200
骨髄ストローマ細胞 ………… 53

古典的経路 …………………… 156
古典的モデル ………………… 79
ゴルジ体 ……………………… 36
コレラトキシン ……………… 137

さ 行

再生医療 ……………………… 209
サイトカインストーム ……… 145
サイトカインネットワーク … 144
サイドポピュレーション …… 73
鰓嚢 …………………………… 84
細胞壊死因子 ………………… 144
細胞傷害性T細胞 …………… 27
細胞性免疫 …………………… 40
細胞増殖因子 ………………… 143
鰓裂 …………………………… 84
サプレッサーT細胞 ………… 64
自己寛容 ……………………… 22
自己反応性細胞 ……………… 50
自己反応性細胞の除去 ……… 22
自己複製 ……………………… 72
自然抗体 ……………………… 167
自然免疫 ……………………… 18
脂肪組織関連リンパ様細胞塊 … 163
重鎖 …………………………… 54
重症筋無力症 ………………… 185
樹状細胞 ……………………… 32
術後紅皮症 …………………… 198
常在細菌叢 …………………… 138
冗長性 ………………………… 143
小胞体 ………………………… 36
初期分化段階 ………………… 90
食細胞 ………………………… 25
自律的 ………………………… 78
指令的 …………………… 78, 105
人工リンパ節 ………………… 214
浸潤 …………………………… 204
親和性 …………………… 54, 123
親和性成熟 …………………… 123
髄質上皮細胞 ………………… 47
スフィンゴシン1リン酸
 …………………………… 88, 120
制御性T細胞 ……… 62, 108, 187
正の選択 ……………………… 51
赤脾髄 ………………………… 114
接触性皮膚炎 ………………… 181
セレクチン …………………… 117
前口動物 ……………………… 168
潜在エピトープ ……………… 188
全身性エリテマトーデス …… 185
全身性自己免疫疾患 ………… 184
選択的 …………………… 78, 105
先天性免疫 …………………… 18
セントラルメモリーT細胞 … 131
臓器特異的自己免疫疾患 …… 184
造血因子 ……………………… 143

Index

造血幹細胞移植 ……………………… 200
造血微小環境 ………………………… 74
相互作用 ……………………………… 85
挿入 …………………………………… 49
即時型反応 …………………………… 180
組織液 ………………………………… 112

た 行

第2経路 ……………………………… 156
第3鰓嚢 ……………………………… 84
体細胞超変異 …………………… 123, 175
大食細胞 ……………………………… 25
代替L鎖 ……………………………… 109
代替軽鎖 ……………………………… 111
対立遺伝子 …………………………… 93
対立遺伝子排除 ……………………… 94
多型性 ………………………………… 132
多重性 ………………………………… 132
多様性 ………………………………… 20
遅延型反応 …………………………… 180
中枢性寛容 …………………………… 57
超急性拒絶反応 ……………………… 203
腸上皮間リンパ球 …………………… 135
直接認識 ……………………………… 196
定常領域 ………………… 55, 125, 127
適応免疫 ……………………………… 20
デスレセプター ……………………… 65
転移 …………………………………… 204
同系移植 ……………………………… 195
同種移植 ……………………………… 195
動的シグナルモデル ………………… 103
トール様受容体 ………………… 58, 152
特定疾患 ……………………………… 13
特化 …………………………………… 78
ドナー ………………………………… 196
トランスポゾン ……………………… 172

な 行

ナイーブT細胞 ……………………… 39
ナイーブ細胞 ………………………… 117
ナイーブヘルパーT細胞 …………… 139
内部細胞塊 …………………………… 209
ナチュラルキラー（NK）細胞 …… 158
ナチュラルヘルパー細胞 …………… 164
ナルコレプシー ……………………… 193
二次造血 ……………………………… 71
二次リンパ器官 ……………………… 32
ニッチ ………………………………… 74
ヌードマウス ………………………… 85

は 行

バーネット ……………………… 24, 25
パーフォリン ………………………… 159
パイエル板 …………………………… 116
敗血症性ショック …………………… 145
胚中心 ………………………………… 114
胚盤胞 ………………………………… 209
ハイブリッド・レジスタンス …… 198
バクテリア …………………………… 27
白脾髄 ………………………………… 114
橋本病 ………………………………… 186
バセドー病 …………………………… 186
パターン認識受容体 ………………… 146
ハプロタイプ ………………………… 134
パラクライン ………………………… 143
皮質上皮細胞 ………………………… 47
ヒスタミン …………………………… 180
脾臓 ……………………………… 32, 114
鼻粘膜関連リンパ組織 ……………… 116
肥満細胞 ……………………………… 179
非メチル化CpG ……………………… 194
病原体関連分子パターン …………… 146
ファブリキウス嚢 ………… 175, 176
フィーダー細胞 ……………………… 92
フェノール酸化酵素 ………………… 170
不可逆的 ……………………………… 76
不均等分裂 …………………………… 72
副甲状腺 ……………………………… 86
副刺激 ………………………………… 59
副刺激分子 …………………………… 41
負の選択 ……………………………… 51
プレBCR ……………………………… 109
プレTCR ……………………………… 94
プレTCR複合体 ……………………… 94
プレプロB細胞 ……………………… 109
プロB細胞 …………………………… 109
プロテアソーム ……………………… 37
プロバイオティクス ………………… 138
分子相同性 …………………………… 188
ペプチド ……………………………… 31
ペプチド抗原 ………………………… 31
ヘマンジオブラスト ………………… 70
ヘモジェニックエンドセリウム … 72
ヘルパーT細胞 …………… 33, 90, 102
辺縁帯B細胞 …………………… 115, 166
辺縁洞 ………………………………… 115
扁桃腺 ………………………………… 116
傍観細胞活性化 ……………………… 190

傍血管ニッチ ………………………… 75
ホーミング …………………………… 119
発作性夜間血色素尿症 ……………… 157

ま 行

マイナー組織適合抗原 ……………… 198
マクロファージ ……………………… 25
マスト細胞 …………………………… 179
末梢性寛容 …………………………… 57
慢性拒絶反応 ………………………… 203
慢性甲状腺炎 ………………………… 186
ミエロイド基本型モデル …………… 80
ミニ移植 ……………………………… 201
無視による死 ………………………… 51
無脊椎動物 …………………………… 168
メチルコラントレン ………………… 208
メモリー細胞 ………………………… 129
メラノーマ関連網膜炎 ……………… 204
免疫 …………………………………… 10
免疫記憶 …………………………… 24, 129
免疫グロブリン ……………………… 54
免疫系ヒト化マウス ………………… 215
免疫細胞療法 ………………………… 200
免疫抑制剤 …………………………… 199

や 行

薬物アレルギー ……………………… 181
山中因子 ……………………………… 210
輸出リンパ管 ………………………… 113
輸入リンパ管 ………………………… 113

ら 行

卵黄嚢 ………………………………… 70
ランゲルハンス細胞 ………………… 122
リウマチ性疾患 ……………………… 184
リゾチーム …………………………… 147
リプログラミング …………………… 210
リンパ液 ……………………………… 112
リンパ節 …………………………… 32, 113
リンパ組織インデューサー細胞
 ………………………………………… 116
レクチン経路 ………………………… 156
レシピエント ………………………… 196
レセプター再編成 …………… 54, 111
レパートア …………………………… 20
ローリング …………………………… 117
濾胞 …………………………………… 113
濾胞T細胞 ………………………… 114, 140
濾胞樹状細胞 ………………………… 114

索引

著者プロフィール

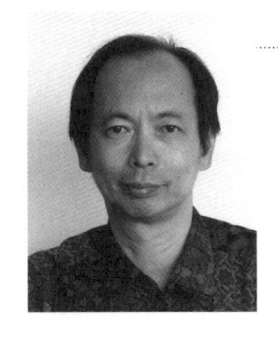

河本　宏（かわもと　ひろし）

1961年京都市生まれ．1986年京都大学医学部卒業．3年間の内科研修後，1989年より京都大学病院第一内科（現 血液腫瘍内科）大学院．輸血部の伊藤和彦教授のもとで遺伝子治療の基礎研究を行う．1994年より京都大学胸部疾患研究所（現 再生医科学研究所）の桂義元教授のもとで血液細胞の系列決定過程およびT細胞初期分化についての研究を開始する．2001年7月より京都大学医学部免疫細胞生物学教室（湊長博教授）助手．2002年3月より理化学研究所免疫・アレルギー科学総合研究センターチームリーダー．2012年4月より京都大学再生医科学研究所教授．最近は胸腺上皮細胞分化の研究や，免疫細胞を用いた再生医療的な研究も行っている．趣味は絵や漫画を描くこと，音楽（バンド演奏）など．本書に出てくる細胞キャラも自作．
研究室HP：http://www.riken.go.jp/rcai.lymdev/home.html

※ 本書発行後の更新・追加情報，正誤表を，弊社ホームページにてご覧いただけます．
　　羊土社ホームページ　www.yodosha.co.jp/

実験医学別冊

もっとよくわかる！免疫学

2011年 2月20日　第 1刷発行
2024年 2月25日　第10刷発行

著　者　　河本　宏
発行人　　一戸裕子
発行所　　株式会社　羊　土　社
　　　　　〒101-0052
　　　　　東京都千代田区神田小川町2-5-1
　　　　　TEL　　03（5282）1211
　　　　　FAX　　03（5282）1212
　　　　　E-mail　eigyo@yodosha.co.jp
　　　　　URL　　www.yodosha.co.jp/
装　幀　　関原直子
印刷所　　株式会社　平河工業社

ⓒ Hiroshi Kawamoto, 2011.
Printed in Japan

ISBN978-4-7581-2200-9

本書の複写にかかる複製，上映，譲渡，公衆送信（送信可能化を含む）の各権利は（株）羊土社が管理の委託を受けています．
本書を無断で複製する行為（コピー，スキャン，デジタルデータ化など）は，著作権法上での限られた例外（「私的使用のための複製」など）を除き禁じられています．研究活動，診療を含み業務上使用する目的で上記の行為を行うことは大学，病院，企業などにおける内部的な利用であっても，私的使用には該当せず，違法です．また私的使用のためであっても，代行業者等の第三者に依頼して上記の行為を行うことは違法となります．

[JCOPY] ＜（社）出版者著作権管理機構 委託出版物＞
本書の無断複写は著作権法上での例外を除き禁じられています．複写される場合は，そのつど事前に，（社）出版者著作権管理機構（TEL 03-5244-5088, FAX 03-5244-5089, e-mail：info@jcopy.or.jp）の許諾を得てください．

乱丁，落丁，印刷の不具合はお取り替えいたします．小社までご連絡ください．

羊土社のオススメ書籍

免疫ペディア
101のイラストで免疫学・臨床免疫学に強くなる！

熊ノ郷 淳／編

免疫細胞の種類から，がん免疫，関節リウマチまで重要語句を豊富なイラストで解説！複雑な免疫学もすぐ参照，すぐ理解！多忙な臨床医，免疫学入門者におすすめです！

■ 定価6,270円（本体5,700円＋税10%） ■ B5判 ■ 317頁 ■ ISBN 978-4-7581-2080-7

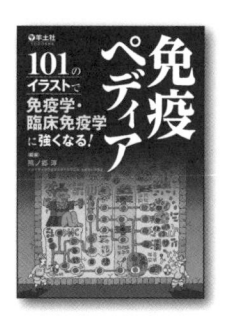

がん免疫ペディア
腫瘍免疫学・がん免疫療法の全てをまるごと理解！

吉村 清／編

複雑な分子の名称から臨床現場レベルまで，腫瘍免疫学・がん免疫療法を1冊で網羅！多忙な臨床医，研究者でも豊富なイラストですぐわかる「見えるキーワード事典」．

■ 定価6,930円（本体6,300円＋税10%） ■ B5判 ■ 223頁 ■ ISBN 978-4-7581-2119-4

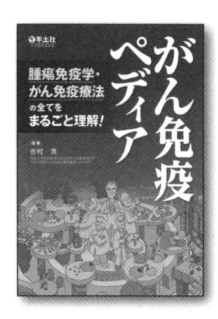

基礎から学ぶ免疫学

山下政克／編

初学者目線の教科書，登場！全体を把握してから各論に進む構成や，本質が伝わるよう精選された内容，フルカラーの豊富な図表が理解を助ける．免疫学に興味をもつ全ての方に

■ 定価4,400円（本体4,000円＋税10%） ■ B5判 ■ 288頁 ■ ISBN 978-4-7581-2168-2

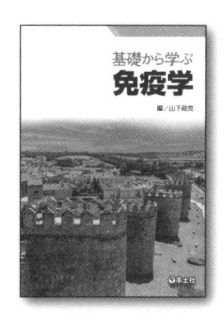

小説みたいに楽しく読める 免疫学講義

小安重夫／著

複雑な免疫学をわかりやすくかみ砕いた名著「免疫学はやっぱりおもしろい」の待望の新装版 新型コロナウイルスやmRNAワクチン，自然リンパ球など最新のトピックまで

■ 定価2,420円（本体2,200円＋税10%） ■ 四六判 ■ 288頁 ■ ISBN 978-4-7581-2123-1

発行 羊土社 YODOSHA 〒101-0052 東京都千代田区神田小川町2-5-1　TEL 03(5282)1211　FAX 03(5282)1212
E-mail：eigyo@yodosha.co.jp
URL：www.yodosha.co.jp/

ご注文は最寄りの書店，または小社営業部まで

実験医学をご存知ですか!?

実験医学ってどんな雑誌?

ライフサイエンス研究者が知りたい情報をたっぷりと掲載!

「なるほど!こんな研究が進んでいるのか!」「こんな便利な実験法があったんだ」「こうすれば研究がうまく行くんだ」「みんなもこんなことで悩んでいるんだ!」などあなたの研究生活に役立つ有用な情報、面白い記事を毎月掲載しています!ぜひ一度、書店や図書館でお手にとってご覧になってみてください。

最新研究のホットトピックスも特集してるよ

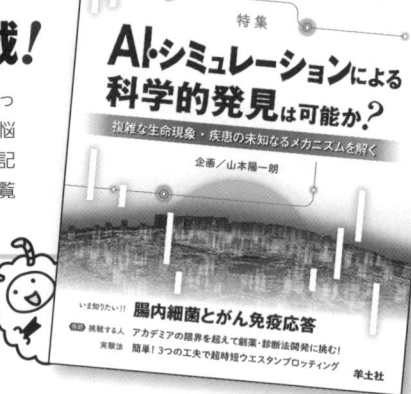

今すぐ研究に役立つ情報が満載!

特集では ➡ 幹細胞、がんなど、今一番Hotな研究分野の最新レビューを掲載

連載では ➡ 最新トピックスから実験法、読み物まで毎月多数の記事を掲載

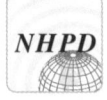

こんな連載があります

News & Hot Paper DIGEST トピックス
世界中の最新トピックスや注目のニュースをわかりやすく、どこよりも早く紹介いたします。

クローズアップ実験法 マニュアル
ゲノム編集、次世代シークエンス解析、イメージングなど
有意義な最新の実験法、新たに改良された方法をいち早く紹介いたします。

ラボレポート 読みもの
海外で活躍されている日本人研究者により、海外ラボの生きた情報をご紹介しています。これから海外に留学しようと考えている研究者は必見です!

その他、話題の人のインタビューや、研究の心を奮い立たせるエピソード、ユニークな研究、キャリア紹介、研究現場の声、科研費のニュース、論文作成や学会発表のコツなどさまざまなテーマを扱った連載を掲載しています!

生命を科学する 明日の医療を切り拓く
実験医学 Experimental Medicine

詳細はWEBで!! 実験医学 検索

お申し込みは最寄りの書店、または小社営業部まで!
TEL 03(5282)1211 MAIL eigyo@yodosha.co.jp
FAX 03(5282)1212 WEB www.yodosha.co.jp/

発行 羊土社

月刊/毎月1日発行 増刊/年8冊発行 〈B5判〉